内镜眼眶外科学
解剖学基础、病理学和治疗

Endoscopic Surgery of the Orbit
Anatomy, Pathology, and Management

〔美〕本杰明・S. 布莱尔（Benjamin S. Bleier）

〔美〕苏珊・K. 弗赖塔格（Suzanne K. Freitag） **主编**

〔澳〕雷蒙德・萨克斯（Raymond Sacks）

武大伟 **译**

北京科学技术出版社

著作权合同登记号　图字：01-2022-4566

图书在版编目（CIP）数据

内镜眼眶外科学：解剖学基础、病理学和治疗 /（美）本杰明·S. 布莱尔（Benjamin S. Bleier），（美）苏珊·K. 弗赖塔格（Suzanne K. Freitag），（澳）雷蒙德·萨克斯 (Raymond Sacks) 主编；武大伟译 . — 北京：北京科学技术出版社，2023.1
书名原文：Endoscopic Surgery of the Orbit: Anatomy, Pathology, and Management
ISBN 978-7-5714-2459-6

Ⅰ. ①内… Ⅱ. ①本… ②苏… ③雷… ④武… Ⅲ. ①内窥镜 – 应用 – 眼眶疾病 – 眼外科手术 Ⅳ. ①R779.6

中国版本图书馆CIP数据核字（2022）第120083号

责任编辑：何晓菲	**电　话**：0086-10-66135495（总编室）	
责任校对：贾　荣	0086-10-66113227（发行部）	
图文制作：北京永诚天地艺术设计有限公司	**印　刷**：北京捷迅佳彩印刷有限公司	
责任印制：吕　越	**开　本**：889 mm × 1194 mm　1/16	
出 版 人：曾庆宇	**字　数**：270千字	
出版发行：北京科学技术出版社	**印　张**：11.75	
社　　址：北京西直门南大街16号	**版　次**：2023年1月第1版	
邮政编码：100035	**印　次**：2023年1月第1次印刷	
网　　址：www.bkydw.cn	ISBN 978-7-5714-2459-6	

定　　价：128.00元

我把这本书献给我的导师、学生和患者，从他们那里我继续学习如何成为一名更好的外科医生。最重要的是，我要把这本书献给我的妻子，她的爱和支持是我取得所有成就的基础。

——Benjamin S. Bleier

衷心感谢我的导师：Edward Jaeger、Neil Miller、John Woog、Arthur Grove、Katrinka Heher 和 Michael Migliori。

——Suzanne K. Freitag

我把这本书献给我亲爱的朋友、导师和知己，眼科专家 Evan Richard Soicher 医生，他在事业的巅峰时期英年早逝，离开了我们。他的启发和对我进行这个项目的持续支持是我出版这本书的动力。他永远不会被忘记。

——Raymond Sacks

主编简介

本杰明·S. 布莱尔（Benjamin S. Bleier, MD, FACS, FARS）

副教授，就职于美国哈佛大学医学院附属马萨诸塞州眼耳鼻喉医院耳鼻喉头颈外科，担任内镜颅底外科主任及甲状腺眼病和眼眶外科中心联合主任。

苏珊·K. 弗赖塔格（Suzanne K. Freitag, MD）

副教授，就职于美国哈佛大学医学院附属马萨诸塞州眼耳鼻喉医院眼科，担任眼整形外科主任及甲状腺眼病和眼眶外科中心联合主任。

雷蒙德·萨克斯（Raymond Sacks, MBBCH, FRACS, FCS, FARS）

教授，澳大利亚麦考瑞大学耳鼻咽喉头颈外科主席，澳大利亚悉尼大学医学院临床教授、耳鼻喉科学科主任。

原书编者

Nithin D. Adappa, MD
Surgical Director, Penn AERD Center
Co-Director, Rhinology and Skull Base Fellowship
Associate Professor
Department of Otorhinolaryngology-Head and Neck Surgery
University of Pennsylvania
Philadelphia, Pennsylvania

Catherine Banks, MbChB, FRACS
Otolaryngology and Head and Neck Surgeon
Prince of Wales Hospital and Sydney Eye Hospital
University of New South Wales
Sydney, Australia

Henry P. Barham, MD
Rhinology and Skull Base Surgery
Sinus and Nasal Specialists of Louisiana
Baton Rouge, Louisiana

Benjamin S. Bleier, MD, FACS, FARS
Associate Professor
Director, Endoscopic Skull Base Surgery
Co-Director, Center for Thyroid Eye Disease and Orbital
    Surgery
Department of Otolaryngology–Head and Neck Surgery
Massachusetts Eye and Ear Infirmary
Harvard Medical School
Boston, Massachusetts

Adam P. Campbell, MD
Georgia Nasal & Sinus Institute
Savannah, Georgia

Raewyn Campbell, BMed(Hons), FRACS
Visiting Medical Officer
Rhinologist and Skull Base Surgeon
Departmentof Ear,Nose and Throat, Head and Neck Surgery
Royal Prince Alfred Hospital
Sydney, Australia

Dean M. Cestari, MD
Assistant Professor of Ophthalmology

Harvard Medical School
Director, Adult Strabismus
Director, Fellowship Education
Massachusetts Eye & Ear Infirmary
Co-Director, Center for Thyroid Eye Disease and Orbital
    Surgery
Boston, Massachusetts

Catherine J. Choi, MD
Clinical Instructor, Ophthalmic Plastic and Reconstructive
    Surgery
Department of Ophthalmology
Bascom Palmer Eye Institute
University of Miami Miller School of Medicine
Miami, Florida

Bo Young Chun, MD, PhD
Associate Professor
Neuro-Ophthalmology, Pediatric Ophthalmology and
    Strabismus Service
Department of Ophthalmology
Kyungpook National University Hospital
Kyungpook National University School of Medicine
Daegu, Korea

Hugh Curtin, MD
Chief of Radiology
Massachusetts Eye and Ear
Harvard Medical School
Boston, Massachusetts

Lora R. Dagi Glass, MD
Assistant Professor
Director, Center for Periocular and Facial Dermatitis
Department of Ophthalmology
Edward S. Harkness Eye Institute
Columbia University Medical Center
New York, New York

Richard Douglas, MD, FRACS
Rhinologist
Auckland and Gillies Hospitals

Professor
Department of Surgery
The University of Auckland
Auckland, New Zealand

Suzanne K. Freitag, MD
Associate Professor
Director, Ophthalmic Plastic Surgery Service
Co-Director, Center for Thyroid Eye Disease and Orbital
  Surgery
Department of Ophthalmology
Massachusetts Eye and Ear Infirmary
Harvard Medical School
Boston, Massachusetts

Paul A. Gardner, MD
Associate Professor
Co-Director, Center for Cranial Base Surgery
Departments of Neurological Surgery and Otolaryngology
University of Pittsburgh Medical Center
University of Pittsburgh School of Medicine
Pittsburgh, Pennsylvania

Jordan T. Glicksman, MD
Otolaryngology/Ear, Nose & Throat
North Shore Ear, Nose and Throat Associates
Beverly Hospital
Beverly, Massachusetts

Richard J. Harvey, MD, PhD, FRACS
Professor and Program Head
Rhinology and Skull Base Research Group
Applied Medical Research Centre
University of New South Wales
Faculty of Medicine and Health Sciences
Macquarie University
Sydney, Australia

Nahyoung Grace Lee, MD
Assistant Professor
Ophthalmic Plastic and Reconstructive Surgery
Department of Ophthalmology
Massachusetts Eye and Ear Infirmary
Harvard Medical School
Boston, Massachusetts

Daniel R. Lefebvre, MD, FACS
Assistant Professor of Ophthalmology

Harvard Medical School
Ophthalmic Plastic Surgery
Department of Ophthalmology
Massachusetts Eye and Ear Infirmary
Boston, Massachusetts

Sophie D. Liao, MD
Assistant Professor, Oculofacial Plastic & Reconstructive
  Surgery
Medical Director, University of Colorado Health Eye Clinics
Department of Ophthalmology
University of Colorado School of Medicine
Aurora, Colorado

Darlene E. Lubbe, MBChB, FCORL(SA)
Associate Professor
Division of Otolaryngology–Head and Neck Surgery
Groote Schuur Hospital
University of Cape Town
Cape Town, South Africa

Valerie J. Lund, CBE
Professor Emeritus of Rhinology
University College London
Honorary ENT Consultant
Royal National Throat, Nose and Ear Hospital & University
  College London Hospital
London, England, United Kingdom

Elliott Mappus, MS
Department of Otolaryngology–Head and Neck Surgery
Medical University of South Carolina
Charleston, South Carolina

Ralph B. Metson, MD
Professor
Department of Otolaryngology
Massachusetts Eye and Ear
Harvard Medical School
Boston, Massachusetts

Kris S. Moe, MD
Professor and Chief, Division of Facial Plastic Surgery
Departments of Otolaryngology and Neurological Surgery
Chief of Otolaryngology-Head and Neck Surgery, Harborview
  Medical Center
University of Washington School of Medicine
Seattle, Washington

James N. Palmer, MD
Professor and Director, Division of Rhinology
Co-Director, Center for Skull Base Surgery
Department of Otorhinolaryngology–Head and Neck Surgery
Department of Neurosurgery
University of Pennsylvania
Philadelphia, Pennsylvania

Alkis J. Psaltis, MBBS, PhD, FRACS
Associate Professor
Head, Department of Otolaryngology–Head and Neck Surgery
The Queen Elizabeth Hospital
Associate Professor, Division of Surgery
University of Adelaide, South Australia
Adelaide, South Australia, Australia

Saul N. Rajak, PhD, FRCOphth
Consultant Ophthalmologist and Oculoplastic Surgeon
The Sussex Eye Hospital, Brighton and Sussex University
    Hospital
Honorary Lecturer, Brighton and Sussex Medical School
Brighton, England, United Kingdom

Vijay R. Ramakrishnan, MD, FARS
Associate Professor
Co-Director, CU Skull Base Program
Departments of Otolaryngology and Neurosurgery
University of Colorado
Aurora, Colorado

Katherine L. Reinshagen, MD, FRCPC
Instructor
Department of Radiology
Massachusetts Eye and Ear Infirmary
Harvard Medical School
Boston, Massachusetts

Joanne Rimmer, MBBS, FRCS(ORL-HNS), FRACS
Consultant ENT Surgeon/Rhinologist
Honorary Senior Lecturer
Department of Otolaryngology–Head and Neck Surgery
Monash University
Melbourne, Victoria, Australia

Jonathan C. P. Roos, MB BChir, PhD (Cantab), FRCOphth
Director, Polar Skin & Oculoplastics Ltd.
London
Specialist Registrar, National Health Service

Norwich, England, United Kingdom

Geoffrey E. Rose, MBBS, DSc, MRCP, FRCS, FRCOphth
Consultant Ophthalmic Surgeon
Adnexal Service, Moorfields Eye Hospital
Honorary Reader in Ophthalmology and Senior Research
    Fellow
NIHR Biomedical Research Centre
UCL Institute of Ophthalmology
Honorary Professor
University of London City University
London, England, United Kingdom

Raymond Sacks, MBBCH, FRACS, FCS, FARS
Professor and Chair
Department of Otolaryngology–Head and Neck Surgery
Macquarie University
Clinical Professor and Head of Discipline of Otolaryngology
Sydney University Medical School
Sydney, Australia

George A. Scangas, MD
Fellow, Rhinology and Anterior Skull Base Surgery
Department of Otolaryngology–Head and Neck Surgery
Massachusetts Eye and Ear Infirmary
Harvard Medical School
Boston, Massachusetts

Rodney J. Schlosser, MD
Professor and Director of Rhinology and Sinus Surgery
Department of Otolaryngology–Head and Neck Surgery
Medical University of South Carolina
Charleston, South Carolina

Carl H. Snyderman, MD, MBA
Professor
Co-Director, Center for Cranial Base Surgery
Departments of Otolaryngology and Neurological Surgery
University of Pittsburgh Medical Center
University of Pittsburgh School of Medicine
Pittsburgh, Pennsylvania

Zachary M. Soler, MD
Associate Professor
Division of Rhinology and Sinus Surgery
Department of Otolaryngology–Head and Neck Surgery
Medical University of South Carolina
Charleston, South Carolina

S. Tonya Stefko, MD, FACS
Associate Professor
Director, Oculoplastic, Aesthetic, and Reconstructive Surgery
Departments of Ophthalmology, Otolaryngology, and
    Neurological Surgery
University of Pittsburgh School of Medicine
Pittsburgh, Pennsylvania

Geoffrey A. Wilcsek, MBBS, FRANZCO
Director Ocular Plastics Unit
Prince of Wales Hospital
Director Ocular Plastics Unit
Sydney Children's Hospital
Department of Ophthalmology
University of New South Wales
Sydney, Australia

Natalie Wolkow, MD, PhD
Fellow, Ophthalmic Plastic and Reconstructive Surgery and
    Ophthalmic Pathology
Department of Ophthalmology
Massachusetts Eye and Ear Infirmary
Harvard Medical School
Boston, Massachusetts

Michael K. Yoon, MD
Ophthalmic Plastic Surgery
Department of Ophthalmology
Massachusetts Eye and Ear Infirmary
Harvard Medical School
Boston, Massachusetts

译者简介

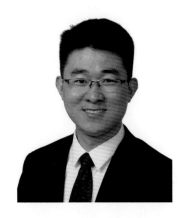

—— 武大伟 ——

医学博士，北京大学第三医院耳鼻咽喉头颈外科主治医师，美国哈佛大学医学院附属马萨诸塞州眼耳鼻喉医院 Research Fellow，师从美国鼻科学专家 Benjamin S. Bleier 教授。

研究方向以上气道功能障碍性疾病为主，包括嗅觉障碍神经损伤机制及干细胞再生研究、嗅觉障碍诊疗系统开发与应用、慢性鼻窦炎免疫学机制与干预研究。主持课题 4 项：包括国家自然科学基金青年项目 1 项、北京市科技新星项目 1 项、北京市医院管理中心"扬帆"计划 2021 年度临床技术创新项目 1 项和北京市医院管理中心"青苗"人才计划项目 1 项。作为第一作者及通讯作者发表 SCI 文章 23 篇，中文核心期刊文章 5 篇。参与编写学术专著 *Chronic Rhinosinusitis: The mucosal concept*（L. Zhang and C. Bachert. Singapore, Springer Singapore），撰写 Antibiotics 独立章节。担任 *Frontiers in Cellular and Infection Microbiology* 客座主编，担任 *International Forum of Allergy and Rhinology*、*Frontiers in Genetics* 等杂志审稿人。获批合作发明专利 9 项，医工交叉成果转化 4 项。入选北京市科技新星（北京市科学技术委员会）、"青苗"人才计划（北京市医院管理中心）、北京市优秀毕业生（北京市教育委员会），获得国家留学基金委公派留学奖学金和博士研究生国家奖学金（教育部）。

序一

自内镜下鼻窦手术开展以来，其操作紧靠眼眶的特点既是一种优势，也是一种危险因素。该手术可以穿过鼻眶界面，并且手术视野清晰，并发症发生率低，为处理从脓肿到肿瘤等各种眶内病变提供了可能。不幸的是，在鼻窦手术中也发生过意外进入眼眶的情况，尽管这不是内镜下鼻窦手术独有的情况。因此，细致地了解该区域的解剖结构是在该部位进行手术以及判断可能遇到的病变的前提。本书汇集了多个学科专家的宝贵经验，由 Bleier 医生、Freitag 医生和 Sacks 医生领导颅底外科医生、眼科医生、整形外科医生和鼻外科医生完成编著。在我的整个职业生涯中，我常与眼科同事密切合作，我完全赞同这种多学科方法，该方法可以为许多可通过内镜处理的情况提供有趣的见解，进而造福患者。

本书涵盖的内容较为全面，从鼻泪管系统和甲状腺相关性眼病的管理，到创伤和肿瘤都有论述。本书仔细探讨了内镜下和开放式眼眶手术的作用以及诊断、麻醉和术后护理等方面。也许最令人感兴趣的是使用内镜经眼眶入路进入鼻窦、颅底和颅内隔室，以到达通常无法接触且潜在发病率不高的部位。这是一个全新的且前景广阔的领域。本书也适合任何对鼻窦领域感兴趣的人来阅读。

Valerie J. Lund，大英帝国司令勋章获得者

英国伦敦

序二

数十年以来，治疗累及眼眶的病变对于外科医生来说一直是一个挑战。在某些情况下，这种挑战来自病变本身，但在其他许多情况下，外科医生会面临与病变位置和所需入路相关的重要技术问题。因此，许多发生在眼眶内的良性肿瘤和血管疾病不适合手术治疗，因为其手术并发症的发生率过高，尤其是永久性视力丧失和（或）复视。在过去的数十年中，眼眶外科已经发展成为一个跨学科的专业，形成了专门的外科团队和转诊中心，相关的临床和基础研究迅速发展。在眼眶手术中，改良的仪器、麻醉技术和成像技术都对其发展起到了一定的促进作用。值得注意的是，针对眼眶病变的内镜方法为外科医生提供了之前开放性术式的替代方法，降低了与视觉相关的并发症的发生率。

由 Benjamin S. Bleier 博士（颅底外科医生）、Suzanne K. Freitag 博士（眼科和眼整形外科医生）和 Raymond Sacks 博士（耳鼻喉科医生）主编的这本书完美地阐述了团队协作处理眼眶病变的方法。这 3 位专家为本书汇集了来自世界各地的编者，其中许多专家开创了这一充满吸引力的领域。因此，本书不仅包括关于眼眶解剖和影像的内容，而且详细介绍了治疗原发性或继发性累及眼眶病变的开放性手术和内镜下手术的最新技术。本书还为这个不断发展的领域提供了手术基准，该基准是由来自各个外科专业的专家合作制订的。

Neil R. Miller，医学博士，美国外科学院会员

美国马里兰州，巴尔的摩

前言

内镜下眼眶手术是现代鼻科和眼整形外科中发展最快的领域之一。虽然内镜技术已在泪道和眼眶减压术中被应用了 20 多年，但最近才发展出先进的内镜经鼻和眶周入路技术来进入眶尖和颅底。作为一个仍处于起步阶段的领域，迄今为止还没有关于这些技术的综合信息概述。本书及所附视频正是汇集全球内镜眼眶手术领域的前沿技术和专家经验，总结该领域的现状，并为未来的创新奠定基础。本书的多学科背景反映了我们的共同信念，即推动该领域发展的最佳途径是发展强大的眼眶协作团队，利用综合的外科专业知识来优化对眼眶疾病患者的治疗。

目 录

1 眼眶与鼻窦的解剖

George A. Scangas, Benjamin S. Bleier, Lora R. Dagi-Glass

摘要

眼眶由一系列复杂的神经、血管、软组织和在外周发挥保护作用的骨性结构组成。鼻窦进一步与骨性眼眶连接，形成在不同个体间存在相当大变异的复杂三维结构。安全处理肌锥内外病变的能力取决于对眶内解剖的深入理解。同样，高级内镜眼眶入路的发展需要术者理解鼻窦的自然腔道，由此也可最大限度地减少患者的并发症。

关键词：眼球，眼外肌，眼动脉，视神经，眼睑，筛窦，上颌骨，额部，蝶骨

1.1 眼睑、泪系和眼眶的解剖

1.1.1 眼睑

上睑和下睑尽管有些类似，但在解剖学上却有显著的差异。眼眶手术入路可能涉及眼睑（图1.1）的多个部位，例如上睑皱褶、下睑结膜和外眦区。

上睑和下睑在概念和结构上均可分成前叶和后叶。

前叶

在上睑和下睑中，前叶由皮肤和眼轮匝肌组成，眼睑皮肤的独特之处在于没有皮下脂肪，眼轮匝肌由第Ⅶ对脑神经支配，允许非自主和自主的眼睑闭合。眼轮匝肌延伸到眼睑边缘的部分被称为 Riolan 肌，由于其颜色为灰色而通常被称为"灰线"。

眼睑皱褶由前后叶之间的附着物，即眶隔、提肌腱膜和皮肤之间的细小附着物形成。[1]不同种族人的眼睑皱褶的位置不同是由附着位置的差异造成的，但在所有情况下，眼睑皱褶入路均为进入眶上结构（包括内上侧眼眶）的美观路径。

后叶

上睑和下睑的后叶有所不同，两者都包括睑板、

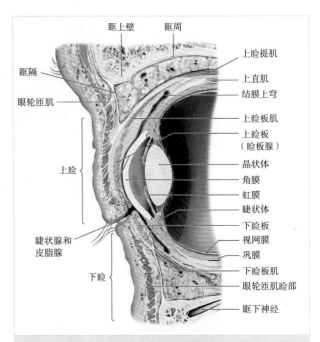

图 1.1 眼睑的详细矢状位视图及其与眼部的关系。注意眶隔起源于眼眶边缘，作为划分隔前间隙和眶间隙的标志（经 Gilroy AM 许可使用。引自文献 Anatomy：An Essential Textbook. 2nd ed. New York，NY：Thieme，2017：485.）

眶隔、脂肪垫、开眼睑肌和结膜。除结膜外，其他结构都是类似的，但在比较上睑和下睑时又有细微差别。

睑板是一种致密的结缔组织板，为眼睑提供结构支撑。与下睑板的高度（4 mm）相比，上睑板的高度约为 10 mm。每个睑板厚约 1 mm，并具有锥形末端。它们通过内眦韧带和外眦韧带连接到眶周。内眦韧带向前方和后方分开，与泪嵴相连，包绕泪囊，并在上部和下部到达相应的眼睑。外眦韧带来自眶外结节，在到达上睑和下睑之前分裂成上、下两部分。[1]每组韧带可能在外部入路进入眼眶时被破坏。

眶隔是一组薄的组织层，起自骨质眼眶眶缘的骨膜边缘弓。眶隔的保留可防止脂肪（眶脂体）脱落到手术区域。在上睑隔膜和上睑提肌腱膜之间有 2 个脂肪垫，在下睑的眶隔膜和睑囊筋膜之间有 3 个脂肪垫（图 1.2）。

每个眼睑有 2 个开眼睑肌。在上睑中，上睑提肌

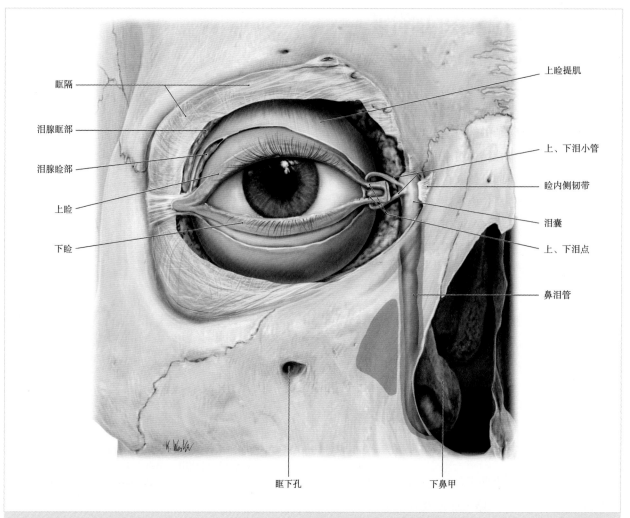

图 1.2 显示鼻泪系统及其与眼睑和鼻部关系的视图。泪点位于眼睑边缘内侧，而泪囊位于分裂的内眦韧带之间。鼻泪管沿后内侧向下延伸，开口于鼻腔的下鼻道（经 Gilroy AM 许可使用。引自文献 Anatomy：An Essential Textbook. 2nd ed. New York，NY：Thieme，2017：486.）

包括其在眼睑前面的腱膜止点，以及更后部的 Müller 肌（也称为上睑板肌，其止于睑板的上缘）。Whitnall 韧带位于眶尖前方约 4 cm 处，标志着上睑提肌沿水平方向向后收缩到垂直向前收缩的转换点。Müller 肌起自 Whitnall 韧带区域。在下睑中，开眼睑肌为睑囊筋膜和下睑板肌。睑囊筋膜起自下直肌，并且在向前移行时包裹下斜肌周围。当睑囊筋膜在下斜肌之前融合时，它们形成称为 Lockwood 韧带的纤维结节。Müller 肌和下睑板肌受交感神经支配，而上睑提肌和睑囊筋膜受第 Ⅲ 对脑神经支配。[1]

结膜是一种非角化的鳞状上皮层，覆盖着每个眼睑的最后部，在眼睑和眼球之间折返形成上、下穹隆，最后覆盖在眼球表面。采取下睑经结膜手术入路可以很好地进入眶底和眶内侧壁。[1]

睑缘

睑缘是上睑和下睑的终止部位。该区域依然分为前叶和后叶。通过灰线，可在解剖学上区别前叶和后叶。睫毛起自灰线前面并沿前缘穿出，而分泌油脂的睑板腺在睑板内，且位于灰线后面。[1] 若采取破坏睑缘的手术入路，术者需要重新仔细地调整边缘组织。

血管系统

眼睑处的血管高度密集。动脉供应间接来自颈内动脉和颈外动脉的分支。颈外动脉发出角回动脉和颞动脉，颈内动脉通过多个分支为眼动脉供血。这两条动脉通过沿着睑缘的边缘弓和上睑周围形成弓形吻合，位于提肌腱膜和 Müller 肌之间的睑板上方。由于动脉出血可以引流至隔膜后部并引起球后出血，因此外科医生在手术时必须全程密切关注眶隔膜后面的止血情况。

来自眼睑前叶的静脉经面部静脉引流，而眼睑后叶静脉汇入眶静脉。眼睑的淋巴引流模式多变，但通常分为内侧和外侧眼睑区：内侧眼睑区汇入下颌下淋巴结，而外侧眼睑区则汇入耳前淋巴结。[1]

1.1.2　鼻泪系统

鼻泪系统用于排出覆盖和保护眼球的泪膜。它由许多部分组成，且每部分必须都工作才能使该系统整体功能良好。任何部分的损伤或堵塞都可能导致泪溢或感染（图 1.2）。

泪点

在上睑和下睑中，在眼睑的最内侧可以找到一个圆孔，即泪点。眼睑打开和关闭时分别会产生负压和正压，以便将泪液推入泪点并进入泪小管系统。下泪点被认为进行大部分泪液的引流。[2]因此，在行内镜下泪囊鼻腔吻合术时，外科医生可能会在上泪点插入光导纤维用于定位泪囊。

泪小管

每个泪点与泪小管相接，小管内衬有非角化的鳞状上皮。小管首先垂直走行 2 mm，之后水平走行 8 mm。在尝试对小管系统进行插管之前，了解这种解剖结构至关重要，以防止操作时进入错误的通道。在到达泪囊之前，大多数上泪小管和下泪小管汇合成一共同的管腔。此处的 Rosenmüller 瓣膜有助于防止泪囊反流。[2]使该瓣膜广泛袋状化并进入鼻腔对于内镜下泪囊鼻腔吻合术的成功至关重要。

泪囊

泪囊位于内眦韧带的前后两支之间的眼眶内，内眦韧带附着于泪囊窝两侧的泪前嵴和泪后嵴。泪囊的长度为 13～15 mm，其与鼻泪管相接。它的底部在内眦韧带上方 3～5 mm 处。[2]泪囊鼻腔吻合术使得中鼻道外侧鼻壁上的鼻黏膜与绕过阻塞的鼻泪管泪囊吻合。

鼻泪管

鼻泪管的长度约为 15 mm，并在下鼻甲下方通向鼻腔。Hasner 瓣膜位于下端，这通常是先天性鼻泪管阻塞的原因。[2]

泪囊和鼻泪管沿着其各自部位的骨性结构向后外侧的下方移行。[2]

1.1.3　眼眶

眼眶由软组织和骨性结构组成，眼眶可以保护眼球、使眼球运动以及为眼周围组织提供神经和血管支配。

骨性解剖

骨性眼眶具有下壁（底壁）、上壁（顶壁）、内侧壁和外侧壁（图 1.3）。骨性入口的高度为 35 mm，宽

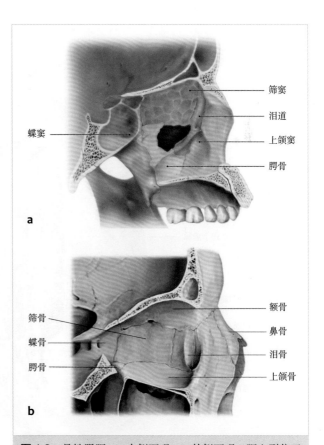

图 1.3　骨性眼眶。a. 内侧面观。b. 外侧面观。眶上裂位于蝶骨大翼和蝶骨小翼之间。视神经管位于眶上裂内侧的蝶骨小翼内（b 图经 Schuenke M，Schulte E，Schumacher U，eds 许可使用。引自文献 Head and Neuroanatomy：Thieme Atlas of Anatomy. New York，NY：Thieme，2007：14.）

度为 40 mm。眼眶的体积约为 30 cm³。[3]

眼眶上壁部由额骨和蝶骨小翼组成，颞上部有泪腺窝。滑车位于鼻上眶缘后方 5 mm 处（图 1.4）。上斜肌通过附着此处的滑车而发挥作用。另外，眶上切迹和眶上孔位于眼眶边缘内上界处，在此处眶上神经血管束离开眼眶。[3]

内侧壁由蝶骨小翼、筛骨、泪骨和上颌骨组成，前后长度为 45 mm。额筛缝为筛板区域的标志。筛前动脉和筛后动脉分别位于眶缘后约 25 mm 和 35 mm 处，是眶尖结构的重要参考标志；另外，高于这些动脉的手术操作可能导致器械进入颅内。[3] 眶底由颧骨、上颌骨和腭骨组成。因为眶底终止于翼腭窝而不是眶尖，所以它是 4 个壁中最短的。腭骨眶突可能阻碍向内侧进入眶尖，并且通常在内镜入路时被磨除。眶下裂和眶下管位于底壁内侧面并有第 V 对脑神经的

第 2 支穿行。[3] 这个位置对于眶底骨折修复和减压术具有重要意义。

眶外侧壁由颧骨和蝶骨大翼组成。[3] 颧骨颞面和颧面部神经血管束穿过这个坚硬的眶壁，这也是眶外侧壁减压术的重要标志。

在蝶骨大翼和蝶骨小翼之间的部位为眶上裂（superior orbital fissure, SOF），有第 Ⅲ、第 Ⅳ、第 Ⅴ（第 1 支）和第 Ⅵ 对脑神经以及交感神经纤维和眼上静脉穿行。眶下裂有眼下静脉和第 Ⅴ 对脑神经的第 2 支的分支穿行（图 1.5）。[3] 视神经管具有重要意义，内含视神经和眼动脉。它位于蝶骨小翼中，长度为 8 ~ 10 mm。蝶窦位于视神经管的内侧壁附近。[3]

眶骨的骨膜称为眶骨膜。在眶尖顶端，它与视神经外的硬脑膜融合。在前部，它在与眶隔的交界处过渡为弓形边缘。[3]

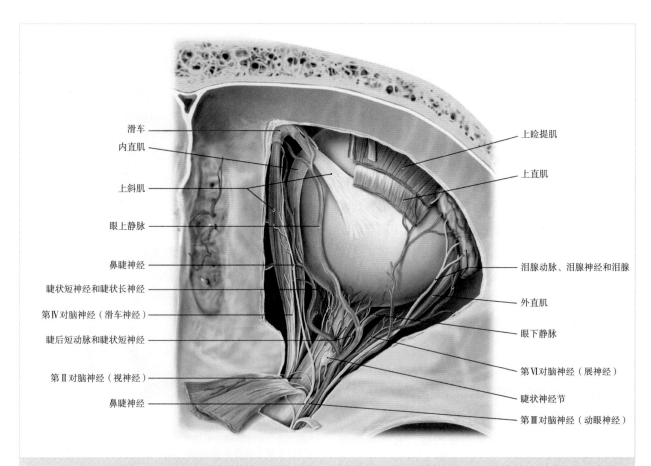

图 1.4 眼眶的上部视图，顶壁和眶周被选择性地移除，并且上睑提肌和上直肌被横切和反折。注意滑车在眼眶前上内侧，且在上斜肌和内直肌的内侧以及眼上静脉和眼动脉的分支内侧走行，在眼眶的后内侧部容易意外接近视神经（经 Gilroy AM，MacPherson B，Ross L 许可使用。引自文献 Atlas of Anatomy. 2nd ed. New York, NY：Thiemes, 2012：543.）

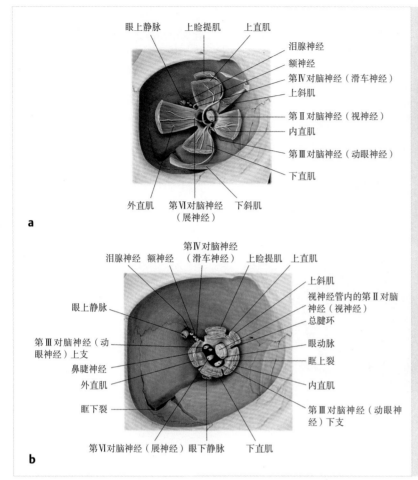

图 1.5　脑神经、静脉与肌肉。a. 眶尖和眼外肌的起点。注意起自眶尖的 4 块直肌、上斜肌和上睑提肌；除了上睑提肌之外，所有肌肉都附着在 Zinn 环上。视神经通过 Zinn 环进入视神经管。下斜肌的起点更接近眼眶的前内侧。b. 随着肌肉进一步被切除，可以看到眼上静脉和眼下静脉分别穿过眶上裂和眶下裂。在 Zinn 环上方的眶上裂区，第Ⅳ和第Ⅴ对脑神经的第 1 支的泪腺支和额支进入眼眶。第Ⅱ、第Ⅲ和第Ⅵ对脑神经以及第Ⅴ对脑神经第 1 支的鼻睫分支通过 Zinn 环进入眼眶（经 Gilroy AM，MacPherson B，Ross L 许可使用。引 自 文 献 Atlas of Anatomy. 2nd ed. New York, NY：Thieme，2012：501，542.）

眼眶软组织

眼球

眼球位于眼眶正中的前方。球体的容积约为 6.5 ml，前后径约为 25 mm（图 1.4）。

视神经

视神经是第Ⅱ对脑神经，从眼球中穿行，经过眼眶和视神经管并形成交叉。视神经眶内段的长度通常为 25 ~ 30 mm，直径为 4 mm。它穿行在视神经管中的那部分的长度是 18 mm，因此视神经比视神经管长 7 ~ 12 mm。[3] 了解与眼眶病变相关的视神经的位置对于手术方法的选择至关重要。

肌肉

每一侧的眼球依靠 6 块肌肉来运动。4 块直肌分别位于上侧、内侧、下侧和外侧。这 4 块肌肉均起自眶尖 Zinn 环，此圆形结构分割眶上裂并包裹视神经

入口，然后延伸进入视神经管。另外 2 块肌肉为下斜肌和上斜肌。上斜肌也起自 Zinn 环，下斜肌起自前内侧眶壁，因此，在进入眶内侧壁、进行泪囊鼻腔吻合术或修复内侧壁骨折时，下斜肌很重要。除了 6 块负责运动的肌肉之外，前文提到的上睑提肌起自 Zinn 环上方的蝶骨小翼（图 1.5）。[3]

泪腺

泪腺为双叶结构，被上睑提肌腱膜分为眶叶和睑叶。它位于眼眶上外侧的额骨泪腺窝内。[3]

脂肪

眼眶脂肪围绕着眼眶结构。[3] 致密的隔膜将眼眶脂肪分成多个隔间。术中通过眼眶脂肪来定位解剖结构可能非常具有挑战性。眼球后出血的情况可导致室间隔综合征，引起高眼压症和破坏性视力丧失。图 1.1、1.2 显示了一些眼眶脂肪，但为了使结构更清楚，图 1.4 ~ 1.6 去除了眼眶脂肪。

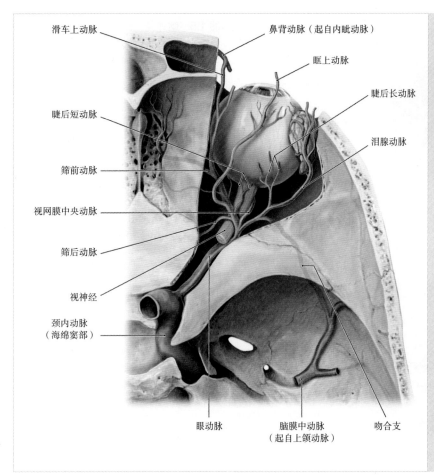

滑车上动脉
鼻背动脉（起自内眦动脉）
眶上动脉
睫后长动脉
睫后短动脉
泪腺动脉
筛前动脉
视网膜中央动脉
筛后动脉
视神经
颈内动脉（海绵窦部）
眼动脉
脑膜中动脉（起自上颌动脉）
吻合支

图 1.6 眼眶动脉解剖结构的上面观。注意由颈内动脉发出的广泛的动脉分支，其最终与颈外动脉的分支吻合，如图所示的鼻背动脉和脑膜中动脉。（经 Gilroy AM，MacPherson B，Ross L 许可使用。引自文献 Atlas of Anatomy. 2nd ed. New York, NY：Thieme，2012：540.）

神经

多条脑神经进出眼眶（图 1.4、1.5）。第 Ⅲ 对脑神经（动眼神经）、第 Ⅳ 对脑神经（滑车神经）、第 Ⅴ 对脑神经（三叉神经）的第 1 支（V1，眼神经）和第 Ⅵ 对脑神经（展神经）通过眶上裂进入眼眶；第 Ⅴ 对脑神经第 2 支的一个分支通过眶下裂进入眼眶。动眼神经分为上、下两支：上支支配上直肌和上睑提肌，下支支配下直肌、内直肌和下斜肌。动眼神经的下支神经支配区域可能位于内镜下进入肌锥内间隙内侧的手术区域中，此部分内容将在第 14 章进一步介绍。滑车神经支配上斜肌。展神经支配外直肌。眼神经有 3 个分支（额支、泪腺支和鼻睫支）。额支向上至耳蜗上神经和眶上神经；泪腺支提供传入神经，支配泪腺；鼻睫支支配前部眼球结构和鼻部。上颌神经（V2）向前移行并成为眶下神经。[3]

眼眶的副交感神经沿着动眼神经走行，然后在锥内间隙外侧的睫状神经节中形成突触，最终支配调节眼球和瞳孔收缩的肌肉。另一组副交感神经来自第 Ⅶ 对脑神经（面神经），为泪腺提供传出神经。交感神经通过眶上裂进入眼眶，有助于扩大瞳孔并支配眼睑和眼眶的平滑肌，如 Müller 肌。[4]

血管系统

眼眶动脉的血供来自眼动脉，而眼动脉的血供来自颈内动脉（图 1.6）。眼动脉分支包括眼球的动脉系统（睫状后动脉和视网膜中央动脉）、眼外肌支、筛前动脉、筛后动脉、泪腺动脉、眶上动脉和耳蜗上动脉。眼动脉的下内侧干一般供应下直肌、内直肌和下斜肌。这个主干的分支穿过椎内间隙内侧，将其分为可能出现肿瘤的几个区域，这些内容将在第 14 章中进一步介绍。手术中，动脉破裂会引起致盲性球后出血或缺血综合征。颈外动脉分支有明显的动脉吻合。[3] 眼上静脉穿过眶上裂，最终汇入海绵窦。眼下静脉穿过眼下裂，最终汇入翼腭窝（图 1.5）。[3] 海绵窦以及颈内动脉或其分支之间的瘘管可能偶尔出现或由外伤引起。

1.2 鼻窦的解剖

1.2.1 胚胎学

全面了解胚胎学对于理解鼻腔、鼻窦和眼眶结构之间复杂的解剖关系很有必要。胚胎期的第 6 周开始，鼻窝越来越深。每个凹陷通过口鼻膜与口腔分离。[5-6] 胚胎期的第 6 ~ 9 周，口鼻膜逐渐破裂，原始的鼻孔形成，随着次级腭骨的发育逐渐向后移动。鼻窝顶部的外胚层上皮增厚并分化成嗅球。

在初级气化期间，鼻窦在子宫内发展为鼻侧壁憩室，并在出生后通过二次气化继续生长发育，直至青春期达到最大体积（图 1.7）。每个鼻窦都来自鼻腔外侧壁的纤毛、假复层和柱状上皮的内陷，后者称为原基。不同程度的气化导致了不规则的气房形成，内衬以呼吸道黏膜并与鼻腔形成解剖上的连接。[7]

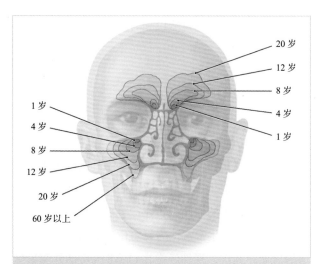

图 1.7 随年龄增加而气化的鼻窦（经 Gilroy AM，MacPherson B，Ross L 许可使用。引自文献 Atlas of Anatomy. 2nd ed. New York, NY：Thieme，2012：552.）

1.2.2 筛气房

筛窦在鼻中隔两侧，由 5 ~ 15 对气房组成。筛骨通常被称为迷路，由许多关键的气房构成，所有鼻窦的引流都通过它。筛窦的主要作用是增加黏膜表面

积，并通过提供一个反冲区来缓解创伤，进而保护眼和大脑。

到胚胎期的第 70 天，6 个主要的沟和相应的嵴在鼻侧壁上形成。[7] 这些嵴也称为筛鼻甲骨，因为它们来自筛窦。其分为上升支和下降支。从胚胎期的第 7 个月至出生，许多筛鼻甲骨与相邻的嵴融合或消失，仅产生 2 ~ 3 个持久存在的筛鼻甲骨（中鼻甲、上鼻甲和最上鼻甲）。[7,9] 第一个筛鼻甲骨的下降支和上升支分别形成钩突和鼻丘气房。第 1 个沟（第 1 和第 2 筛鼻甲骨之间的空间）成为筛漏斗和额隐窝。[6-7] 来自筛鼻甲骨的筛骨结构通过骨性隔板连接到鼻腔外侧壁，形成基底板。[10]

1.2.3 鼻道窦口复合体

鼻道窦口复合体（osteomeatal complex, OMC）代表鼻腔外侧壁区域，其可以接收来自前筛气房、额窦和上颌窦的引流。重要的是，它是解剖学上可能会受到阻塞的特定区域，导致自然窦口引流通道的阻塞和慢性鼻窦炎。[8,10] 这个解剖区域的边界为内侧的中鼻甲、外侧的眶纸板以及上端和下端的基底板。[8] OMC 的各个组成部分与眼眶以及周围的鼻腔和鼻窦的引流通道在解剖学上有重要的关系（图 1.8）

钩突

钩突是最前部的薄层骨质结构。它在前面与筛骨相连，可能有以下任意一个附着点：眶纸板、颅底和中鼻甲。[11] 钩突过于靠近眶纸板可能导致无意间的眼眶损伤。[12]

筛漏斗和半月裂

筛漏斗是一个立体结构，根据钩突的附着部位不同，接收来自上颌窦或前筛窦的引流，偶尔也接收来自额窦的引流。其内侧界为钩突，外侧界为眶纸板的内面，上界为额隐窝，下界为上颌窦自然口。[8] 半月裂是位于筛泡的下侧面和下表面与钩突上表面之间的平面结构，连接筛漏斗和中鼻道。[10]

筛泡和筛泡后隐窝

第 2 基板的外侧延伸形成筛泡，[6] 通常由单个可

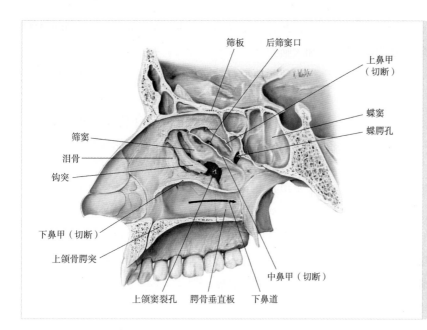

图1.8 鼻腔外侧壁的鼻窦解剖（经 Gilroy AM，MacPherson B，Ross L 许可使用。引自文献 Atlas of Anatomy. 2nd ed. New York, NY：Thieme，2012：551.）

变气房组成，该气房突出于半月裂的下内侧方。[13] 筛泡通常有一个后表面，位于筛泡和基板之间的空间称为筛泡后隐窝或侧窦。这个空间可以与裂隙状的筛泡上隐窝相通，筛泡上隐窝下界为筛泡的上表面，外界为眼眶，上界为筛凹。[14]

1.3 基底板

来自第3个基板的基底板是前组筛窦气房和后组筛窦气房的分界。基底板是感染扩散到后组筛房的边界，附着于鼻腔侧壁，也是后组筛窦手术以及进入眶纸板和内侧眼眶的重要标志。[15]

1.4 中鼻甲

中鼻甲来源于胚胎期的筛骨[5]，它可分为3个部分。前1/3水平向上附着于颅底筛板的外侧面。中间1/3称为基底板，附着于眶纸板。后1/3向下水平附着于腭骨。这个附着点位于蝶腭孔的前面，是一个有用的解剖学标志。[16]除了基底板作为内镜下眼眶手术的重要标志外，中鼻甲前端附着处位于泪囊后方，这也可以帮助指导外科医生进行内镜下泪囊鼻腔吻合术。[17-18]

1.5 上鼻甲和蝶筛隐窝

上鼻甲位于中鼻甲后方并且是识别蝶窦口的重要解剖学标志。蝶筛隐窝为一狭窄的垂直方向延伸的空间，内侧界为鼻中隔，外侧界为上鼻甲，上界为筛板。蝶筛隐窝是蝶窦自然口和后组筛窦气房的自然引流通道。[10]

1.6 Onodi 气房

Onodi 气房为后组筛窦气房，它在蝶嘴的后部、外侧和上部气化，在内镜下鼻窦手术和眼眶手术中具有重要的解剖学意义。首先，Onodi 气房的存在意味着蝶窦处于更靠下的内侧位置，这会增加颅底损伤的风险，因为外科医生常常认为蝶窦位于最后一个后组筛房的后面；其次，视神经常常在 Onodi 气房的外侧壁隆起，增加了损伤的机会；最后，为了进入眶尖，手术医生必须去除蝶骨外侧面，直至眶纸板，由于 Onodi 气房可引起解剖学变异，这项操作变得更难。[19]

1.7 上颌窦和 Haller 气房

上颌窦位于上颌骨内的眼眶下方，是第1个发育且最大的鼻窦（图1.9）。它以双相模式进行气化

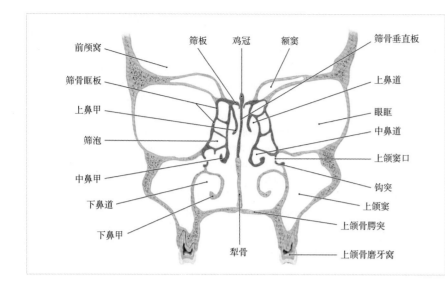

图 1.9 鼻窦矢状断面的骨性解剖结构及其与骨性眼眶的关系（经 Gilroy AM，MacPherson B，Ross L 许可使用。引自文献 Atlas of Anatomy. 2nd ed. New York, NY：Thieme，2012：553.）

和发育（分别在 0 ~ 3 岁和 6 ~ 12 岁）。[6]眶下神经沿着上颌窦顶部的眶下管走行，后者也是眼眶的底壁。上颌窦后壁是一个重要的手术标志。翼腭窝位于此壁后面。蝶腭动脉穿过此窝并通过蝶腭孔进入鼻腔。Haller 气房（或眶下气房）是位于眶下壁下方的前组筛房。Haller 气房可以增加上颌窦造口术的手术复杂性。无法区分 Haller 气房和眶底可导致眼眶损伤。[20]

1.8 蝶窦

了解蝶窦外侧壁的解剖结构鼻窦仍然是内镜下眼眶手术的关键。自上向下，蝶窦外侧壁上有包含视神经、颈内动脉和三叉神经的上颌支与下颌支的隆起。在这些隆起之间是骨性凹陷，包括外侧的视神经颈内动脉隐窝、海绵窦顶端和上颌神经之间的隐窝，以及三叉神经的上颌支和下颌支之间的隐窝。[21]多达 25% 的病例的蝶窦外侧壁上的这些关键结构出现开裂。[22]视神经颈内动脉隐窝被认为是内镜下颅底手术的解剖学"锁孔"。[23]

1.9 动脉血供和解剖

鼻腔和鼻窦的血供来自颈内动脉和颈外动脉。筛前动脉、筛后动脉和眼动脉分支通过眶纸板穿过眼眶而进入鼻腔。筛前动脉穿过颅底并发出小动脉分支，

供应筛板和鼻中隔上部。虽然筛前动脉通常包含在颅底内，但在 14% ~ 43% 的病例中，该动脉裸露，这使其更容易受到损伤。[24]在穿过眶纸板之后，筛后动脉在接近眶尖时平行于视神经走行并穿过后组筛气房。视力丧失和眼眶血肿可能由这些血管中的任何一个受损引起。颈外动脉通过蝶腭动脉供给鼻腔，蝶腭动脉穿行翼腭窝并经过蝶腭孔进入鼻腔，走行于上颌窦后壁的后方。

参考文献

[1] Holds JB, Chang WJ, Durairaj VD, et al, eds. Facial and eyelid anatomy. In: Orbit, Eyelids, and Lacrimal System 2. Singapore: American Academy of Ophthalmology; 2011:131–141

[2] Holds JB, Chang WJ, Durairaj VD, et al, eds. Development, anatomy, and physiology of the lacrimal secretory and drainage systems. In: Orbit, Eyelids, and Lacrimal System 2. Singapore: American Academy of Ophthalmology; 2011:243–246

[3] Holds JB, Chang WJ, Durairaj VD, et al, eds. Orbital anatomy. In: Orbit, Eyelids, and Lacrimal System. Singapore: American Academy of Ophthalmology; 2011:5–17

[4] Dutton JJ, ed. Atlas of Clinical and Surgical Orbital Anatomy. Philadelphia, PA: W.B. Saunders Company; 1994

[5] Sadler TW, Langman J. Langman's Medical Embryology. 13th ed. Philadelphia, PA: Wolters Kluwer; 2015

[6] Halewyck S, Louryan S, Van Der Veken P, Gordts F. Craniofacial embryology and postnatal development of relevant parts of the upper respiratory system. B-ENT. 2012; 8 Suppl 19:5–11

[7] Chang C, Incaudo G, Gershwin E. Diseases of the Sinuses.

New York, NY: Springer; 2014

[8] Davis WE, Templer J, Parsons DS. Anatomy of the paranasal sinuses. Otolaryngol Clin North Am. 1996; 29(1):57–74

[9] Kainz J, Stammberger H. Danger areas of the posterior nasal base: anatomical, histological and endoscopic findings. Laryngorhinootologie. 1991; 70(9):479–486

[10] Stammberger HR, Kennedy DW, Anatomic Terminology Group. Paranasal sinuses: anatomic terminology and nomenclature. Ann Otol Rhinol Laryngol Suppl. 1995; 167:7–16

[11] Woo KI, Maeng H-S, Kim Y-D. Characteristics of intranasal structures for endonasal dacryocystorhinostomy in Asians. Am J Ophthalmol. 2011; 152(3): 491–498.e1

[12] Vaid S, Vaid N. Normal anatomy and anatomic variants of the paranasal sinuses on computed tomography. Neuroimaging Clin N Am. 2015; 25(4):527–548

[13] Laine FJ, Smoker WR. The ostiomeatal unit and endoscopic surgery: anatomy, variations, and imaging findings in inflammatory diseases. AJR Am J Roentgenol. 1992; 159(4):849–857

[14] Shams PN, Wormald PJ, Selva D. Anatomical landmarks of the lateral nasal wall: implications for endonasal lacrimal surgery. Curr Opin Ophthalmol. 2015; 26(5):408–415

[15] Wang Y, Xiao L, Li Y, Yan H, Yu X, Su F. Endoscopic transethmoidal resection of medial orbital lesions. Zhonghua Yan Ke Za Zhi. 2015; 51(8):569–575

[16] Nurse LA, Duncavage JA. Surgery of the inferior and middle turbinates. Otolaryngol Clin North Am. 2009; 42(2):295–309, ix

[17] Wormald PJ, Kew J, Van Hasselt A. Intranasal anatomy of the nasolacrimal sac in endoscopic dacryocystorhinostomy. Otolaryngol Head Neck Surg. 2000; 123(3):307–310

[18] Rebeiz EE, Shapshay SM, Bowlds JH, Pankratov MM. Anatomic guidelines for dacryocystorhinostomy. Laryngoscope. 1992; 102(10):1181–1184

[19] Kenyon B, Antisdel JL. Anatomic evaluation of endoscopic transnasal transorbital approach to the lateral orbital apex. Am J Rhinol Allergy. 2014; 28(1):82–85

[20] Stackpole SA, Edelstein DR. The anatomic relevance of the Haller cell in sinusitis. Am J Rhinol. 1997; 11(3):219–223

[21] Anusha B, Baharudin A, Philip R, Harvinder S, Shaffie BM. Anatomical variations of the sphenoid sinus and its adjacent structures: a review of existing literature. Surg Radiol Anat. 2014; 36(5):419–427

[22] Anand VK, Schwartz TH. Practical Endoscopic Skull Base Surgery. San Diego, CA: Plural Publishing; 2008

[23] Kassam A, Snyderman CH, Mintz A, Gardner P, Carrau RL. Expanded endonasal approach: the rostrocaudal axis. Part I. Crista galli to the sella turcica. Neurosurg Focus. 2005; 19(1): E3

[24] Moon HJ, Kim HU, Lee JG, Chung IH, Yoon JH. Surgical anatomy of the anterior ethmoidal canal in ethmoid roof. Laryngoscope. 2001; 111(5):900–904

2 与成人泪溢相关的解剖、生理和治疗

Natalie Wolkow, Michael K. Yoon

摘要

流眼泪可能会严重干扰成年患者的日常生活和社交活动。流眼泪的原因有很多，包括眼干燥症、眼睑功能障碍、眼部损伤和泪液排出异常。本章回顾了泪液产生和泪液引流的解剖学和生理学知识，讨论了流眼泪的症状和体征，并介绍了治疗方案，尤其是内镜下泪囊鼻腔吻合术。

关键词：流泪，泪溢，眼睛流泪，泪囊鼻腔吻合术

2.1 引言

泪液对于正常的视觉功能和维持眼表的健康至关重要。它们形成复杂的液体层，覆盖于眼部黏膜和角膜上，有助于角膜保持屈光功能，为无血供的角膜提供营养并阻隔异物。在理想情况下，泪腺和附属泪腺产生等量的泪液，并通过蒸发和泪道排泄系统消除泪液，维持健康的眼部状态。然而，许多因素可能破坏这种平衡，导致眼表干燥、流泪或泪溢。

当过多的泪液汇聚在眼表时，称为流泪。而泪溢则是泪液溢出眼缘并流到面部，一般在泪液产生过多或排出受阻时出现。虽然流泪和泪溢看似微不足道，

但它们发病率高并会导致严重的不适，干扰患者的日常活动（如驾驶和阅读），并可引起眼周皮肤的刺激和感染，甚至使患者的社交活动中断。给予适当的治疗并完全解决流眼泪问题可能具有挑战性。为了确定合理的治疗方案，应详细地采集病史，对眼和泪腺系统进行仔细的检查，借鉴相关药物或手术治疗的经验。在本章中，我们将回顾正常的泪器系统的解剖学和生理学知识，讨论相关的检查，并总结目前可用的治疗方法及其适应证。

2.2 与泪液产生相关的解剖学

泪液由泪腺和附属泪腺共同产生。基础分泌率约为 1.2 μl/min，当眼部有刺激物引发反射性流泪或情绪状态引发情绪性流泪时，分泌率可能会增加 500% 以上。[1]

2.2.1 泪腺

泪腺产生超过 90% 的泪液。它位于颞上眶前部，由 2 个叶组成：睑叶（较小，更靠前且更靠下）和眶叶（更大，更靠后且更靠上）（图 2.1）。该腺体由分泌性腺泡组成，可将泪液排入 8~12 个主要导管。泪腺由三叉神经和展神经支配，同时也受副交感神经和

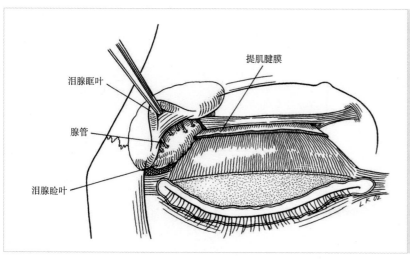

提肌腱膜

泪腺眶叶

腺管

泪腺睑叶

图 2.1 右侧泪腺的解剖。副泪腺 Krause 腺和 Wolfring 腺未显示（经许可改编自 Wobig J，Dailey R. Oculofacial Plastic Surgery. New York，NY：Thieme，2004：131.）

交感神经纤维支配，它们构成泪反射弧的一部分。[2-3]

2.2.2 副泪腺

Krause 腺和 Wolfring 腺在结构上与主泪腺几乎相同但它们相对较小并且在结膜的固有层内。结膜上穹隆约有 20 个 Krause 腺，下穹隆有 6~8 个腺体。上睑板上缘大约有 3 个 Wolfring 腺。[4]

2.2.3 泪液的引流

泪液一旦产生，将通过正常的瞬目机制散布在整个眼球表面。正常的眼睑张力和瞬目对于防止眼表干燥和泪液淤积至关重要。然后泪液流向内眦，此处为泪液引流的起始部位（图 2.2）。[2]

2.2.4 泪点

每个眼睑边缘在其内侧末端有一个小的锥形突起，即泪乳突，其上有一个直径约 0.3 mm 的开口，称为泪点（图 2.2）。正常泪点向内（朝向眼球）与泪膜接触。泪点外翻或泪点狭窄会阻碍正常的泪液引流并导致泪液积聚在眼球表面。[5-6]

2.2.5 泪管

泪液从泪点进入泪小管，泪小管是由纤维组织和眼轮匝肌包围的细管。泪小管将泪液引流至内侧，使之流向泪囊。每侧有 1 个上泪管和 1 个下泪管（图 2.2）。两者首先在垂直方向上走行约 2 mm，在基底部加宽形成壶腹，并以直角向内弯曲后水平延续 8 mm。在大多数（90%）病例中，上睑和下睑泪管在进入泪囊之前形成长 1~2 mm 的泪总管。[5-6]

2.2.6 泪囊

泪液经由泪管进入泪囊。泪囊位于泪囊窝内，前部由上颌骨额突构成，后部由泪骨构成，它们分别形成泪前嵴和泪后嵴。泪囊的外侧和上外侧没有骨质包围。泪囊周围由眼轮匝肌的内侧纤维包绕并形成内眦韧带。前部纤维被称为 Riolan 肌，后部纤维（止于泪后嵴）被称为 Horner 肌。由于内眦韧带的强度，加之其下方筋膜的相对薄弱，泪囊肿大（如泪囊炎时）通常会导致内眦韧带下方肿胀（图 2.3）。泪囊的高度为 12~15 mm，直径约为 4 mm，外形平坦且内部通常是中空的。[5]

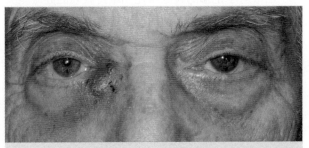

图 2.3 右侧泪囊炎患者内眦韧带水平以下的部位出现红肿

图 2.2 右侧泪液排泄系统的解剖结构（经许可改编自 Wobig J，Dailey R. Oculofacial Plastic Surgery. New York，NY：Thieme，2004：136.）

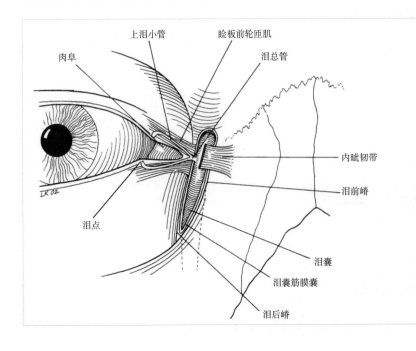

2.2.7　鼻泪管

当泪囊沿着后－下－外侧方向向下走行时，泪囊变窄并移行为鼻泪管。鼻泪管穿过上颌骨的骨管，直径缩小至1 mm。然后鼻泪管延伸进入下鼻道下方的外侧壁。鼻泪管长约18 mm。在鼻泪管的末端有一个称为Hasner瓣膜的阀门状黏膜瓣。[5]

2.2.8　鼻部解剖

通常泪液经鼻泪管进入下鼻道。然而，当制作外科手术［如在泪囊鼻腔吻合术（dacryocystor-hinostomy，DCR）］窦口时，需要在中鼻道进行（图2.4）。保护这个通道的是中鼻甲，其前端是泪道手术中的标志性结构。其他重要的鼻内标志包括上颌线和钩突。上颌线是由上颌骨潜在的额突形成的黏膜垂直凸起（图2.5）。其通常对应鼻泪管的前部。钩突是中鼻道前部平滑的黏膜凸起。泪管通常位于钩突的前方和侧方。[3,5]

2.3　泪道系统的生理学

2.3.1　泪液的成分

泪膜由3层组成。最深层是黏蛋白层，由结膜的杯状细胞分泌形成。黏蛋白充当润滑剂的同时作为表面活性剂稳定泪膜，并且可以捕获碎屑和细菌。泪膜的中间层是水层，也是最厚的一层。它含有电解质、葡萄糖、氧气、免疫球蛋白（包括IgA、IgM、IgD、IgE和IgG）和抗菌蛋白（如溶菌酶、乳铁蛋白、脂质运载蛋白、防御素、细胞因子和生长因子）。这些物质对于角膜细胞的维持、营养和防止感染是必需的。最表层为脂质层，其由睑板腺分泌。脂质限制泪液蒸发并增加表面张力以阻止泪溢。[1]

2.3.2　瞬目机制

泪液的排出取决于正常的瞬目。眼轮匝肌收缩和舒张分别产生的正压和负压可将泪液从眼球表面挤出并将它们排入引流系统。存在眼轮匝肌功能障碍（如面神经麻痹）的患者由于缺乏这种泵功能，所以会发生泪液引流不良。闭合眼睑会增加泪囊的压力，并促使泪液沿导管流入鼻腔。当眼睑打开时，中空的泪小管内产生的即刻负压将新产生的泪液吸入泪小管，为下一次瞬目做准备。[2-3,5]

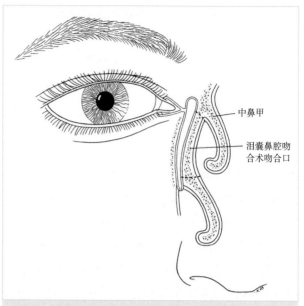

图2.4　泪囊鼻腔吻合术的手术部位（经Wobig J，Dailey R许可使用。引自文献Oculofacial Plastic Surgery. New York，NY：Thieme，2004：184.）

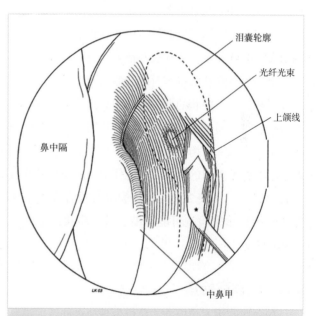

图2.5　与内镜下泪囊鼻腔吻合术相关的鼻腔解剖结构（经许可改编自Wobig J，Dailey R. Oculofacial Plastic Surgery. New York，NY：Thieme，2004：179.）

2.3.3　泪液的蒸发

泪液蒸发量约占年轻人泪液损失量的10%，占老年人泪液损失量的20%。异常的脂质生成、水层不足、环境湿度低和空气流动会增加眼球表面的蒸发和干燥速率。过度干燥会导致眼部受刺激，从而引发反射性流泪。[2]

2.4 流眼泪

患者可能因为流眼泪而痛苦不堪。他们可能有几乎持续性的视物模糊，眼睑皮肤或眼的刺激，以及被他人询问"哭泣"时的尴尬。虽然流眼泪是一个单一主诉，但其原因多种多样，这使诊断具有挑战性且需要详细询问病史并进行细致的检查和检测（表 2.1）。利用病史和检查结果进行鉴别的关键点在于患者是否因为泪液引流受阻而出现泪溢，或因眼干燥症而出现泪液分泌过多（反射性流泪）。流眼泪的患者可能会主诉眼部刺激、眼部不适、间歇性视物模糊、眼部有压迫感、眼疲劳和光敏感，所有症状都表明存在眼部干燥和反射性流泪。患者也可能会主诉泪液顺着面颊流下，需要经常用纸巾擦拭、皮肤受刺激以及在有风的情况下症状加重，所有这些都可能表明泪液引流不足。询问患者症状的持续时间、症状发生的时间、加重和缓解因素、症状的严重程度和症状的发生频率很有必要。可以通过询问患者每天需要用多少纸巾以及擦拭多少次眼部来衡量流眼泪的严重程度。各种潜在的病症可引起类似的症状，因此仔细询问病史和检查是必不可少的（表 2.1）。基线裂隙灯检查在评估中至关重要，诊室检查可能有助于进一步找出潜在的病因。[1-3,5,7-8]

2.4.1 诊室检查

最常用的诊室检查方法是用生理盐水冲洗泪道系统。各种染料检测也将在后文介绍，但在临床实践中使用频率低于冲洗。

染料消失检测

这是一种无创评估鼻泪系统功能通畅性的简单测试。将一滴 2% 荧光素滴注到每个下结膜穹隆中。在 5 ~ 10 分钟后，用钴蓝光检查眼部染料的持久性。在泪液引流正常的情况下，10 分钟后应该没有可检测到的染料残留。染料的持续存在，有时伴随泪湖位置

的升高，可能表明引流系统受阻或有功能性异常限制了泪液的引流。[2-3,5]

Jones 检测

将 2% 荧光素滴入结膜穹隆并从鼻腔中取出液体，以评估泪液引流系统的通畅性。虽然以前有关于该方法的描述，但现在该方法很少被采用。[2-3,5]

冲洗

鼻泪管冲洗可能是评估鼻泪系统通畅性中最重要的检测。它不是功能检测，而是一个在插管冲洗系统产生的非生理状态下的检测。冲洗产生的压力可以克服较小的狭窄和堵塞，反之可能会出现一些症状。将丙美卡因或其他局部麻醉滴眼液滴入要测试的眼中。为了进一步麻醉，在冲洗前将带有局部麻醉药的拭子放在下泪点数分钟。用泪点扩张器沿着泪管的自然通道对泪点（通常是下泪点）进行扩张。将泪点扩张器垂直插入泪点 2 mm，之后将下睑侧向撑开，将扩张器旋转 90° 至水平位置并向内侧推进以扩张泪点。接下来，将泪管插管连接到装满水或生理盐水的 3 ml 注射器，对泪点和泪管进行插管。向前移动，直到感受到硬性停止，即插管在硬性结构上停止而周围软组织不再移动，如遇到泪骨。应注意泪点或泪管的所有狭窄或完全性堵塞。当存在这些问题时，会遇到软性停止，即插管因周围的软组织而停止。然后，对活塞施加最小的力，使液体被冲洗掉。若液体经鼻泪管系统完全、轻松地通过并进入鼻腔而没有任何液体从泪点回流，可确认通畅。更困难的通过或反流表明有狭窄或阻塞。在这种情况下，应检查上泪管。如果在泪总管、鼻泪管或泪囊处有阻塞，则在通过下泪点冲洗时会看到液体通过上泪点回流（图 2.6）。如果回流的液体是黏性的，则表明泪囊下方存在鼻泪管阻塞（nasolacrimal duct obstruction, NLDO）。如果该侧的泪道系统中仅有部分冲洗液通过，而对侧泪管出现部分回流，则提示有部分阻塞。[2-3,5]

鼻内镜检查

可以使用局部麻醉喷雾和带或不带视频显示器的硬质内镜进行诊室内鼻内镜检查。这种检查对于确定

表 2.1 流泪的病因（相关病史和检查）

部位	病史	检查	诊断
• 眼眶和泪腺	• 甲状腺相关性眼病 • 创伤（眼眶、鼻骨骨折） • 泪囊炎 • 眼眶炎症	• 突眼 • 眼睑发红 • 眼睑收缩 • 睑裂闭合不全 • 骨折移位 • 泪腺肿大	• 甲状腺相关性眼病 • 泪液分泌过多 • 异常神经支配 • 干燥综合征 • 结节病 • 韦格纳肉芽肿病
• 眼睑	• 揉搓眼部 • 使用持续气道正压通气（特别是漏气时） • 重睑成形术 • 眼睑外伤（尤其是边缘性的或泪小管撕裂） • 面部手术 • 面部皮肤癌 • 面部烧伤 • 使用治疗青光眼的药物 • 面神经麻痹（创伤性、血管性、病毒性和特发性）	• 眼睑错位（睑外翻、睑内翻、上睑下垂和眼睑收缩） • 眼睑松弛和弹性程度 • 眼睑闭合（睑裂闭合不全） • 眼睑发红 • 眼睑瘢痕 • 眼睑边缘凹陷 • 泪点外翻 • 睑球粘连 • 眶周发红	• 睑缘炎 • 睑板腺功能障碍 • 眼睑松弛综合征 • 倒睫 • 睑内翻 • 睑外翻（机械性、退化性或瘢痕性） • 眼睑痉挛 • 睑裂闭合不全 • 滴眼液的眼表毒性
• 泪点	• 治疗干眼症：泪点塞，泪点热灼烧 • 之前局部使用过丝裂霉素 C	• 小泪点 • 泪点缺失 • 瘢痕泪点 • 泪点塞	• 泪点狭窄 • 泪点发育不全
• 泪小管	• 泪点塞 • 化疗（氟尿嘧啶，多西他赛） • 眼睑边缘撕裂	• 红斑 • 炎症 • 疼痛 • 水肿	• 球囊炎 • 泪点塞保留 • 泪小管狭窄 • 泪小管创伤
• 结膜	• 瘙痒 • 过敏 • 角膜接触镜磨损 • HPV 感染 • 眼科手术史（斜视手术史，青光眼手术史） • 史 – 约综合征	• 结膜滤泡 • 结膜乳头 • 结膜充血 • 结膜松弛症 • 结膜瘢痕 • 结膜粘连（睑球粘连）	• 结膜松弛症 • 过敏性结膜炎 • 结膜囊肿 • 化脓性肉芽肿 • 乳头状瘤 • 睑球粘连
• 角膜	• 角膜接触镜磨损 • 使用人工泪液 • 眼干燥症 • 屈光手术（激光辅助原位角膜磨镶术，光折射角膜切除术） • 移植物抗宿主病 • 干燥综合征 • 角膜磨损 • 复发性角膜糜烂 • 角膜不规则和角膜小凹	• 快速泪膜破裂（<10 s） • 泡沫状泪液 • 浅表性点状角膜病变 • 角膜血管翳 • 角膜小凹 • 不规则上皮 • 激光辅助原位角膜磨镶术瘢痕 • 泪河高度	• 蒸发性眼干燥症 • 移植物抗宿主病 • 角膜细丝 • 角膜凹陷 • 接触性角膜病变 • 浅表性点状角膜病变 • 与角膜接触镜相关的角膜炎
• 鼻泪囊	• 泪囊炎（肿胀，红斑，鼻泪区疼痛） • 黏液排出 • 结痂	• 有波动感 • 泪囊有炎症 • 压迫泪囊，在泪点有黏液排出	• 泪囊炎（急性，慢性） • 泪囊结石 • 鼻泪管恶性肿瘤 • DCR 失败
• 鼻泪管	• 在儿童期进行过鼻泪管的探查和冲洗 • DCR 手术史	• 冲洗时遇到阻塞 • 黏液状物质的回流	• 先天性鼻泪管阻塞 • 继发性鼻泪管阻塞
• 鼻腔	• 鼻腔手术 • 过敏性鼻炎 • 系统性疾病（韦格纳肉芽肿病，结节病） • 鼻窦癌	• 内镜观察：黏膜肿胀，肿瘤，炎症，瘢痕	• 过敏性鼻炎 • 鼻腔肿瘤 • 肉芽肿伴多血管炎（韦格纳肉芽肿病） • 结节病 • 鼻部创伤 • 鼻中隔偏曲

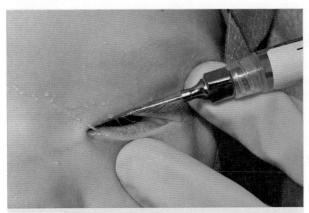

图 2.6 左侧上泪管冲洗，通过下泪点完全回流

流泪的原因和手术计划至关重要。内镜检查可以揭示 NLDO 的原因（如肿瘤、息肉、过敏时的肿胀或黏膜水肿），以及炎性疾病（如结节病或韦格纳肉芽肿病）的存在证据。此外，它可能揭示异常的解剖结构，如鼻中隔偏曲。这些解剖学异常可能会使内镜下 DCR 更具挑战性，可能需要同期进行鼻中隔成形术。[2-3,5]

2.4.2 影像学检查

CT 检查

面部 CT 检查可以帮助识别导致泪溢的结构性异常，以及可能需要干预的其他鼻腔和鼻窦异常。如果要进行内镜下 DCR，可以进行影像导航 CT 检查，并要求特定的 CT 序列。

泪道造影

泪道造影（dacryo cysto graphy, DCG）可用于显示泪道系统的解剖结构并帮助定位阻塞或狭窄的部位。DCG 有助于识别冲洗阻塞的患者的病变部位，尤其是泪囊前或泪囊后阻塞。同时通过两个点注入对比染料，可获得 X 线图像。该染料有助于定位阻塞、狭窄和憩室的位置，还可以显示出鼻泪囊中的泪囊结石或肿瘤。由于染料是在一定的压力下注入的，因此 DCG 提供的功能信息有限。[2,5]

泪道显像

泪道显像（dacryo scinti graphy, DSG）是一项功能性检查，有助于更好地了解泪道系统的功能，尤其适用于具有正常的冲洗结果的流泪或泪溢患者。检查时，在每个结膜穿隆处给予 ^{99m}Tc 滴剂。用伽玛相机获取 30 分钟的图像。图像显示标记的液滴通过结膜囊、泪囊和鼻泪管（图 2.7）。虽然对大多数泪溢患者来说这不是必需的，但该测试在特定情况下可提供有价值的信息。[2,5]

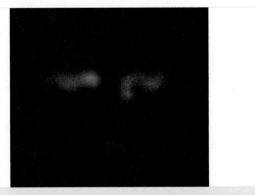

图 2.7 泪道显像。在右眼处，放射性标记的液滴很少进入泪囊。在左眼处，液滴进入了泪囊的入口，但没有流入泪道或鼻腔。该患者的右侧泪小管阻塞，左侧鼻泪管阻塞。

2.5 治疗

做出正确的诊断后，就可以制订治疗计划。少数以泪溢为主诉的患者实际上会患有 NLDO。流泪的其他原因比 NLDO 更常见，因此仔细筛选病例对于手术的成功至关重要。

2.5.1 泪囊鼻腔吻合术

DCR 是治疗 NLDO 的有效外科手术方法。DCR 的目的是在泪囊和鼻腔之间造一个手术窦口，以恢复泪液从泪囊流入鼻腔的状态。

在过去的 100 年中，外部 DCR 一直是治疗 NLDO 的标准手术方式。它具有非常高的成功率（超过 90%），且并发症少。随着鼻内镜的发展，经鼻内镜下 DCR 自 20 世纪 80 年代后期开始逐渐流行。使用内镜的主要优点是外部没有瘢痕，尽管在外部 DCR 中不可接受的瘢痕形成率很低，但色素沉着较重或年轻患者除外（图 2.8）。最近，在经鼻内镜下 DCR 方面具有丰富经验的外科医生报道，内镜下

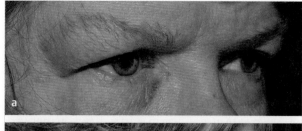
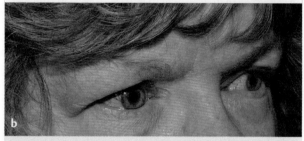

图 2.8 外部泪囊鼻腔吻合术后的切口愈合情况。a. 术后第 8 天下睑泪槽切口。b. 术后 3 个月未见明显的瘢痕

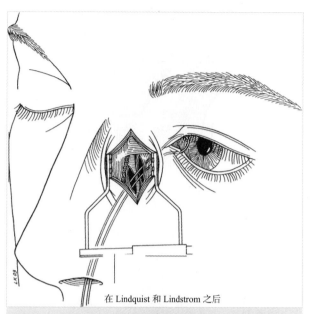

在 Lindquist 和 Lindstrom 之后

图 2.9 左侧外部泪囊鼻腔吻合术的示意图（经 Wobig J, Dailey R 许可使用。引自文献 Oculofacial Plastic Surgery. New York, NY: Thieme, 2004: 173.）

DCR 与外部 DCR 的成功率几乎相同。目前手术方式的选择取决于患者因素以及外科医生对这 2 种方式的熟悉度，患者应在决定接受手术之前了解这 2 种手术方式。手术计划中其他应该考虑的因素包括鼻窦异常，因为与外部入路相比，经鼻内镜下 DCR 更容易同时解决这些问题。[2-3,6,9-10]

2.5.2　外路泪囊鼻腔吻合术

通常需要全身麻醉，尽管这项手术一直以来都是在有监护的局部麻醉下进行。向鼻腔中填塞浸泡 4% 可卡因的拭子或另一种血管收缩剂以引起鼻黏膜血管收缩和麻醉。沿着泪沟（现代入路）或鼻部的侧面（经典入路）行切口。剥离到眼眶下缘并向内侧延伸至泪前嵴（图 2.9）。骨膜剥离子用于掀开泪囊窝软组织并将其横向反折。用剥离子或小止血钳轻轻触压以使泪骨折断。使用 Kerrison 咬骨钳使截骨创面直径扩大至 10~15 mm，注意不要损伤鼻黏膜。然后使用刀片划出一个 "H" 形的切口，形成一个包含前部和后部的鼻黏膜瓣。用 Westcott 剪在内侧泪囊中制作镜像黏膜瓣。使用 4-0 镀铬缝线将后泪囊瓣缝合到后部鼻黏膜瓣。接下来，用双管 Crawford 硅胶管插入上、下泪点，将两端打结在一起并放置在鼻腔里。泪囊前黏膜瓣和前部鼻黏膜瓣也与 4-0 镀铬缝线缝合在一起。最后，用 6-0 快速肠线缝合皮肤切口。[2-3,5,10]

2.5.3　内镜下泪囊鼻腔吻合术

诱导全身麻醉。向鼻腔中填塞浸泡有血管收缩剂（如羟甲唑啉、1：1000 肾上腺素或 4% 可卡因）的纱条。准备好面部和眼部，并使用角膜保护膜。使用 0 度硬质内镜观察，向中鼻甲和鼻侧壁注射含有 1% 利多卡因和 1：100 000 肾上腺素。上颌线是由上颌突形成的嵴，是鼻泪管的重要标志。如有必要，可以使中鼻甲骨折以改善该区域的手术视野。用泪点扩张器扩张上、下泪点。将光纤光源（如 20 号玻璃体切除术光管）对准上泪点进行插管，直到达到硬性停止。光管可照透泪囊后隐窝的薄层泪骨（图 2.5）。以此作为指导，使用弯形刀片在上颌线前方做一曲线切口。在其稍后处再做另一个切口，用剥离子掀起鼻腔黏膜。用 Blakesley 钳去除一个矩形组织区域以暴露上颌骨和泪骨。使用高速磨钻（如 2.9 mm 金刚砂磨钻）或 Kerrison 咬骨钳在泪前嵴处造骨孔以暴露泪囊。根据需要移除额外的上颌骨以充分暴露泪囊。光管用于撑起泪囊内侧，然后用弯形刀片切开泪囊（图 2.10）。使用内镜剪刀扩大切口并形成较大的前部黏膜瓣。移除光管。将 Crawford 硅胶管的两端分别插入上、下泪点并相互绑在一起，在鼻腔中打结。覆盖相应黏膜瓣。[3,5]

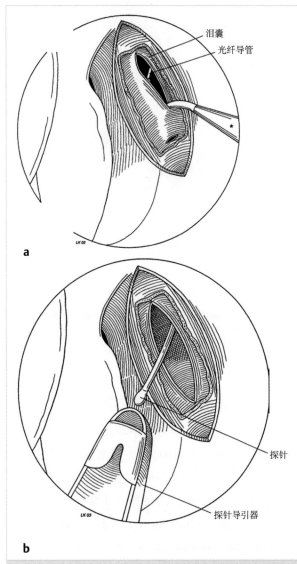

图 2.10 内镜下左侧泪囊鼻腔吻合术示意图。a. 切开泪囊。b. Crawford 管通道（经 Wobig J，Dailey R 许可使用。引自文献 Oculofacial Plastic Surgery. New York，NY：Thieme，2004：181-182.）

2.5.4 外部和内镜下泪囊鼻腔吻合术的术后护理

对于外部 DCR 的术后患者，将外用类固醇激素 - 抗生素软膏（新霉素、硫酸多黏菌素 B 和地塞米松）涂抹于切口和眼部，每天 3 次，持续 5 天。除非术前有感染，否则不需要口服抗生素。应避免擤鼻涕，以防止鼻出血和泪道支架早期移位。

对于内镜下 DCR 的术后患者，可以将类固醇激素和抗生素组合滴剂滴注到手术眼区。患者同样应避

免擤鼻涕。术后 1～2 周应进行门诊内镜检查以评估开口的通畅性并清除开口中的材料。

硅胶管通常会留在原位 1～3 个月，如果术前有明显的炎症，可以保留更长时间。在门诊就可以将其拔除。在内侧眼角处切开管道，引导患者擤鼻涕，直到硅胶管被拔出来。也可以使用鼻内镜取出切断的硅胶管。[3,5]

2.5.5 术后问题

患者可能在导管在位的术后早期报告有泪溢和流泪的情况，这通常会在移除硅胶管后缓解。应告知患者有关硅胶管外观和功能的问题，并避免揉眼睛，否则会使其脱落。硅胶管可能在内眦区域挤出一个环，此时需要通过钳子和内镜来检查、早期移除或重新放置硅胶管。[3,5]

2.5.6 泪囊鼻腔吻合术的并发症

对于上述 2 种方式的 DCR，鼻出血仍然是最常见的并发症。两者的其他并发症包括伤口感染、延迟愈合、鼻内粘连形成、泪点奶酪线样变、肉芽肿形成和泪沟综合征。对于外部 DCR，并发症一般很少见。伤口感染和皮肤凹陷的风险非常低。对于内镜下 DCR，不熟悉鼻内解剖学的外科医生可能会不经意间进入不适当的位置，如鼻窦或眼眶。值得庆幸的是，这很少见。泪沟综合征是由泪液和黏液物质在手术后的泪囊内积累造成的，并导致泪溢和黏液分泌物，偶尔还会反复感染。这种情况发生在窦口太小或位置太靠上的情况下。[3,5,11-13]

2.6 泪溢的其他治疗方法

2.6.1 鼻内激光辅助的泪囊鼻腔吻合术

该技术与上述内镜下 DCR 类似，使用 Ho：YAG（钬：钇铝石榴石）或钾 - 钛氧基 - 磷酸盐：钕掺杂的钇铝石榴石（KTP：NdYAG）激光来创建开口。虽然有证据支持这种技术，但它可能有安全性问题。由于在某些情况下其传递的能量很大，已有上覆组织坏死的报道，这种情况可能难以修复。[3,5,14]

2.6.2　泪囊球囊成形术

该技术通过将不同尺寸的球囊导管插入泪道引流系统，给球囊充气并持续一段时间，从而扩张泪道引流系统并克服狭窄，类似于血管成形术。它主要用于患有先天性 NLDO 的儿童中，但也在成年人中尝试过。在无阻塞的鼻泪管狭窄的特定病例中，扩张后使用硅胶支架插管，可以使高达 73% 的患者的症状得到缓解，尽管这不是一项常用的技术。一些外科医生已经使用球囊泪囊成形术来辅助内镜下 DCR 或改良DCR。[5,15]

2.6.3　Jones 管 – 结膜鼻腔泪囊吻合术

该技术适用于近端泪道引流系统（即泪点或泪小管）受损或缺失的患者。该手术通常是引流系统异常患者最后的治疗选择。将 Jones 管放置在眼球表面和鼻之间。尽管总体上来看该技术是成功的，但也可能会出现并发症，大多与 Jones 管的移位、受挤压和堵塞有关。[2-3,5,16]

2.6.4　肉毒毒素

最近有报道称，注射肉毒毒素可以减少无法忍受或不愿意行 DCR 手术患者的泪溢症状，尤其是那些有手术禁忌证的患者。注射肉毒毒素的一个绝对禁忌证是眼干燥症，应该在注射前将其排除。将肉毒毒素经结膜直接注入泪腺的睑叶中。效果平均持续 10周，副作用包括上睑下垂、复视和血肿。大约 70%的患者的泪溢症状有一定程度的缓解。[17]

参考文献

[1] Holland EJ, Mannis MJ, Lee WB. Ocular Surface Disease: Cornea, Conjunctiva and Tear Film. China: Elsevier; 2013

[2] Hornblass A. Oculoplastic, Orbital and Reconstructive Surgery. Vol. 2. Orbit and Lacrimal System. Baltimore, MD: Williams & Wilkins; 1990

[3] Wobig JL, Dailey RA. Oculofacial Plastic Surgery: Face, Lacrimal System, and Orbit. New York, NY: Thieme; 2004

[4] Jakobiec FJ, Iwamoto T. The ocular adnexa: lids, conjunctiva, and orbit. In: Fine BS and Yanoff M, eds. Ocular Histology. 2nd ed. Hagerstown, MD: Harper & Rowe, Publishers, Inc.; 1979:289–342

[5] Olver J. Colour Atlas of Lacrimal Surgery. Oxford, UK: Butterworth-Heinemann; 2002

[6] Kakizaki H, Takahashi Y, Iwaki M, et al. Punctal and canalicular anatomy: implications for canalicular occlusion in severe dry eye. Am J Ophthalmol. 2012; 153(2):229–237.e1

[7] Mansur C, Pfeiffer ML, Esmaeli B. Evaluation and management of chemotherapy-induced epiphora, punctal and canalicular stenosis, and nasolacrimal duct obstruction. Ophthal Plast Reconstr Surg. 2017; 33(1):9–12

[8] Ali MJ, Vyakaranam AR, Rao JE, Prasad G, Reddy PVA. Iodine-131 therapy and lacrimal drainage system toxicity: nasal localization studies using whole body nuclear scintigraphy and SPECT-CT. Ophthal Plast Reconstr Surg. 2017; 33(1):13–16

[9] Grob SR, Campbell A, Lefebvre DR, Yoon MK. External versus endoscopic endonasal dacryocystorhinostomy. Int Ophthalmol Clin. 2015; 55(4):51–62

[10] Dutton JJ. Atlas of Oculoplastics and Orbital Surgery. Philadelphia, PA: Lippincott Williams &Wilkins; 2013

[11] Devoto MH, Zaffaroni MC, Bernardini FP, de Conciliis C. Postoperative evaluation of skin incision in external dacryocystorhinostomy. Ophthal Plast Reconstr Surg. 2004; 20(5):358–361

[12] Castellarin A, Lipskey S, Sternberg P, Jr. Iatrogenic open globe eye injury following sinus surgery. Am J Ophthalmol. 2004; 137(1):175–176

[13] Wu H, Shen T, Chen J, Yan J. Long-term therapeutic outcome of ophthalmic complications following endoscopic sinus surgery. Medicine (Baltimore). 2016; 95(38): e4896

[14] McClintic SM, Yoon MK, Bidar M, Dutton JJ, Vagefi MR, Kersten RC. Tissue necrosis following diode laser-assisted transcanalicular dacryocystorhinostomy. Ophthal Plast Reconstr Surg. 2015; 31(1): e18–e22

[15] Ali MJ, Naik MN, Honavar SG. Balloon dacryoplasty: ushering the new and routine era in minimally invasive lacrimal surgeries. Int Ophthalmol. 2013; 33(2):203–210

[16] Steele EA. Conjunctivodacryocystorhinostomy with Jones tube: a history and update. Curr Opin Ophthalmol. 2016; 27(5):439–442

[17] Ziahosseini K, Al-Abbadi Z, Malhotra R. Botulinum toxin injection for the treatment of epiphora in lacrimal outflow obstruction. Eye (Lond). 2015; 29 (5):656–661

3　眼眶和泪道系统的影像学评估

Katherine L. Reinshagen, Hugh Curtin

摘要

眼眶的影像学评估有助于制订眼眶肿瘤切除术的术前计划，因为它有助于缩小眼眶肿块的鉴别诊断范围，并评估周围的解剖结构。CT 和磁共振（magnetic resonance, MR）二者互补。CT 可以帮助确定骨性标志和骨质侵蚀。MR 可以帮助评估软组织异常的程度，尤其是在识别软组织特征方面，这些特征可以帮助确定病变的性质。眼眶脂肪的存在为对比肿瘤受累的程度提供了极好的媒介。此外，对于内镜眼眶入路的术前评估，MR 和 CT 可以帮助区分与眼动脉、视神经、Zinn 环和内直肌有关的病变。评估原发性鼻泪管病变时，也可以考虑其他检查，如泪囊造影术。

关键词：MR，CT，泪囊造影，解剖学

3.1　引言

CT 和 MR 可以在眼眶术前检查中相互补充。CT 可以提供很好的骨质细节和薄层成像，可应用于手术导航系统。正常结构、肿瘤和炎症与眼眶脂肪形成对比，MR 可以提供出色的软组织细节以及眼眶肿块和浸润性病变的轮廓。在外伤和可能存在异物的情况下，CT 是评估骨折、眼球损伤和异物残留的首选检查。

3.2　成像技术

3.2.1　CT

现代 CT 设备产生的高分辨率图像可以重建成多个平面。静脉注射非离子碘对比剂主要用于诊断感染、炎症或肿瘤。当需要增强的图像来评估感染或肿瘤时，通常在注射碘对比剂 60 秒后才能获得图像。为了更好地显示动脉解剖结构，可以进行 CT 血管造影（CT angiography, CTA）。CTA 通常在静脉注射碘对比剂后获得。增强的时间通常在测试推注或使用 Hounsfield 单位计时离开主动脉弓后进行。这项技术可以优化动脉混浊。通常，增强图像在开始注射对比剂后 15 ~ 20 秒获得。增强的 CT 和 CTA 都是以亚毫米层厚采集的，可以重新格式化从而形成更厚的切片成像，以便于查看或形成最大密度投影（maximum intensity projection, MIP）图像。这对于跟踪眼动脉的走行很有帮助。

3.2.2　MR

在术前需要更好地观察软组织细节和周围关键解剖结构时，可以对眼眶进行高分辨率 MR 成像。图像通常可以在 1.5 T 和 3 T 下，以 2 ~ 3 mm 的层厚获得。

没有脂肪抑制的冠状位和轴位 T_1 加权像可以提供有用的解剖图像，显示眼外肌和主要的神经、血管结构，包括视神经的走行。眼眶脂肪在 T_1 加权像中呈高信号。清晰的软组织对比度有助于显示这些小的结构。

冠状位短时间反转恢复（short-tau inversion recovery, STIR）序列和脂肪抑制的增强后 T_1 加权像有助于显示潜在的病理变化，因为大多数异常在 STIR 图像上呈高信号，并且通常表现出一定程度的增强。STIR 图像或 T_2 加权像也有助于显示视神经周围的脑脊液，因为液体在这些序列上呈高信号。此外，在冠状位 STIR 图像上可以很好地观察到由占位效应、水肿或损伤引起的视神经信号改变。

可以对眼眶进行弥散加权成像。尽管存在多个由软组织、骨和空气界面导致的磁敏感伪影，颅底的弥散加权成像可能会失真，但该技术有时可以帮助评估眼眶肿瘤的细胞特性。[1] 因为细胞增多的病变可导致水的自由运动减少，这些病变在计算出的表观弥散系数（apparent diffusion coefficient, ADC）图像中通常表现为暗色，而在相应的弥散加权图像中表现为亮色。这种模式通常被称为限制性弥散。

Willis 环的非增强时间飞逝效应 MR 血管造影（MR angiographg, MRA）可以用于显示肾功能较差或年轻患者的眼动脉走行，同时可避免辐射。有时由于眼动脉的曲折走行和大小，视神经管和远端眼眶内解剖结构的显示可能不太理想。

3.2.3　泪管造影

荧光镜泪管造影可用于显示鼻泪管引流系统。在泪管内注射非离子碘对比剂后，鼻泪管的走行和口径可以追踪至下鼻道。也可以在注射对比剂后不久进行 CT 检查，以获得辅助性的横断面数据。

3.3　眼眶解剖成像

眼眶被分成多个间隙：眶隔前、眶隔后、肌锥内和肌锥外。眶隔前和眶隔后被较薄的纤维眶隔分开，这为防止疾病的传播提供了强大的屏障。眶隔可以在高分辨率 CT 和 MR 图像中观察到，它与更厚、更浅的眼轮匝肌平行（图 3.1）。

眼外肌形成肌锥内和肌锥外间隙的边界（图 3.2）。肌锥外软组织主要包含脂肪和少量的小血管。眼神经的分支额神经位于上睑提肌上方的肌锥外上部眼眶内。协助使用内镜的一个重要标志是内直肌，它将内侧肌锥内间隙和肌锥外间隙分开[2]。在肌锥内间隙的内侧，有内侧筛窦静脉和筛窦小血管（图 3.2）。肌锥内间隙包含重要结构，包括视神经、眼动脉及其分支和眼上静脉（图 3.2）。较小的血管（如睫状长动脉和眼内侧静脉）和神经（如睫状长神经）在标准的 MR 或 CT 图像中不能一致地显示出来。眼动脉穿过视神经管，在视神经上方和外侧走行，然后形成外侧泪腺支，转向内侧分出筛前支和筛后支，偶尔可以被识别出来（图 3.3，3.4）。有时，眼动脉穿过视神经的下侧和内侧，然后在肌锥内间隙内侧段向前上方走行，这是内镜手术前需要注意的一个重要变异[2]。在后方，肌锥内间隙的边缘是 Zinn 环，它是 4 条直肌的共同腱环，由此发出 4 条眼外直肌。Zinn 环不容易被看到，但可以沿着直肌向后走行到直肌与视神经变得模糊的点来大致判断（图 3.5）。这一点常位于蝶窦和筛窦的交界处。骨性眼眶后方有 3 个开口

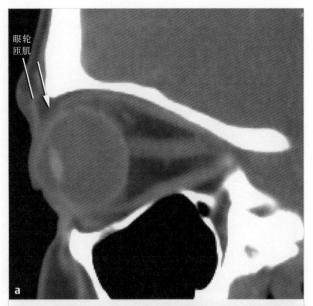

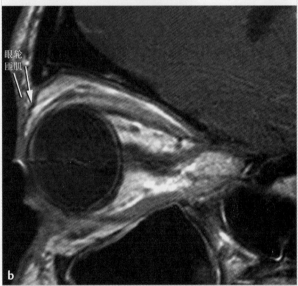

图 3.1　眼轮匝肌深层的眶隔（白色箭头）。a. CT 图像。b. MR 增强前 T_1 加权像

（眶上裂、眶下裂和视神经管）。这些在 CT 和 MR 图像中都很容易看到（图 3.5）。动眼神经、眼神经和上颌神经在 MR 薄层非脂肪抑制 T_1 加权像中清晰可见。这些脑神经可以在海绵窦中被辨认出来，沿着海绵窦进入眼眶。滑车神经和展神经在常规 MR 序列上不太容易被看到；然而，追踪这些脑神经的预期走行有助于描述病变。脑神经在异常（如当存在神经鞘瘤或神经周围肿瘤扩散）时更容易被看到。

泪腺在 CT 和 MR 图像中很容易被看到，它是沿肌锥外眼眶上外侧角呈卵圆形的软组织结构。泪腺在

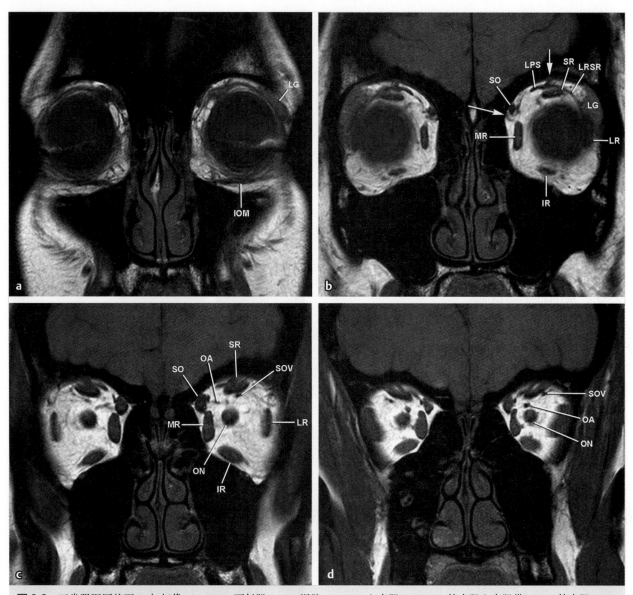

图 3.2　正常眼眶冠状面 T_1 加权像。a. IOM–下斜肌；LG–泪腺。b. SR–上直肌；LRSR–外直肌上直肌带；LR–外直肌；IR–下直肌；MR–内直肌；SO–上斜肌；LPS–上睑提肌；白色短箭头 – 额神经；白色长箭头 – 筛窦内侧血管束。c, d. SOV–眼上静脉；ON–视神经；OA–眼动脉

T_1 加权像中比邻近的眼外肌略亮（图 3.6），在 T_2 加权像中呈中等信号，并且为均匀信号。提肌腱膜在 T_1 加权像中为低信号曲线带，延伸穿过泪腺，将上面的眶叶与下面的眼睑叶分开（图 3.6）。泪液引流系统由上、下泪管以及泪总管、泪囊和鼻泪管组成。鼻泪管在流入鼻腔下鼻道之前通过 Hasner 瓣膜（图 3.6）。MR 有助于鉴别病变组织、周围鼻窦分泌物和增厚的黏膜（图 3.7～3.10）。

3.4　眼眶和泪腺病变的影像学检查

　　眼眶的病变可以通过基于位置的差异进行放射学检查。病变可能来自眼球、神经、眼外肌、脂肪、泪腺或鼻泪管。可以依据病变形态为肿块样或浸润性来进一步缩小诊断范围。最后，影像特征可以进一步帮助缩小眼眶或泪腺病变的诊断范围。表 3.1 总结了最常见的病变。

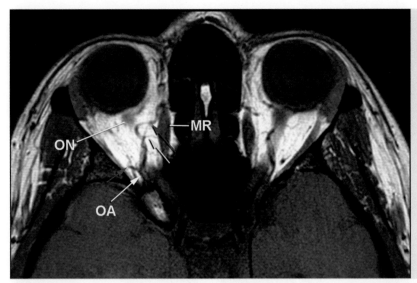

图 3.3　正常眼眶轴位 T₁ 加权像。ON–视神经；MR–内直肌；OA–眼动脉；蓝色箭头 –OA 泪腺支；红色箭头 –OA 筛前支；黄色箭头 –OA 筛后支

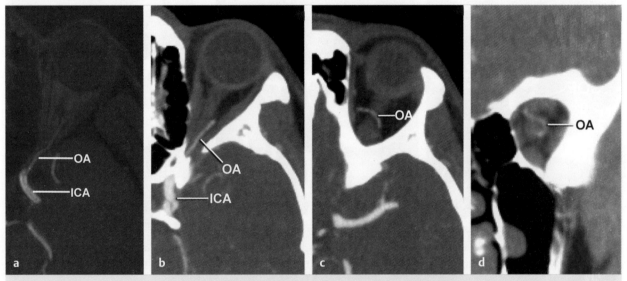

图 3.4　眼动脉（OA）和颈内动脉（ICA）的 MRA 和 CTA 图像。a. MR 飞行时间血管造影显示颈内动脉和眼动脉。b~d. 颈内动脉和眼动脉的 CTA 图像。眼动脉通常位于视神经的外侧（a、b、d）并向内侧穿过视神经的上缘（c、d）

T₁ 高信号病变的鉴别诊断包括含有黑色素的病变（如黑色素瘤）（图 3.11）、富含蛋白质的病变、含有脂肪的病变（皮样变、表皮样变和脂肪瘤）或出血性病变（肿块内出血）。评估脂肪抑制图像中的信号丢失有助于从鉴别诊断中排除含有脂肪的病变。

浸润性或双侧病变可能继发于非肿瘤性病变，如与 IgG4 相关的眼眶疾病（图 3.12）、甲状腺相关性眼病、结节病和肉芽肿病合并多血管炎（韦格纳肉芽肿）。甲状腺相关性眼病与其他全身性疾病或炎症的区别在于眼外肌的肌腱连接处未受累，眼外肌受累的典型部位为下直肌和内直肌。结节病、肉芽肿病伴多血管炎和 IgG4 相关眼眶疾病的鉴别具有挑战性，通常可能需要病理诊断或系统检查才能明确。一系列病例表明，在眼眶炎症性疾病的背景下发现眶下神经增粗是 IgG4 相关眼病的特殊表现。[9]

仔细评估解剖结构对术前制订手术计划至关重

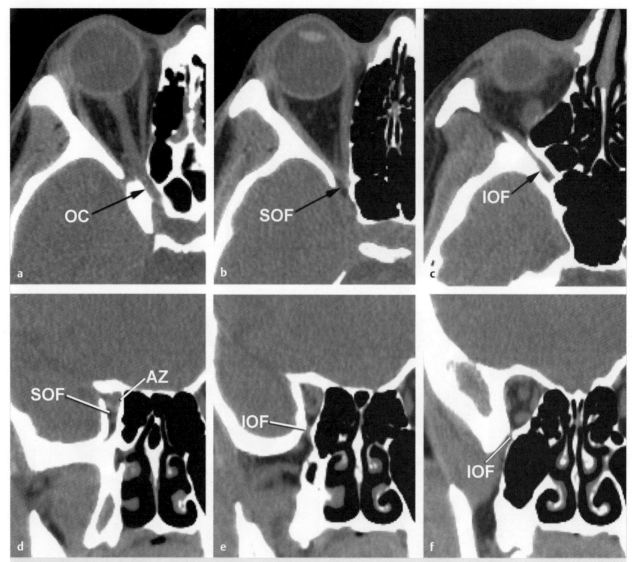

图 3.5　CT 图像中的 Zinn 环和眶裂。a～c. 轴位。d～f. 倾斜冠状位。OC– 视神经管；SOF– 眶上裂；IOF– 眶下裂；AZ–Zinn 环的大致位置

要。特别是对视神经通路和 Zinn 环的评估，它们在内镜手术计划中非常重要。[2] 在非脂肪抑制的 T_1 和 T_2 加权像以及冠状位 STIR 图像中可以清晰准确地看到视神经（图 3.13）。由于视神经鞘和肌锥内周围脂肪之间缺乏软组织对比，脂肪抑制图像的帮助较小；然而，它们可以帮助诊断视神经鞘的病变，如视神经鞘脑膜瘤。STIR 图像对液体敏感，可以评估视神经鞘内脑脊液消失的程度以及视神经本身的任何信号变化。虽然 Zinn 环由于体积较小及所在位置隐蔽而不能很精确地显示，但沿着直肌的走行方向观察到它与视神经管段变得无法区分的位置就可以找到 Zinn 环的大致位置。评估所有肿瘤后缘到 Zinn 环的情况至关重要（图 3.13），因为这可能改变手术入路。

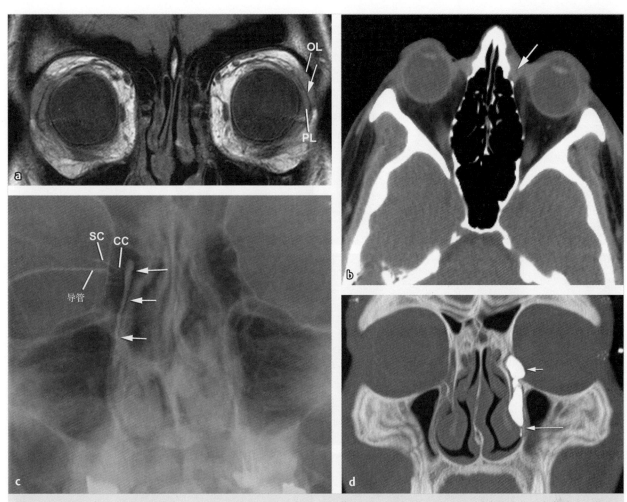

图 3.6 泪腺和鼻泪道的解剖结构。a. 眼眶和泪腺的冠状位 T_1 加权像。OL– 泪腺的眶叶；PL– 泪腺的睑叶；白色箭头 – 提肌腱膜。b. 眼眶的轴位 CT 图像。白色箭头 – 泪腺。c. 泪道造影矢状位图像。SC– 上泪管；CC– 泪总管；白色箭头 – 正常泪囊与鼻泪管。d. 异常泪囊的冠状位 CTA 图像。鼻泪管和泪囊异常扩张（白色短箭头）；Hasner 瓣膜突然变窄（白色长箭头），与狭窄处一致

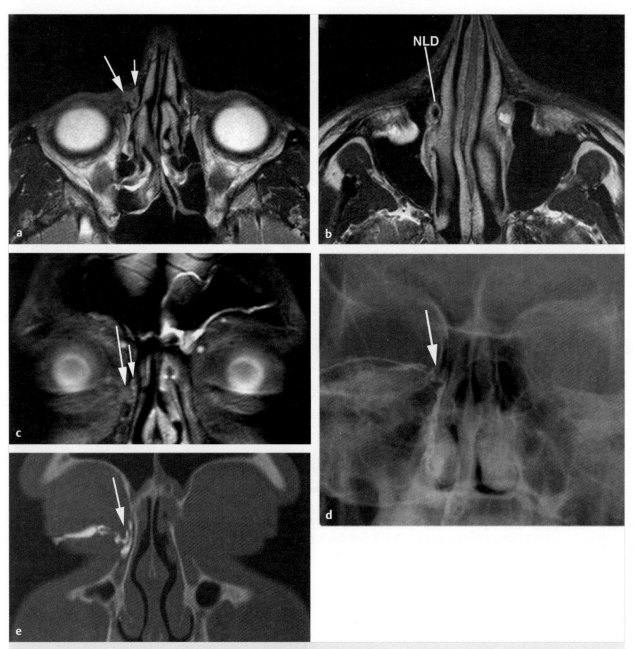

图 3.7 鼻泪囊鳞状细胞癌。a, b. 轴位 T_2 加权像。白色长箭头 – 鳞状细胞癌；白色短箭头 – 分泌物；NLD– 鼻泪管。c. 冠状位 T_2 加权像显示从右侧内眦至泪囊外侧壁有呈中等 T_2 信号的病变（白色长箭头）。在 MR 图像中能够区分周围的分泌物（白色短箭头）和肿块（白色长箭头；a、c）。NLD 的其余部分正常且充满空气（b）。d. 泪囊造影的矢状位图像。e. 泪囊 CTA 显示与肿块相对应的软组织充盈缺损（白色长箭头）。CT 图像中未发现骨质破坏

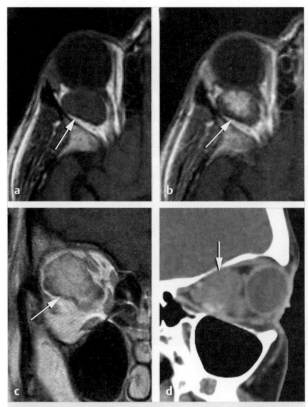

图 3.8　海绵状血管瘤 / 静脉畸形的强化特征。白色箭头 – 海绵状血管瘤。a. MR 增强前眼眶的 T_1 加权像。b, c. MR 增强后眼眶的 T_1 加权像。由于采集序列之间的时间延迟（轴位图像比冠状位图像更早获取），在 MR 图像中可以观察到肌锥内肿块（白色箭头）的渐进性强化。这可作为与神经鞘瘤的鉴别特征。d. 由于单一的早期时间点成像，增强后矢状位 CT 通常不能显示这种特征性的强化

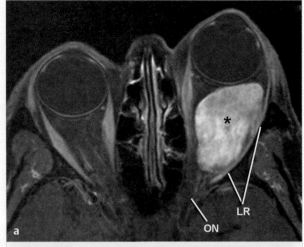

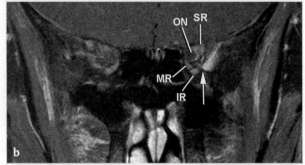

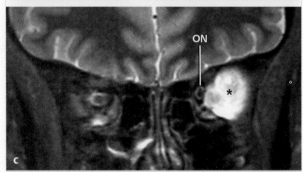

图 3.9　神经鞘瘤。星号 – 神经鞘瘤；白色箭头 – 神经鞘瘤后缘；ON– 视神经；LR– 外直肌；SR– 上直肌；IR– 下直肌；MR– 内直肌。a, b. MR 增强后 T_1 加权脂肪抑制图像显示外侧肌锥内有一个大的强化团块（星号），使外直肌向外侧移位。肿瘤的后缘（白色箭头）在 Zinn 环的正前方。在冠状位图像 b 中，直肌和视神经仍然是分开的结构。c. MR 冠状位 STIR 图像显示神经鞘瘤（星号）对视神经的占位效应和视神经周围的脑脊液消失

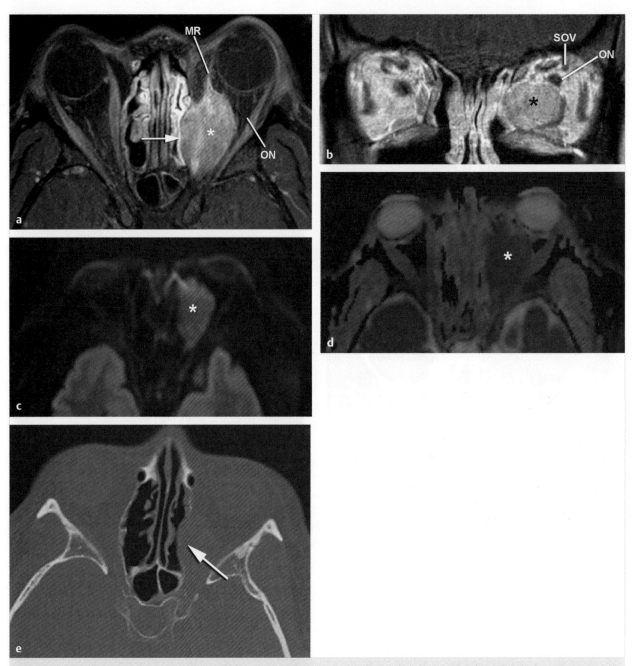

图 3.10 眼眶横纹肌肉瘤。星号 – 横纹肌肉瘤；ON – 视神经；MR – 内直肌；白色箭头 – 肿瘤侵犯筛窦气房；SOV – 眼上静脉。a. MR 轴位增强后 T_1 加权脂肪饱和图像显示内直肌周围有一个大的强化团块（星号），该团块累及肌锥内和肌锥外。b. MR 冠状位增强后 T_1WI 显示视神经侧向移位。c, d. MR 弥散加权成像 B1000（c）和 ADC 图像（d）显示弥散受限（B1000 图像明亮，ADC 图像暗淡）与细胞增多一致。e. 骨窗的轴位 CT 图像作为补充，显示筛窦气房和眶纸板的骨质破坏

表 3.1 按位置划分的眼眶常见肿块 [3-5]

位置	肿块	影像学特征
眼球	视网膜母细胞瘤	强化肿块，通常钙化
	其他肿瘤转移	取决于原发肿瘤，最常见的是乳腺肿瘤
	原发性黑色素瘤	黑色素：T_1 高信号，T_2 低信号，最常累及葡萄膜的脉络膜
眶脂肪	海绵状血管瘤 / 静脉畸形（图 3.8）	T_2 高信号，T_1 与肌肉等信号进行性强化[6]，有移位但无侵犯
	静脉淋巴管畸形	淋巴管畸形，其中的液体可能跨空间、不均匀地强化（取决于囊性成分的多少），在动态操作时增大
	静脉曲张	
	表皮样囊肿 / 皮样囊肿	可能含有脂肪和钙化，无明显强化，显示扩散受限
神经	视神经胶质瘤	视神经扩张性增大
	视神经鞘脑膜瘤	视神经鞘轨道征增强
	神经鞘瘤（图 3.9）	T_2 高信号，如果肿瘤较大，信号可能不均匀，增强不像海绵状血管瘤那样呈进行性
	神经纤维瘤	T_2 高信号，与神经鞘瘤难以区分
泪腺	良性混合瘤 / 多形性腺瘤	T_2 高信号，增强显著，圆形团块使眼球移位
	淋巴瘤	低弥散率团块，T_2 低信号，沿着眼球周围生长，而不是使其移位
	腺样囊性癌	非特异性影像特征，用于评估肿瘤向神经周围的扩散程度，呈肿块样而不是浸润性
	黏液表皮样癌	非特异性影像特征
	其他肿瘤转移	呈肿块样还是典型的浸润性取决于原发肿瘤
泪囊 / 鼻泪管	泪囊膨出	如果无法进行 CT 或 MR 检查，可以用泪囊造影来显示光滑、扩张的阻塞部位
	鳞状细胞癌（图 3.7）	分叶状肿块，通常累及内眦，中度强化，T_1 和 T_2 等信号，多数表现为扩张而不是侵蚀鼻泪管[7]
任何部位	纤维瘤	T_2 低信号，肿块强化
	横纹肌肉瘤（图 3.10）	T_1 与肌肉等信号，T_2 比肌肉信号高，低弥散率，有强化，有骨质破坏[8]
	淋巴瘤	T_2 低信号，低弥散率，有增强，质地均匀
	其他肿瘤转移	呈肿块样还是典型的浸润性取决于原发肿瘤

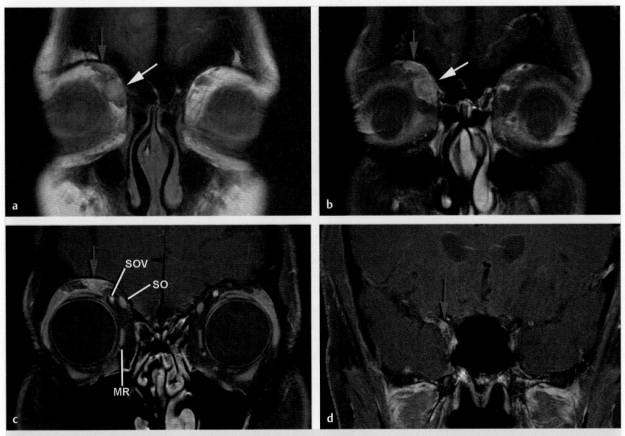

图 3.11 向神经周围扩散的转移性黑色素瘤。白色箭头－转移性黑色素瘤；红色箭头－沿额神经向周围神经扩散；SOV－眼上静脉；MR－内直肌；SO－上斜肌。a. MR 冠状位 T_1 加权像显示肿瘤（白色箭头）在增强前有较高的固有信号。b~d. MR 增强后冠状位 T_1 加权脂肪抑制图像显示右上内侧眶内有信号增强的病变（白色箭头）。沿额神经至眶上裂可见类似信号强度和增强的异常软组织增厚，与神经周围扩散（红色箭头）一致

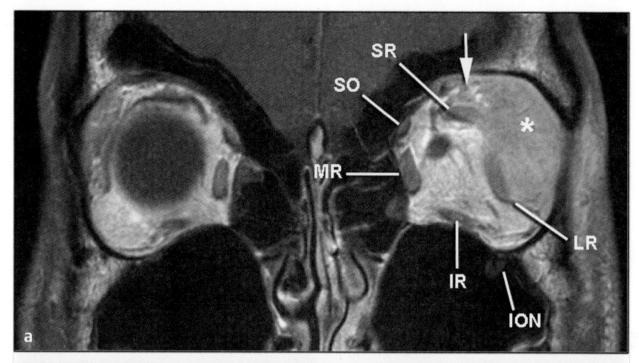

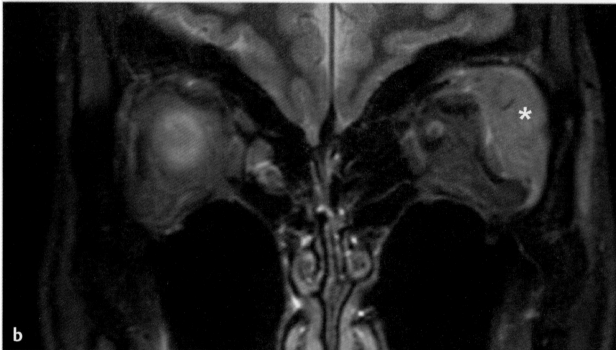

图 3.12　IgG4 相关眼眶病变。星号－IgG4 相关眼眶病变；LR－外直肌；ION－眶下神经；IR－下直肌；MR－内直肌；SO－上斜肌；SR－上直肌；箭头－额神经。a. MR 增强后冠状位 T_1 加权像显示浸润性强化肿块（星号），病变累及泪腺、外直肌、肌锥内和肌锥外脂肪，与 IgG4 相关眼眶病变一致的额神经（短箭头）增粗和强化。b. MR 冠状位 STIR 图像显示均匀一致的 T_2/STIR 低信号团块，可见于 IgG4 相关眼眶病变或淋巴瘤等淋巴病变

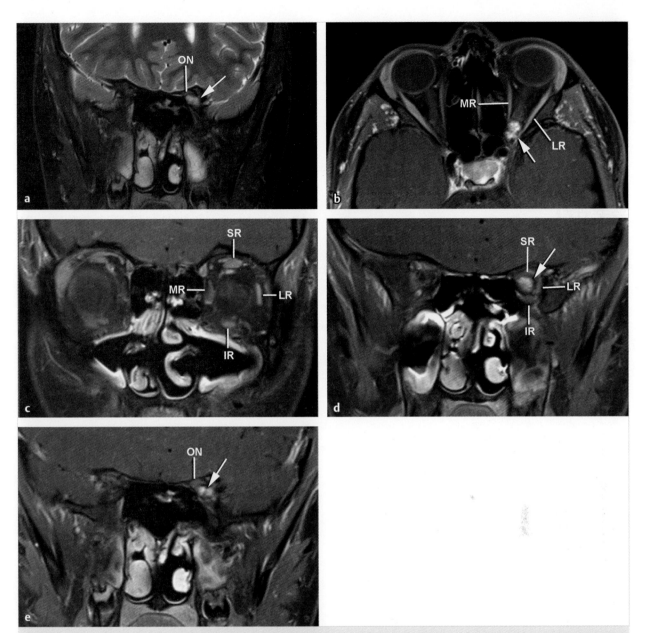

图3.13 Zinn 环处的海绵状血管瘤 / 静脉畸形。白色箭头 – 海绵状血管瘤；ON– 视神经；MR– 内直肌；LR– 外直肌；SR–上直肌；IR– 下直肌。a. MR 冠状位 STIR 图像显示眶尖后部的 T_2 高信号病变（白色箭头）延伸至 Zinn 环，并导致视神经管内的占位效应。b. MR 轴位 T_1 加权增强后脂肪抑制图像显示内直肌和外直肌之间的强化病变。c ~ e. MR 冠状位 T_1 加权增强后脂肪抑制图像。在这个病例，病变的后缘（e 中白色箭头）超过 Zinn 环，靠近视神经管

3.5 结论

鼻窦和眼眶的影像提供了解剖学信息，并且有助于缩小诊断范围。眼眶中的脂肪是界定异常病变的理想介质。随着内镜眼眶入路的出现，应当结合对于手术计划重要的解剖标记（如视神经、内直肌、眼动脉和 Zinn 环）来描述病变。

参考文献

[1] Xu XQ, Hu H, Su GY, Liu H, Shi HB, Wu FY. Diffusion weighted imaging for differentiating benign from malignant orbital tumors: Diagnostic performance of the apparent diffusion coefficient based on region of interest selection method. Korean J Radiol. 2016; 17(5):650–656

[2] Bleier BS, Healy DY, Jr, Chhabra N, Freitag S. Compartmental endoscopic surgical anatomy of the medial intraconal orbital space. Int Forum Allergy Rhinol. 2014; 4(7):587–591

[3] Purohit BS, Vargas MI, Ailianou A, et al. Orbital tumours and tumour-like lesions: exploring the armamentarium of multiparametric imaging. Insights Imaging. 2016; 7(1):43–68

[4] Cunnane MB, Curtin HD. Imaging of orbital disorders. Handb Clin Neurol. 2016; 135:659–672

[5] Tailor TD, Gupta D, Dalley RW, Keene CD, Anzai Y. Orbital neoplasms in adults: clinical, radiologic, and pathologic review. Radiographics. 2013; 33 (6):1739–1758

[6] Tanaka A, Mihara F, Yoshiura T, et al. Differentiation of cavernous hemangioma from schwannoma of the orbit: a dynamic MRI study. AJR Am J Roentgenol. 2004; 183(6):1799–1804

[7] Kumar VA, Esmaeli B, Ahmed S, Gogia B, Debnam JM, Ginsberg LE. Imaging features of malignant lacrimal sac and nasolacrimal duct tumors. AJNR Am J Neuroradiol. 2016

[8] Conneely MF, Mafee MF. Orbital rhabdomyosarcoma and simulating lesions. Neuroimaging Clin N Am. 2005; 15(1):121–136

[9] Soussan JB, Deschamps R, Sadik JC, et al. Infraorbital nerve involvement on magnetic resonance imaging in European patients with IgG4-related ophthalmic disease: a specific sign. Eur Radiol. 2016

4　先天性泪道阻塞的评估和治疗

Jonathan C. P. Roos, Suzanne K. Freitag

摘要

本章详细描述了泪道系统的相关解剖学和胚胎学，然后讨论了泪溢婴儿的评估，详细介绍了治疗建议，包括干预时间、微创治疗以及最终的手术治疗（包括探查、冲洗、下鼻甲骨折术和硅胶插管）。另外，本章还讨论了包括球囊泪囊成形术和鼻内镜在内的辅助治疗方案。

关键词：先天性鼻泪管阻塞，先天性泪道阻塞，泪溢，泪囊炎，泪囊突出，泪囊，探查，冲洗，泪道插管

4.1　引言

先天性泪道阻塞通常发生于婴儿，表现为泪溢和感染，包括出现慢性分泌物、结膜炎或偶尔出现的泪囊炎。据报道，先天性泪道阻塞的发病率为1.2%～30%。[1-6]最常被引用的发病率之一是6%，该发病率来自一项20世纪40年代的连续入组200位活产婴儿的研究，其中鼻泪管是否通畅是通过压迫泪囊后有无分泌物来评估的。[3]患有颅面疾病和唐氏综合征的婴儿的发病率更高。[7-9]

由于各种原因，关于这些患儿治疗的决策很复杂。首先，患儿通常不会受到症状的困扰，但该病可能会让他们的父母非常苦恼。此外，约96%的先天性鼻泪管阻塞的患儿可在12月龄之前出现疾病的自然消退。[4]治疗方案有很多，每种方案都有其优点和缺点。因此，必须在每种情况下仔细考虑，并与其父母详细讨论。本章将回顾对先天性泪道阻塞的儿童进行综合治疗所需的诊疗思维。

4.2　解剖学和胚胎学

第1章详细介绍了泪道系统的解剖结构。简而言

之，这一系统起于位于眼睑内侧的上、下泪点近端。这些垂直走行的结构向内侧水平移行，形成上部和下部泪管，在约90%的个体中，其在进入泪囊之前汇合以形成泪总管。泪囊位于由上颌骨和泪骨形成的泪囊窝内。内眦韧带分裂以包裹泪囊。这个重要的解剖学标志提供了眼睑与面部骨骼的连接，在泪道手术时必须保留。泪囊连接到鼻泪管，鼻泪管在上颌骨内延伸，通向下鼻甲下方的下鼻道。Hasner瓣膜位于鼻泪管和鼻黏膜的交界处，是先天性鼻泪管阻塞最常发生的部位。[10]该区域通常有残留膜，可用探针刺破以消除阻塞。这与获得性泪道阻塞形成对比，后者的阻塞部位通常是泪囊或泪囊-鼻泪管连接处，治疗方案与此完全不同。

了解泪道系统的胚胎学有助于在临床上预测泪道异常患者病变处的解剖结构。泪道系统的发育始于外胚层表面细胞在鼻视裂缝处形成嵴。这些细胞大约在妊娠12周时潜入附近的中胚层，形成一个坚实的嵴。细胞向上扩散到泪点，向下扩散到鼻部，而中空管道的形成大约在妊娠6个月时完成。在眼睑分离之前，大约妊娠7个月时，泪管在眼睑边缘变得畅通。[5]

虽然中空管道的形成应在妊娠6个月时完成，但在与鼻腔的交界处通常会形成残留膜。一项研究发现，超过70%的死产儿在出生时有先天性泪道阻塞，这比活产儿高出许多倍。[10]同样，通过剖宫产出生的婴儿患先天性泪道阻塞的风险也几乎翻倍。[11-12]一般认为围生期呼吸、吸吮和哭泣可能对于这些残留膜的破裂起重要作用。

由于胚胎发育不全，在任何发育阶段都可能发生其他不常见的泪道异常。如果外胚层表面的部分未能内陷，这将导致这部分泪道系统发育不全。外胚层与表面的不完全分离可能导致泪道瘘或额外泪点（图4.1）。这些都是罕见的，如果有症状，可以通过切除术或消融术进行治疗。嵴的不完全中空可能导致泪道流出系统受累部位的狭窄。

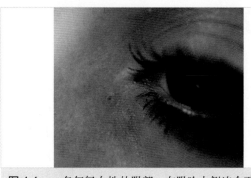

图 4.1 一名年轻女性的眼部。在眼睑内侧连合下方的典型位置有一个额外泪点

4.3 泪溢婴儿的评估

先天性泪道阻塞可能是单侧或双侧的，其父母可能直到孩子几周大时才意识到这个问题。症状通常包括泪溢、泪湖升高、有黏液脓性分泌物和偶尔出现泪囊明显肿胀。患儿出生时可能不会出现以上症状，因为直到出生大约 3 周时婴儿才能产生泪液。

在检查过程中，重要的是要记住婴儿泪溢的其他可能的病因。首先是确定是否存在泪液产生过多和流出道阻塞。婴儿泪液分泌过多可能由倒睫、睑内翻、异物、角膜擦伤、先天性青光眼或其他眼前段病变引起。如果有任何疑虑，需要仔细评估并咨询儿科和眼科医生，因为这些病因可能影响视力发育，导致弱视。

可以用多种方式评估婴儿泪道系统的通畅性。首先观察有无泪膜的升高和黏液脓性分泌物。检查眼睑皮肤和睫毛是否有慢性泪溢引起的红斑和结痂。触诊泪囊的丰满度和通过泪点进行排出泪液的能力。接下来进行改良的荧光素染料消失试验。将含有局部麻醉药的荧光素溶液注入双眼的下穹隆，并吸干多余的液体。5 分钟后，使用钴蓝过滤光来评估染料是否存留。在正常情况下，5 分钟后不应存在残留的荧光素。[13] 一项针对 80 名婴儿的前瞻性研究得出结论：该试验在鼻泪管阻塞的情况下具有 90% 的敏感性和 100% 的特异度。[14] 残留荧光素的存在提示泪道阻塞，尽管它没有具体说明泪道系统的哪个解剖部位受到影响。因此，病史很重要，因为大多数父母可以记起阻塞症状开始出现的时间。例如，一些患儿可能在结膜炎之后出现泪道阻塞。在这种情况下，阻塞部位可能涉及泪管或泪囊，并且处理方式不同于 Hasner 瓣膜的先天性残留膜的治疗。有关获得性泪道阻塞的部分，请参阅本书第 5 章。

患儿的泪囊也可能出现肿块，这提示泪囊囊肿，当其中充满羊水时也被称为泪囊膨出或羊膜膨出。[15] 这种泪囊扩张不仅由远端 Hasner 瓣膜阻塞引起，也可能发生在 Rosenmüller 瓣的近端，从而形成一个封闭的系统。这种情况在女性中更常见（占 78%）[16-17]，84% ~ 100% 的病例为单侧。[16-19] 如果肿块较大，这些肿块可导致散光和弱视。[16] 保守治疗采用温敷和按摩，成功率为 17% ~ 80%。[16-17,19]

婴儿泪囊中滞留的液体通常是无菌的，但据报道有 14% ~ 75% 的感染风险，从而导致泪囊炎、周围红斑和压痛。[16-19] 这种眶隔前蜂窝织炎可以扩散到眼眶和其他结构中，因此需要密切监测。如果出现发热、眶蜂窝织炎或严重的眶隔前蜂窝织炎，应考虑收入院并静脉注射抗生素。病原体的培养可能有利于选择抗菌药物的种类，与感染病学专家讨论也会有助于抗菌药物的选择。最常见的病原体包括金黄色葡萄球菌、肺炎链球菌和流感嗜血杆菌。[20] 一旦通过全身抗生素治疗急性感染，就应该进行探查等明确的检查，本章稍后将对此进行介绍。

必须确认引起患儿内眦肿块的其他潜在原因。对于位于内眦韧带上方的肿块应特别关注。此类病因包括脑膜脑膨出、毛细血管瘤、皮样囊肿、肺气肿、淋巴管瘤、原发性泪囊肿瘤、横纹肌肉瘤和鼻胶质瘤。[21-29] 如果检查发现泪道阻塞以外的其他诊断，则应在手术探查之前考虑进行影像学检查，以便做出恰当的预估和计划。影像学检查已在第 3 章中介绍过。

了解与鼻内囊肿形成相关的先天性鼻泪管阻塞很重要，Raflo 等人在 1982 年首次描述了这一情况。[30] 这种情况通常见于新生儿，表现为新生儿出现呼吸道阻塞和窘迫的迹象，必须用鼻子呼吸。这种罕见的情况需要高度怀疑并快速进行鼻内镜检查，以便及时使囊肿破裂或进行囊肿造袋术。[31-36]

4.4 治疗

4.4.1 保守治疗：Crigler 按摩

对先天性泪道阻塞的病例通常采取保守的治疗

方法，因为大多数阻塞可自发消退或通过微创措施解决。保守治疗的主要方法是根据需要使用外用抗生素和泪囊按摩。Crigler 在 1923 年描述了一种泪囊按摩技术，即将手指放在泪总管上以阻止内容物向上流动，然后沿着泪囊向下按摩以增加静水压力，从而使鼻泪管和鼻黏膜交界处的残留膜破裂。[37] 如果按摩成功，患儿可能会有爆裂感，然后泪道阻塞的症状消失。一些报告显示，该按摩方法的成功率高达 85% ~ 94.7%，尤其是在年龄较小的患儿中。[19,38-40]

4.4.2　探查和冲洗

如果保守治疗失败并且患儿接近 1 岁，则必须考虑采取更积极的干预措施。大多数临床医生和研究人员建议将泪道探查和冲洗作为下一步干预措施。

可以使用 papoose 装置对婴儿在诊室中进行探查，或者于手术室中在全身麻醉的情况下对任何年龄的患者进行探查。探查时首先检查解剖结构，包括泪点、内眦和鼻腔。接下来，在将探针放置在泪道系统之前，先进行泪道冲洗，以明确泪道系统处于未开放状态。然后使用泪点扩张器来扩大下泪点。将泪道探针垂直放置在泪点中，水平转动并沿泪管前进，直到感觉到泪囊窝骨骼处的"硬停止"。再将探针向下转90° 并稍微向后转动，以通过鼻泪管进入下鼻道（图4.2）。有时，当导致阻塞的残留膜破裂时，可能会出现爆裂感。重复冲洗以确认泪道系统的通畅性。然后通过上泪点和泪管进行相同的操作。一些专家提倡使用逐渐增大的探针来扩张鼻泪系统。

鼻泪探查最常见的并发症是形成假通道。如果遇到"软停止"，外科医生必须小心、缓慢地拔出探针并停止这项检查，因为"软停止"表明在泪总管或泪囊中存在近端阻塞问题。

泪道阻塞的自愈率很高，通常在 1 岁时达到96%，[4] 大量文献对于手术干预的最佳时间进行了讨论。早期干预的论据包括可早期缓解症状（尽管这些对父母来说通常比对患儿来说更烦心）和避免泪道阻塞的并发症（例如结膜炎、泪囊炎、蜂窝织炎和泪腺系统慢性纤维化）。另外，可以在诊室进行早期探查而无须进行全身麻醉。这可能对父母和患儿造成一定的创伤或痛苦，但一项调查显示，95% 的父母认为

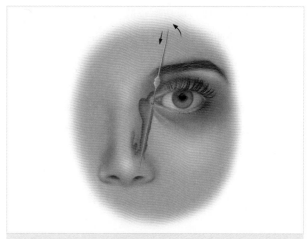

图 4.2　鼻泪管系统的探查。通过下泪点和泪管放置探针，然后垂直旋转以穿过泪囊和鼻泪管。探针进入鼻腔的下鼻道，在先天性泪道阻塞的情况下它会破坏残留膜

该操作比预期的要容易，81% 的父母对他们早期探查的决定感到满意。[41-42] 但没有手术干预的情况下，阻塞也可能会随着时间的推移而自愈。

许多专家通过提倡在患儿满 1 岁时尽快在全身麻醉下进行探查。在这个年龄段麻醉被认为是最安全的，[43-44] 并且许多研究表明，探查成功率在 1 年后会下降。表 4.1 列出了至少包括 50 名患者的研究，显示了不同的成功率。[42,45-51] 这是合乎逻辑的，因为更复杂的解剖学问题持续存在且没有自行缓解，因此年

表 4.1　不同年龄的先天性鼻泪管阻塞探查成功率

研究	患者人数 / 例	年龄和成功率	
Stager 等 [42]	2369	< 9 月龄，94%	> 9 月龄，84%
Katowitz 和 Welsh [45]	572	< 13 月龄，97%	> 13 月龄，55%
Mannor 等 [46]	142	< 13 月龄，92%	< 24 月龄，89%
Zwaan [47]	110	< 12 月龄，97%	< 24 月龄，88%
Perveen 等 [49]	100	< 12 月龄，94%	< 18 月龄，84% < 24 月龄，83% < 36 月龄，62%
Robb [48]	303		> 12 月龄，92%
Le Garrec 等 [51]	329	< 11 月龄，77%	
Rajabi 等 [50]	343		< 36 月龄，85% < 48 月龄，63% < 60 月龄，50%

龄较大的患儿的探查成功率较低。

当探查和冲洗未能解决泪道阻塞的症状时，许多学者主张进行第二次探查和冲洗。针对重复探查操作的成功率的报道不一致：一项针对 1748 名 4 岁以下患儿的研究显示成功率为 100%；[52] 而其他研究更典型，Katowitz 和 Welsh 报道，18 ~ 24 月龄患儿第二次探查的成功率为 54%，在 2 岁以上的患儿中成功率为 33%。[45] 在第二次探查时可能有益的辅助手术包括硅胶双泪管插管、下鼻甲骨折、球囊导管扩张和鼻内镜评估。

4.5 双侧泪管插管

在探查时将硅胶管放置在泪道系统中是常见的做法，尤其是在探查失败后。该方法可以支撑泪道并扩张新打开的泪道，以防止粘连和再狭窄。该操作保留了正常的解剖结构，通常在考虑其他更具侵入性的手术之前进行。Quickert 和 Dryden 于 1970 年首次描述了该技术。[53] 在全身麻醉的情况下，将血管收缩剂（如羟甲唑啉）置于下鼻道。将两端带有金属探针的硅胶管插入一个泪点和泪道到达硬停止点，然后向下转动并进入下鼻道。类似地，通过同侧泪点放置第二根探针。用钩子从鼻腔中取出探针，固定硅胶管并保持一定的张力，允许硅胶管移动但又不能有明显的脱垂（图 4.3）。可以通过泡沫垫、一系列打结或缝合将其固定到鼻壁。

患者通常对该管具有良好的耐受性，在眼睑的中间连合处仅可见一小部分。拔除硅胶管的最佳时间仍有争议。应尽早拔除以避免慢性刺激引起的变化（如化脓性肉芽肿或裂点）。大多数人主张将此管留置 3 ~ 6 个月，[54-58] 但有报道称最早可在 6 周内成功拔除。[59] 拔除时间取决于该管的固定方法和患者的配合情况，进行硅胶管的拔除时可能需要全身麻醉。在先天性泪道阻塞患者中，硅胶插管的整体成功率为 77% ~ 100%。[42,46-48,53-54,60-61] 类似的替代技术包括双侧双泪小管插管以扩大扩张范围 [62] 和单侧泪管插管，但该技术在儿童患者中具有稳定性差和易脱落的缺点。[63]

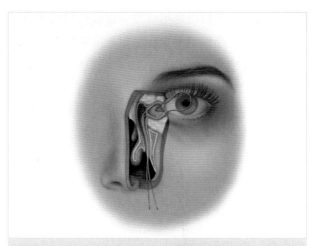

图 4.3 鼻泪道系统的硅胶双侧泪管插管。两端连接金属探针的硅胶管水平地穿过上、下泪点和泪管，然后通过泪囊和鼻泪管向下转入下鼻道。金属探针末端通过鼻孔取出并外置，随后移除金属探针并适当拉紧硅胶管

4.6 下鼻甲骨折术

下鼻甲骨折术可牵拉鼻黏膜并使鼻黏膜远离下鼻道和鼻泪管开口。如果存在任何残留的膜组织，则该操作可以缓解物理阻塞并保持新打开管道的通畅。该技术由 Jones 和 Wobig 在 20 世纪 70 年代提出，[64] 将诸如剥离子之类的仪器放置在下鼻甲下，并向内侧推动，直到感觉到移动或受力（图 4.4）。Havins 和 Wilkins 曾报道，在第一次探查失败后进行了第二次探查，该操作的成功率为 88%。[65]

4.7 球囊导管扩张术

Becker 等人在 1996 年首次描述了这种在泪道系统中放置一个专门设计的球囊并使其扩大以使泪道系统扩张的方法。[66] 据他们最初的研究报道，该项技术在 34 例既往操作失败患者的泪道系统中的成功率达 95%。对其他 7 项研究的荟萃分析表明，在异质性更高的患者群体中成功率为 80%。[67] 然而，这一操作近年来已经不再受欢迎，可能是由于通过其他较便宜且简单的设备也可达到类似的效果。

4.8 鼻内镜

通过鼻内镜观察下鼻道以检查有无物理性阻塞以

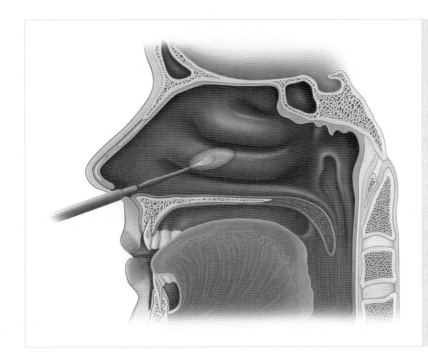

图4.4　下鼻甲的骨折是将诸如剥离子之类的器械置于下鼻甲下并向内侧推动，直到鼻甲移动和轻微向内脱位

及在探查和冲洗时确认探头的位置非常有用。由进入错误的通道导致探查失败的病例可能比意识到的要多。Choi等人分析了外科医生在11次探查中有5次出现假通道的报道，根据外科医生的触觉反馈，其认为这些探查位置应该是正确的。在这5例病例的4例中，重新定向探针可在解剖学和功能方面取得成功。[68]MacEwen等人在52例探查中进行的一项类似研究发现，15%的假通道被认为在解剖学上是准确的。[69]因此，内镜使泪道内操作可视化，可能有助于确认装置所在解剖位置的正确。

4.9　泪囊鼻腔吻合术

泪囊鼻腔吻合术（DCR）是一种外科手术，目的是使泪囊和中鼻道的鼻黏膜之间形成旁路瘘管。该操作可以通过内镜或在外部直接进行。儿童有以下情况时需要进行DCR：先前手术失败的先天性阻塞，伴泪囊炎且经抗生素治疗和探查未能解决的先天性阻塞，以及外伤性或获得性鼻泪管阻塞。

在成年患者中实施的外部DCR于1904年由Toti首次描述。[70]该操作涉及在泪槽区域中形成皮肤切口。解剖至泪前嵴骨膜，用骨膜剥离子剥离。在该区域用咬骨钳进行截骨术，以暴露中鼻道下方的鼻黏膜。打开泪囊并制作前部和后部皮瓣。同样地切开鼻

黏膜，产生前、后黏膜瓣。使双管硅胶管穿过上泪道系统并进入泪囊。然后将它们引导通过窦口并以合适的张力固定在鼻腔中。将泪囊皮瓣与鼻黏膜瓣吻合，以允许该管发生上皮化。有关DCR手术的其他详细信息请参阅本书第5章。

总体而言，儿童DCR的成功率与成人相似，据报道为84%～96%。几项根据适应证计算DCR成功率的研究表明：儿童先天性阻塞的DCR成功率（88%～96%）略高于因其他病因而进行的DCR的成功率（83%～88%）。[7-8,71-73]

内镜设备的改良促进了鼻内DCR的兴起，即使对于儿童也是如此。本书第7章将介绍内镜技术。1998年，Cunningham和Woog首次报道儿童内镜下DCR，所有4例患儿手术均成功。[74]其他文献报道的儿童内镜下DCR的成功率为82%～88%。[75-77]内镜下DCR相对于外部DCR的主要优点是没有皮肤切口。成年患者对外部DCR切口瘢痕的满意度的研究表明，大多数（67%～79%）患者的切口患者以令人满意的方式愈合。[78]然而，年轻患者有不满的趋势，并且没有关于儿童对外部DCR瘢痕接受度的数据。因此，除了10%的先天性颅面畸形或颅面骨畸形综合征的患者完全自愈，内镜下DCR为其他患者提供了一个很好的选择。[79]

4.10 上泪道系统手术

当上泪道系统发生先天性异常时，尝试找到解剖结构异常的部位很重要。如果存在局灶性小管阻塞，可选择切除狭窄区域与再吻合、泪小管环钻术伴硅胶管插管[80]或钬激光辅助泪小管切开联合置管术。[81]但是，对于较大或长度未知的泪小管狭窄等情况，结膜泪囊鼻腔吻合术（conjunctivodacryocystorhinostomy，CDCR）是首选的手术方式。[82]其包括将Pyrex玻璃管从眼表内眦放置到中鼻道，以便直接引流泪液。这对于上泪道系统发育不全、多次失败的DCR和常见的泪小管狭窄也是有用的。内镜引导可用于确保选取适当的长度和位置，使短管不被鼻侧壁阻塞、长管不被鼻中隔或鼻甲阻塞。另外，可使用弯曲的、带有磨砂玻璃和橡胶的伞形凸缘的管，目的是减少管的滑脱。

但是，儿童CDCR的经验有限。在最近对9～14岁儿童进行的15例儿科CDCR病例进行的综述中，Komínek等人发现成功率很高（14/15），但并发症的发生率也很高。这些并发症包括管道错位和管道挤压，需要额外的全身麻醉才能重新插入。[83]虽然CDCR对于儿童来说可能会是一个成功的手术，但必须告知其本人和父母，他们可能需要不止一次手术以及终身定期进行管道的维护。出于这个原因，CDCR通常会被推迟到患儿长大，并且更能够耐受在诊室中进行插管操作时。

参考文献

[1] Cassady JV. Dacryocystitis of infancy. Am J Ophthalmol. 1948; 31(7):773–780, 875–877

[2] Ffooks OO. Dacryocystitis in infancy. Br J Ophthalmol. 1962; 46(7):422–434

[3] Guerry D, III, Kendig EL, Jr. Congenital impatency of the nasolacrimal duct. Arch Ophthal. 1948; 39(2):193–204

[4] MacEwen CJ, Young JDH. Epiphora during the first year of life. Eye (Lond). 1991; 5(Pt 5):596–600

[5] Sevel D. Development and congenital abnormalities of the nasolacrimal apparatus. J Pediatr Ophthalmol Strabismus. 1981; 18(5):13–19

[6] Stephenson S. A preliminary communication on the affections of the tear passages in newly born infants. M Press and Circ. 1899; 119:103–104

[7] Hakin KN, Sullivan TJ, Sharma A, Welham RA. Paediatric dacryocystorhinostomy. Aust N Z J Ophthalmol. 1994; 22(4):231–235

[8] Welham RA, Hughes SM. Lacrimal surgery in children. Am J Ophthalmol. 1985; 99(1):27–34

[9] Berk AT, Saatci AO, Erçal MD, Tunç M, Ergin M. Ocular findings in 55 patients with Down's syndrome. Ophthalmic Genet. 1996; 17(1):15–19

[10] Cassady JV. Developmental anatomy of nasolacrimal duct. AMA Arch Opthalmol. 1952; 47(2):141–158

[11] Kuhli-Hattenbach C, Lüchtenberg M, Hofmann C, Kohnen T. Increased prevalence of congenital dacryostenosis following cesarean section. Ophthalmologe. 2016; 113(8):675–683

[12] Spaniol K, Stupp T, Melcher C, Beheiri N, Eter N, Prokosch V. Association between congenital nasolacrimal duct obstruction and delivery by cesarean section. Am J Perinatol. 2015; 32(3):271–276

[13] Zappia RJ, Milder B. Lacrimal drainage function. 2. The fluorescein dye disappearance test. Am J Ophthalmol. 1972; 74(1):160 –162

[14] MacEwen CJ, Young JDH. The fluorescein disappearance test (FDT): an evaluation of its use in infants. J Pediatr Ophthalmol Strabismus. 1991; 28(6): 302–305

[15] Jones LT, Wobig JL. The lacrimal system. Am Acad Ophthalmol Otolaryngol. 1977; 83:603–616

[16] Mansour AM, Cheng KP, Mumma JV, et al. Congenital dacryocele. A collaborative review. Ophthalmology. 1991; 98(11):1744–1751

[17] Sullivan TJ, Clarke MP, Morin JD, Pashby RC. Management of congenital dacryocystocoele. Aust N Z J Ophthalmol. 1992; 20(2):105–108

[18] Boynton JR, Drucker DN. Distention of the lacrimal sac in neonates. Ophthalmic Surg. 1989; 20(2):103–107

[19] Petersen RA, Robb RM. The natural course of congenital obstruction of the nasolacrimal duct. J Pediatr Ophthalmol Strabismus. 1978; 15(4):246–250

[20] MacEwen CJ, Phillips MG, Young JD. Value of bacterial culturing in the course of congenital nasolacrimal duct (NLD) obstruction. J Pediatr Ophthalmol Strabismus. 1994; 31(4):246–250

[21] Baron EM, Kersten RC, Kulwin DR. Rhabdomyosarcoma manifesting as acquired nasolacrimal duct obstruction. Am J Ophthalmol. 1993; 115(2):239–242

[22] Brownstein MH, Helwig EB. Subcutaneous dermoid cysts. Arch Dermatol. 1973; 107(2):237–239

[23] Dayal Y, Hameed S. Periorbital dermoid. Am J Ophthalmol. 1962; 53:1013– 1016

[24] Hurwitz JJ, Rodgers J, Doucet TW. Dermoid tumor involving the lacrimal drainage pathway: a case report. Ophthalmic Surg. 1982; 13(5):377–379

[25] Lampertico P, Ibanez ML. Nasal glioma (encephalochoristoma nasofrontalis). Arch Otolaryngol. 1964; 79:628–631

[26] Mims J, Rodrigues M, Calhoun J. Sudoriferous cyst of the orbit. Can J Ophthalmol. 1977; 12(2):155–156

[27] Rashid ER, Bergstrom TJ, Evans RM, Arnold AC. Anterior encephalocele presenting as nasolacrimal obstruction. Ann Ophthalmol. 1986; 18(4):132–136, 134 –136

[28] Remulla HD, Rubin PA, Shore JW, Cunningham MJ. Pseudodacryocystitis arising from anterior ethmoiditis. Ophthal Plast Reconstr Surg. 1995; 11(3):165–168

[29] Saunders JF. Congenital sudoriferous cyst of the orbit. Arch Ophthalmol. 1973; 89(3):205–206

[30] Raflo GT, Horton JA, Sprinkle PM. An unusual intranasal anomaly of the lacrimal drainage system. Ophthalmic Surg. 1982; 13(9):741–744

[31] Calcaterra VE, Annino DJ, Carter BL, Woog JJ. Congenital nasolacrimal duct cysts with nasal obstruction. Otolaryngol Head Neck Surg. 1995; 113(4):481–484

[32] Denis D, Saracco JB, Triglia JM. Nasolacrimal duct cysts in congenital dacryocystocele. Graefes Arch Clin Exp Ophthalmol. 1994; 232(4):252–254

[33] Divine RD, Anderson RL, Bumsted RM. Bilateral congenital lacrimal sac mucoceles with nasal extension and drainage. Arch Ophthalmol. 1983; 101(2):246–248

[34] Grin TR, Mertz JS, Stass-Isern M. Congenital nasolacrimal duct cysts in dacryocystocele. Ophthalmology. 1991; 98(8):1238–1242

[35] Righi PD, Hubbell RN, Lawlor PP, Jr. Respiratory distress associated with bilateral nasolacrimal duct cysts. Int J Pediatr Otorhinolaryngol. 1993; 26(2): 199–203

[36] Yee SW, Seibert RW, Bower CM, Glasier CM. Congenital nasolacrimal duct mucocele: a cause of respiratory distress. Int J Pediatr Otorhinolaryngol. 1994; 29(2):151–158

[37] Crigler LW. The treatment of congenital dacryocystitis. JAMA. 1923; 81:21–24

[38] Nelson LR, Calhoun JH, Menduke H. Medical management of congenital nasolacrimal duct obstruction. Ophthalmology. 1985; 92(9):1187–1190

[39] Paul TO. Medical management of congenital nasolacrimal duct obstruction. J Pediatr Ophthalmol Strabismus. 1985; 22(2):68–70

[40] Nucci P, Capoferri C, Alfarano R, Brancato R. Conservative management of congenital nasolacrimal duct obstruction. J Pediatr Ophthalmol Strabismus. 1989; 26(1):39–43

[41] Goldblum TA, Summers CG, Egbert JE, Letson RD. Office probing for congenital nasolacrimal duct obstruction: a study of parental satisfaction. J Pediatr Ophthalmol Strabismus. 1996; 33(4):244–247

[42] Stager D, Baker JD, Frey T, Weakley DR, Jr, Birch EE. Office probing of congenital nasolacrimal duct obstruction. Ophthalmic Surg. 1992; 23(7):482–484

[43] Backeljauw B, Holland SK, Altaye M, Loepke AW. Cognition and brain structure following early childhood surgery with anesthesia. Pediatrics. 2015; 136(1):e1–e12

[44] Sun L. Early childhood general anaesthesia exposure and neurocognitive development. Br J Anaesth. 2010; 105 Suppl 1:i61–i68

[45] Katowitz JA, Welsh MG. Timing of initial probing and irrigation in congenital nasolacrimal duct obstruction. Ophthalmology. 1987; 94(6):698–705

[46] Mannor GE, Rose GE, Frimpong-Ansah K, Ezra E. Factors affecting the success of nasolacrimal duct probing for congenital nasolacrimal duct obstruction. Am J Ophthalmol. 1999; 127(5):616–617

[47] Zwaan J. Treatment of congenital nasolacrimal duct obstruction before and after the age of 1 year. Ophthalmic Surg Lasers. 1997; 28(11):932–936

[48] Robb RM. Success rates of nasolacrimal duct probing at time intervals after 1 year of age. Ophthalmology. 1998; 105(7):1307–1309, discussion 1309–1310

[49] Perveen S, Sufi AR, Rashid S, Khan A. Success rate of probing for congenital nasolacrimal duct obstruction at various ages. J Ophthalmic Vis Res. 2014; 9 (1):60–69

[50] Rajabi MT, Abrishami Y, Hosseini SS, Tabatabaee SZ, Rajabi MB, Hurwitz JJ. Success rate of late primary probing in congenital nasolacrimal duct obstruction. J Pediatr Ophthalmol Strabismus. 2014; 51(6):360–362

[51] Le Garrec J, Abadie-Koebele C, Parienti JJ, Molgat Y, Degoumois A, Mouriaux F. Nasolacrimal duct office probing in children under the age of 12 months: cure rate and cost evaluation. J Fr Ophtalmol. 2016; 39(2):171–177

[52] Singh Bhinder G, Singh Bhinder H. Repeated probing results in the treatment of congenital nasolacrimal duct obstruction. Eur J Ophthalmol. 2004; 14(3): 185–192

[53] Quickert MH, Dryden RM. Probes for intubation in lacrimal drainage. Trans Am Acad Ophthalmol Otolaryngol. 1970; 74(2):431–433

[54] al-Hussain H, Nasr AM. Silastic intubation in congenital nasolacrimal duct obstruction: a study of 129 eyes. Ophthal Plast Reconstr Surg. 1993; 9(1):32–37

[55] Dortzbach RK, France TD, Kushner BJ, Gonnering RS. Silicone intubation for obstruction of the nasolacrimal duct in children. Am J Ophthalmol. 1982; 94 (5):585–590

[56] Leone CR, Jr, Van Gemert JV. The success rate of silicone intubation in congenital lacrimal obstruction. Ophthalmic Surg. 1990; 21(2):90–92

[57] Welsh MG, Katowitz JA. Timing of Silastic tubing removal after intubation for congenital nasolacrimal duct obstruction. Ophthal Plast Reconstr Surg. 1989; 5(1):43–48

[58] Durso F, Hand SI, Jr, Ellis FD, Helveston EM. Silicone intubation in children with nasolacrimal obstruction. J Pediatr Ophthalmol Strabismus. 1980; 17(6):389–393

[59] Migliori ME, Putterman AM. Silicone intubation for the treatment of congenital lacrimal duct obstruction: successful results removing the tubes after six weeks. Ophthalmology. 1988; 95(6):792–795

[60] Honavar SG, Prakash VE, Rao GN. Outcome of probing for congenital nasolacrimal duct obstruction in older children. Am J Ophthalmol. 2000; 130 (1):42–48

[61] Kashkouli MB, Kassaee A, Tabatabaee Z. Initial nasolacrimal duct probing in children under age 5: cure rate and factors affecting success. J AAPOS. 2002; 6(6):360–363

[62] Mauffray RO, Hassan AS, Elner VM. Double silicone intubation as treatment for persistent congenital nasolacrimal duct obstruction. Ophthal Plast Reconstr Surg. 2004; 20(1):44–49

[63] Kaufman LM, Guay-Bhatia LA. Monocanalicular intubation with Monoka tubes for the treatment of congenital nasolacrimal duct obstruction. Ophthalmology. 1998; 105(2):336–341

[64] Jones LT, Wobig JL. The Wendell L. Hughes Lecture. Newer concepts of tear duct and eyelid anatomy and treatment. Trans Sect Ophthalmol Am Acad Ophthalmol Otolaryngol. 1977; 83(4, Pt 1):603–616

[65] Havins WE, Wilkins RB. A useful alternative to silicone intubation in congenital nasolacrimal duct obstructions. Ophthalmic Surg. 1983; 14(8): 666–670

[66] Becker BB, Berry FD, Koller H. Balloon catheter dilatation for treatment of congenital nasolacrimal duct obstruction. Am J Ophthalmol. 1996; 121(3): 304–309

[67] Lin AE, Chang YC, Lin MY, Tam KW, Shen YD. Comparison of treatment for congenital nasolacrimal duct obstruction: a systematic review and metaanalysis. Can J Ophthalmol. 2016; 51(1):34–40

[68] Choi WC, Kim KS, Park TK, Chung CS. Intranasal endoscopic diagnosis and treatment in congenital nasolacrimal duct obstruction. Ophthalmic Surg Lasers. 2002; 33(4):288–292

[69] MacEwen CJ, Young JD, Barras CW, Ram B, White PS. Value of nasal endoscopy and probing in the diagnosis and management of children with congenital epiphora. Br J Ophthalmol. 2001; 85(3):314–318

[70] Toti A. Nuovo metodo conservatore dicura radicale delle sopperazioni corniche del sacco lacrimale (dacriocistorinostomia). Clin Moderna. 1904; 10:385–387

[71] Nowinski TS, Flanagan JC, Mauriello J. Pediatric dacryocystorhinostomy. Arch Ophthalmol. 1985; 103(8):1226–1228

[72] Becker BB. Dacryocystorhinostomy without flaps. Ophthalmic Surg. 1988; 19(6):419–427

[73] Rosen N, Sharir M, Moverman DC, Rosner M. Dacryocystorhinostomy with silicone tubes: evaluation of 253 cases. Ophthalmic Surg. 1989; 20(2):115–119

[74] Cunningham MJ, Woog JJ. Endonasal endoscopic dacryocystorhinostomy in children. Arch Otolaryngol Head Neck Surg. 1998; 124(3):328–333

[75] Wong JF, Woog JJ, Cunningham MJ, Rubin PA, Curtin HD, Carter BL. A multidisciplinary approach to atypical lacrimal obstruction in childhood. Ophthal Plast Reconstr Surg. 1999; 15(4):293–298

[76] Komínek P, Cervenka S. Pediatric endonasal dacryocystorhinostomy: a report of 34 cases. Laryngoscope. 2005; 115(10):1800–1803

[77] Vanderveen DK, Jones DT, Tan H, Petersen RA. Endoscopic dacryocystorhinostomy in children. J AAPOS. 2001; 5(3):143–147

[78] Caesar RH, Fernando G, Scott K, McNab AA. Scarring in external dacryocystorhinostomy: fact or fiction? Orbit. 2005; 24(2):83–86

[79] Jones DT, Fajardo NF, Petersen RA, VanderVeen DK. Pediatric endoscopic dacryocystorhinostomy failures: who and why? Laryngoscope. 2007; 117(2):323–327

[80] Sisler HA, Allarakhia L. New minitrephine makes lacrimal canalicular rehabilitation an office procedure. Ophthal Plast Reconstr Surg. 1990; 6(3): 203–206

[81] Dutton JJ, Holck DE. Holmium laser canaliculoplasty. Ophthal Plast Reconstr Surg. 1996; 12(3):211–217

[82] Jones LT. The cure of epiphora due to canalicular disorders, trauma and surgical failures on the lacrimal passages. Trans Am Acad Ophthalmol Otolaryngol. 1962; 66:506–524

[83] Komínek P, Cervenka S, Matousek P, Pniak T, Zeleník K. Conjunctivocystorhinostomy with Jones tube: is it the surgery for children? Graefes Arch Clin Exp Ophthalmol. 2010; 248(9):1339–1343

5　获得性泪道阻塞的评估和治疗

Catherine Banks, Raymond Sacks, Geoffrey Wilcsek

摘要

对于泪溢患者，需要系统性地评估和管理以避免错误的诊断和治疗。本章论述了泪溢患者的病史和检查的基本特点。通过了解泪溢的基本病因、确定病史中的关键问题和在体格检查的基础上进行适当的功能性临床测试，利用治疗路径对泪溢患者做出正确的决定。临床医生不能单独评估获得性鼻泪管阻塞。了解可能导致患者泪溢的一系列原因对于充分管理获得性鼻泪管阻塞患者至关重要。如果临床医生将所有泪溢患者均视为需要进行鼻泪管引流术的NLDO患者，那么一些患者的病情将不会得到改善，而另一些患者将因眼表面问题而出现更多的症状并处于受损状态，外科医生也会感到沮丧。

关键词：泪溢，获得性鼻泪管阻塞，染料消失试验，Jones1试验，Jones2试验，泪囊冲洗，泪囊鼻腔吻合术，泪小点，泪小管，治疗路径

5.1　引言

泪溢是指眼睛流泪并溢出到脸颊。它对生活质量的影响不容小觑，并且经常被那些无泪溢症的人低估。

伴有其他症状的泪溢会影响患者视力和日常生活，包括阅读、驾驶、工作和户外活动。患者常感到社交尴尬和与视力相关的生活质量的降低。[1-4]

在评估泪溢时，需要考虑病因是泪液分泌过度还是引流不足，尽管实际上病因是多因素的。治疗的目标和是否决定手术取决于泪液产生过多和排出不畅的相对比例以及是否并发眼干燥症，一般认为二者混合存在。

本章介绍了一种针对泪溢患者的系统评估方法，以便更好地识别和治疗获得性泪道阻塞。本章中，基本治疗原则已被概念化，并通过两个流程图呈现（图5.1，5.2），以便为读者提供一个明确的框架，

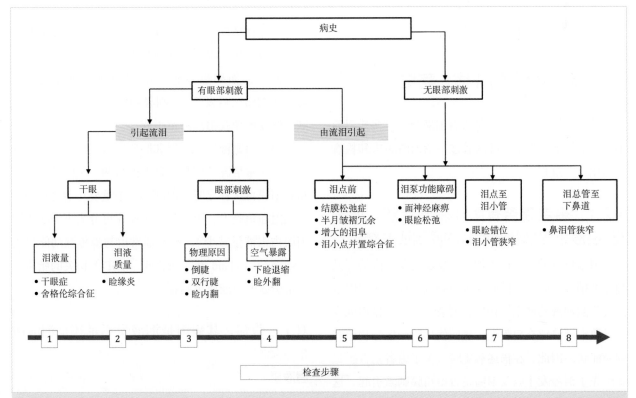

图5.1　治疗路径（病史采集和检查步骤）。本图总结了获得性鼻泪管阻塞的评估步骤、病史采集的基本步骤和从左到右的检查步骤（从泪液量开始，到下鼻道结束）

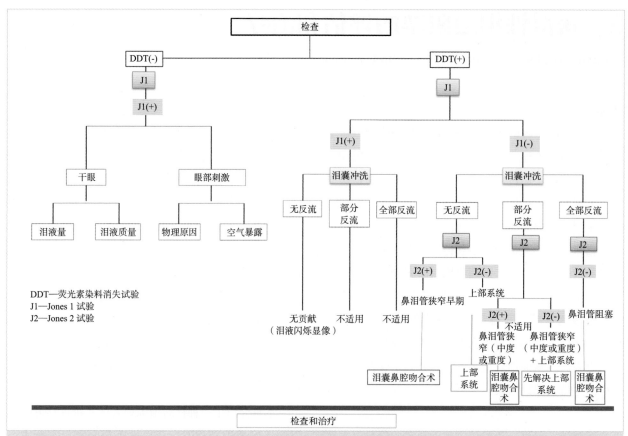

图5.2 治疗路径（检查和治疗）。本图总结了获得性鼻泪管阻塞的检查和治疗路径。无反流指生理盐水被迫进入鼻腔而没有反流进入上睑。部分反流指生理盐水被挤出同侧小管，鼻腔内有一些液体。完全反流指所有生理盐水从同侧泪点反流，没有液体进入鼻腔

使其能够做出诊断并制订治疗策略。

5.2 泪溢患者的评估：病史

关键目标是确定患者是否有泪液分泌过多或引流不足。如图5.1所示，可以通过一系列的病史和检查来简化这个过程。

5.2.1 患者是否有眼部刺激症状？如果有，泪液是眼部刺激症状的原因还是结果？

泪溢反射的一个传入神经分支起自角膜内的三叉神经末梢。[5]因此，任何导致角膜刺激和疼痛的因素都会刺激泪液的产生。相反，泪液从结膜囊排出减少会导致泪液滞留在角膜上，进而使角膜产生异物感和刺激症状。因此，在描述病史时，关于患者是否感觉刺激先于泪溢发生以及泪溢是否由角膜刺激引起，这一点至关重要。

在这种情况下，角膜受刺激的原因是干燥的眼角膜上形成干斑、眼球暴露或睫毛和角膜接触。

然而，如果患者感觉眼部刺激症状继发于泪溢（在泪溢之后发生），则异物感更可能由泪液引流减少继发的角膜泪液滞留引起。

泪膜由黏液层、水层和脂质层这三层复杂的结构组成，正常情况下应具有足够的量和一定的功能。当角膜泪膜再次补充时，泪液的一个重要功能是在瞬目时黏附在角膜上。因此，眼干燥症可分为干燥症（即泪膜内泪液量减少），以及通常由与睑板腺功能障碍（meibomian gland dysfunction，MGD）相关的脂质层异常引起的泪液质量问题。

对于干眼症，其病因是泪液量不足还是泪液质量下降？

泪液量

泪液量减少的原因包括舍格伦综合征。干眼症是

与泪液和眼表相关的多因素疾病,会导致眼部不适、视觉障碍和泪膜不稳定的症状,并可能对眼表造成损害。干眼症的鉴别诊断中也应考虑舍格伦综合征。

当出现继发于干眼症的泪溢症状时,这些患者在泪溢或泪溢前会出现刺激感或刺痛。其症状在一天结束时更严重,患者会感到眼部沉重和疲惫。当暴露于干燥环境或用眼(如驾驶或阅读)时,情况会更糟糕,因为用眼时瞬目频率会降低。

泪液的质量

睑缘炎通常与睑板腺功能障碍有关。睑板腺产生泪液的脂质层。睑缘炎是一种常见病,也是泪液质量差的原因。这些患者常常在睡醒时注意到与分泌物相关的眼睑部结痂,并且经常描述有与眼睑边缘发红相关的灼烧感。他们往往也会在一天中出现症状的逐渐加重,尤其是在瞬目频率降低(用眼)时。在进一步询问后,他们可能会有酒渣鼻、痤疮相关症状和面部潮红的病史,这可能与饮酒有关。

如果眼部刺激不是由干眼引起,我们关注的焦点就变成了以下内容。

5.2.2 眼部刺激是导致泪溢的原因吗?若是,泪溢是否与物理刺激或空气暴露有关?

另一组患者会因刺激而发生泪溢。这些刺激进一步被分为物理刺激或空气暴露。

眼部刺激继发于物理刺激还是空气暴露?
物理刺激

引起角膜刺激的物理原因包括倒睫(毛囊处于正常位置,但睫毛错误地朝向角膜生长)、双行睫(睫毛毛囊起源于眼睑后部睑板腺开口处)和睑内翻(整个眼睑向内翻转,导致正常的睫毛和皮肤刺激角膜)。这些情况会刺激角膜神经末梢,引起疼痛和刺激性流泪。倒睫和睑内翻患者往往有来自眼科医生备注的脱毛史。睑内翻或痉挛性睑内翻往往是偶发性的;在痉挛性睑内翻发作期间,患者会有很多刺激症状和严重的泪溢。这将持续数小时到数天,并且会反复发作。随着时间的推移,这会逐渐变得更糟,直到病情变得持续。

空气暴露

正常的睑裂(上睑和下睑之间的距离)为 7 ~ 10 mm;因此,即使下睑收缩或外翻导致眼睑边缘仅降低 1 mm,也会使眼睛暴露的部分至少增加 10%。其他不太常见的使眼部暴露的原因包括上睑退缩(最常见的是甲状腺相关性眼病)、突眼和面神经麻痹。

下睑内翻和外翻的患者往往具有与干燥症和眼干燥症患者相似的症状,另外,前者还会出现红眼、外翻的睑结膜发炎和在早晨或全天出现的相关黏液分泌。受刺激的睑板结膜产生的黏液在睡眠期间变干燥,因为泪膜的水溶液在夜间减少,导致醒来时眼睑粘在一起。

眼部刺激是由泪溢引起的吗?

如果患者注意到泪溢不是由眼部刺激引起,而是由流泪引起,则考虑引流不足。泪液是由溶菌酶、乳铁蛋白、分泌型免疫球蛋白 A、血清白蛋白、脂质运载蛋白、亲脂素和电解质组成的稀释蛋白质溶液。一项比较正常泪液与获得性泪道阻塞患者的泪液组分的研究发现:与正常人相比,获得性泪道阻塞患者的泪液的碱性更高,钙浓度更高,并且泪液蛋白比例不稳定。[6] 刺激是由泪液停滞引起的。

泪液引流系统分为近端部分和远端部分。近端部分包括泪点、泪管和泪总管。远端部分由泪囊和通向下鼻道的鼻泪管组成。

一旦认为患者存在引流不畅,则可将泪溢引起的眼部刺激分为 4 个关键组。值得注意的是,对于没有眼部刺激的泪溢,也应考虑这 4 个关键组(图 5.1)。

- 泪点前。
- 泪泵功能障碍。
- 泪点至泪小管。
- 泪总管至下鼻道。

泪点前

任何阻止泪液进入泪点的情况都被归类于泪点前,包括结膜松弛症、半月皱褶冗余和邻近泪点偏移或扩大的泪阜。结膜松弛症是指眼睑边缘有多余、松散、无水肿的球结膜皱褶，影响泪液沿着下睑泪河的流动。类似地，覆盖在下睑泪点上的半月皱褶的冗余可以邻近并闭塞泪点。当外眦肌腱松弛使下泪点（通常位于上泪点的内侧）向内侧移位，使其与上泪点对齐时，会发生泪点并置综合征。在瞬目活跃阶段，上下泪点彼此"亲吻"。

病史通常对于诊断泪点前的问题没有价值，但能通过检查来更好地诊断。结膜松弛症患者可能会有眼部异物感。

泵功能障碍

在瞬目的活跃阶段，泪液经上、下泪小管而被挤到泪囊中。眼轮匝肌及其在泪囊周围的附着以及其在内眦和外眦肌腱处的骨附着在动态泵机制中起着至关重要的作用。如果这些肌肉或肌腱以任何方式受到损害，例如面神经麻痹，就会发生泪液排出不畅。[7]

病史包括面神经损伤、涉及面神经的手术、腮腺手术或特发性面神经麻痹。后文所述的检查可最有效地诊断出有无泵功能障碍。

泪点至泪小管

泪点狭窄可定义为无法通过 26 号泪道插管。[8] 慢性睑缘炎与继发于开口内纤维化的泪点狭窄有关。局部药物、全身药物和许多全身性疾病被认为参与发病。由于局部炎症或使用不足引起的眼睑错位也可能导致泪点狭窄。泪小管阻塞可在解剖学上分为近端阻塞（累及近端 2～3 mm）、中段阻塞（距离泪点 3～8 mm）和远端阻塞（泪总管开口处的膜至泪囊）。[9]

对于长期使用储存良好的滴眼液、某些化疗药物（例如多西他赛）或流泪前有明显的结膜炎发作者，应怀疑有泪小管狭窄。应该询问有无泪点手术史、泪点剪开术、泪小管手术史或其他外伤史。

泪总管至下鼻道

继发于外伤、感染、手术前、放射后、慢性鼻窦疾病和肿瘤的狭窄可以影响和阻碍鼻泪系统。

对于泪总管到下鼻道，可以询问有无使用泪点塞的病史，因为它们可能会迁移并导致狭窄。

5.3 泪溢患者的检查和治疗

图 5.2 中的流程图采用系统性的方法进行检查和后续处理，以下部分将对此进行概述。

5.3.1 染料消失试验

在检查时，荧光素染料消失试验（dye disappearance test, DDT）是最重要的功能测试，可确定泪溢是否继发于产生过多或引流不畅。在采集病史前，将两滴 1% 或 2% 的荧光素染料滴注到每个结膜囊中。病史采集（约 5 分钟）后，荧光素染色泪河面较高则被认为是 DDT 阳性的表现，可能由流出道阻塞引起（图 5.3）。正常或 DDT 阴性的定义为荧光素染料在 5 分钟内从泪河中被清除。[10]

DDT 阴性表明泪溢可能由眼干燥症反射倾倒泪液或眼部受刺激引起，如图 5.2 所示。

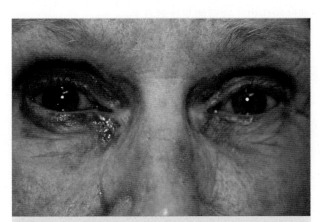

图 5.3 染料消失试验。右眼染料消失试验阳性。请注意，与左眼相比，荧光素染色泪河面仍然很高

5.3.2 Jones 1 和 Jones 2 试验

对 DDT 阳性的患者，鼻内镜引导下的 Jones 试验是下一个重要的功能测试。采集病史前在患者鼻内喷两次联合苯基卡因以缓解鼻部充血，使更有效的内镜检查得以进行。Jones 试验旨在检测下鼻道内鼻泪管远端的荧光素流出物。Jones 最初通过在下鼻道内放置棉签来检测。[11] 使用内镜可以更有效地完成（图 5.4a）。当通过上泪小管或下泪小管用生理盐水冲洗泪道系统后重复这一试验，进行 Jones2 试验（图 5.4b）。

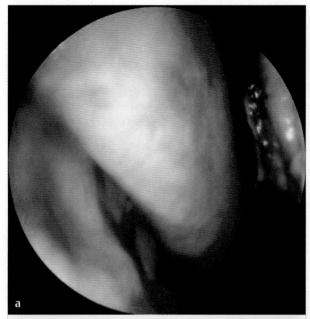

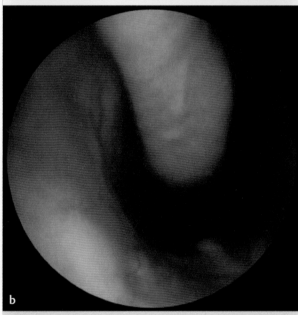

图 5.4　Jones 试验。a. Jones 1 试验阳性。右侧下鼻道可见荧光素。b. Jones 2 试验。通过上泪小管或下泪小管用生理盐水冲洗泪道系统后重复进行 Jones 试验

5.3.3　泪囊冲洗

下一个重要的功能测试是泪囊冲洗（sac washout，SWO）。使用带有 26 号泪道套管的 3 ml 生理盐水注射器。拉伸下睑，将套管穿过泪点并压下柱塞（图 5.5）。在鼻泪管未闭或鼻泪管早期变窄的患者中，液体被迫进入鼻腔，而不会反流到上睑。在狭窄严重到足以引起鼻泪管内反向压力的患者中，生理

盐水以逆行的方式被迫排出同侧小管。对于鼻泪管完全阻塞的患者，全部生理盐水会从同侧泪点反流。对于鼻泪管足够狭窄以阻止荧光素染色泪液通过的患者，Jones1 试验将为阴性。然后在柱塞推动生理盐水通过泪道系统的压力下，任何在鼻泪管狭窄处滞留的荧光素将被推动，导致 Jones 2 试验呈阳性。鼻泪管完全阻塞的患者不会有任何液体进入鼻腔，因此 Jones 2 试验仍为阴性。

Jones 试验是一种定性而非定量的测试，因此很难分辨出染料的量。根据相同的逻辑，即使是泪液分泌旺盛导致泪溢的患者，也仍然可能允许一些含荧光素染色的泪液通过。重要的是要了解，鼻泪管过早狭窄的患者产生的泪液量与可通过略微变窄的导管排出的泪液量之间可能有不平衡。在这些患者中，如果没有足够的狭窄导致上泪管反流压力和反流，他们的检查表现为：Jones 1 试验阳性、SWO 正常和 Jones 2 试验阳性。在这些患者中，DSG 可能会有所帮助。

5.3.4　泪道显像

DSG 可用于进行 SWO 时鼻泪管看似开放但 DDT 阳性的患者（图 5.2）。这些患者可能有早期鼻泪管狭窄或泪液到达泪囊延迟。如果检查时眼睑的解剖结构（如泪点的位置和直径等）是正常的，则考虑泪泵功能障碍。DSG 可以发现 80%～95% 的有症状但泪道系统通畅的患者的异常；但是，它无法可靠地区分这两种状态。显像时缺乏解剖学细节通常会妨碍延迟部位的定位。[12] 根据笔者的经验，DSG 可以用来鉴别这些患者的上、下泪道系统问题，还可以帮助预测 DCR 成功的可能性，从而缓解患者的泪溢症状。

5.3.5　治疗

考虑到 Jones 试验和 SWO 是功能测试，泪溢患者的治疗方法取决于检查。结果的解释受病史的影响，但病史更重要的作用是指导临床医生更关注检查的哪一部分。

以下是基于图 5.2 的总结。对于 Jones 1 试验阳性的患者，如前文所述，病史和检查能够确定病因是眼干燥症还是泪膜量不足或质量的问题。识别出这些

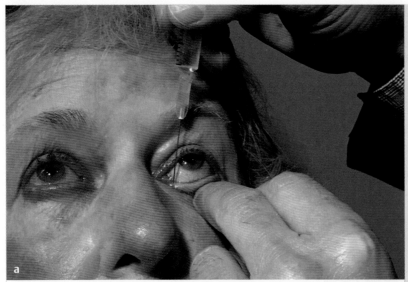

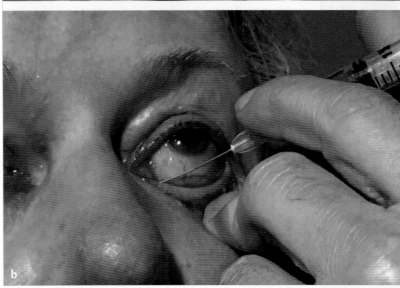

图 5.5　泪囊冲洗试验。a. 使用一支带有 26 号导管的 3 ml 注射器（其内充满生理盐水）。拉伸下睑，导管最初通过泪点垂直放置。b. 使导管与水平面成一定的角度并下压柱塞

对患者来说非常重要。由于泪膜的量不足或质量问题，对眼干燥症患者成功进行 DCR 将导致泪液从结膜囊流出的量增加，眼表进一步干燥，患者的症状加重，并且可能导致角膜失代偿。对于 Jones 1 试验阳性和由角膜物理性破坏（例如睑内翻）或纯粹的空气暴露引起的眼部刺激的患者，其治疗超出了本章的范围。

对于那些 DDT 阳性的患者，这些患者存在引流不足的问题。Jones 1 试验阳性的患者将接受 SWO。如果 SWO 显示没有反流进入同侧泪点，则功能测试没有意义，并且需要 DSG，因为这种情况同样可能由非常早期的鼻泪管狭窄、上泪道系统异常或泪泵问题引起。

对于那些 DDT 阳性和 Jones 1 试验阴性的患者，下一步将进行 SWO。如果没有反流进入伴随泪点并

且 Jones 2 试验变为阳性，这表明有早期鼻泪管狭窄并且需要进行 DCR。然而，如果 Jones 2 试验仍为阴性，那么上泪道系统问题将是主要问题，临床医生必须再次寻找泪点错位或狭窄。如果没有找到问题，那么应该诊断为泪道功能障碍，并且可能需要使用 Jones 管。

DDT 阳性和 Jones 1 试验阴性的患者在 SWO 时存在部分反流，导致 Jones 2 试验阳性，这表明有更显著的鼻泪管狭窄，需要通过 DCR 来治疗。如果 Jones 2 试验仍为阴性，尽管 SWO 表明存在中度鼻泪管狭窄，但上泪道系统存在狭窄，因此应依据根本的病因，通过眼睑手术、眼睑泪小管手术、眼睑联合泪小管手术或 Jones 管来治疗。

DDT 阳性和 Jones 1 试验阴性且随后的 SWO 显

示完全反流到伴随泪点的患者，其 Jones 2 试验将仍为阴性，这证实了 SWO 完全反流时怀疑存在鼻泪管阻塞的患者需要 DCR 治疗。

5.4　下泪道系统的手术治疗

内镜方法的批评者认为，外部入路的结果优于经鼻内镜入路的结果。由于 Wormald 等人的解剖学研究、对鼻泪囊鼻内解剖更好的描述和对泪总管位置的了解，内镜下 DCR 的结果一直在稳步改善（图 5.6a）。[13] 然而，重要的是要注意虽然 Wormald 等人描述的泪囊和泪管的解剖位置一致，但是泪道器官与中鼻甲，尤其是与中鼻甲的腋部的确切关系会依据鼻甲本身和鼻丘气房的不同气化而变化。这应该在术前内镜检查中进行评估，尽管术前 CT 可能也有帮助。[14] 笔者不建议将其作为标准做法，除非有其他指征，如先前的手术史或局部解剖结构异常（如先天性解剖结构异常）。类似地，泪总管开口的位置相对于腋部至中鼻甲骨的位置变化很大。患者的年龄也对泪囊和泪管的变异性有显著影响，儿童患者的泪囊和泪管的位置通常比成人的更靠后且更靠上。

然而，并非所有内镜方法的效果都一样；一些鼻内技术使用多通道激光来创建一个简单的瘘管，而其他技术则使用动力系统和冷器械来去除骨质并对泪囊进行造孔，类似于外部操作。动力内镜钻头能够进入泪总管区域上方的骨质并完全暴露泪囊。[15] Huang 等人的系统评价和荟萃分析证实内镜下 DCR 技术在成功率、短期和长期后遗症、并发症方面，即使不优于外部方法，也具有同等的效果。[16]（图 5.6b）。

5.5　内镜下泪囊鼻腔吻合术

Wormald 描述的内镜下 DCR 具有与外部 DCR 相似的骨处理程度。清除泪总管上方和下至鼻泪管的骨质可以使泪囊完全造孔，黏膜与黏膜并列，避免盲端综合征。[17] 足够的骨移除和泪囊造孔后，泪总管直接有效地结合到鼻腔侧壁上，而不是像最初描述的那样简单地在泪囊和鼻侧壁之间形成瘘管。

鼻黏膜瓣在骨膜下被掀起，两个水平切口与前垂直切口相连，形成一个向后的 U 形皮瓣。初始切口在中鼻甲腋部上方 10 ~ 12 mm 处延伸，并从腋部后 3 mm 延伸至腋部前方约 10 mm 处。下切口靠近下鼻甲上缘的内侧突出部分，目的是使上部导管进入泪囊的造袋口内。然后通过单个垂直切口连接每个切口的前端，剥离黏骨膜瓣以暴露下方的骨质。再使用 2 mm 的 Kerrison 咬骨钳去除覆盖泪管和泪囊下方的较薄的骨质。使用 2.5 mm 金刚砂 DCR 钻头去除上颌骨额突较厚的骨质，以便完全暴露整个泪囊（图 5.6c）；然后打开鼻丘气房以完全打开泪囊后部皮瓣。泪囊的内侧壁被向内侧撑起来，通过上泪点或下泪点插入 Bowman 探针；打开泪囊黏膜，较大的基于前部的泪囊黏膜瓣与鼻黏膜相对，较小的基于后部的黏膜瓣与鼻丘气房暴露的黏膜相对。这将导致泪总管暴露于鼻腔。保存黏膜和有限地暴露骨质非常重要，它是获得最佳结果的关键。制作最初的鼻黏膜骨膜瓣以形成黏膜贴合和骨覆盖。硅胶支架穿过上、下泪管，将明胶海绵片（Pfizer，New York，NY）铺在支架上以稳定明胶的位置，进而保持黏膜瓣的位置。

是否放置支架是非常有争议的。笔者使用 Crawford 支架进行为期 3 ~ 4 周的治疗，目的如下。

- 将外科敷料固定到位以保持皮瓣的位置。
- 促进毛细管沿管道引流。
- 扩张最初可能水肿的泪总管。

然而，必须指出的是，没有证据支持置入支架的必要性，Liang 和 Lane 在他们的研究中展示了有和没有支架置入时的相似结果。[18]

5.6　上泪道系统的手术治疗

上泪道系统阻塞的处理可能比下泪道系统的处理更复杂。手术入路根据泪道系统内的阻塞程度划分如下。

- 泪点狭窄：
  ○ 泪点狭窄。
  ○ 泪点阻塞。
- 泪管狭窄：
  ○ 近端。
  ○ 远端。

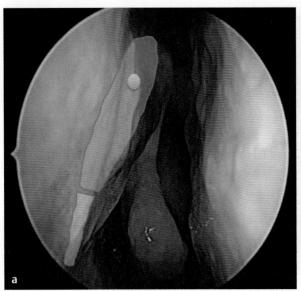
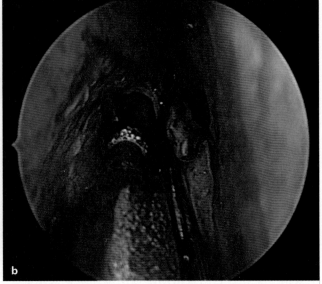

Study or Subgroup	Endoscopic DCR Events	Total	External DCR Events	Total	Weight	Risk Ratio M-H, Fixed, 95% CI	Year	Risk Ratio M-H, Fixed, 95% CI
4.1.1 Endoscopic Mechanical vs External DCR								
Hartikainen 1998	24	32	29	32	3.2%	0.83 [0.66, 1.04]	1998	
Cokkeser 2000	45	51	71	79	6.2%	0.98 [0.87, 1.11]	2000	
Malhotra 2003	13	15	19	19	1.9%	0.87 [0.69, 1.08]	2003	
Dolman 2003	187	201	141	153	17.7%	1.01 [0.95, 1.07]	2003	
Tsirbas 2004	30	31	24	24	3.0%	0.97 [0.88, 1.07]	2004	
Simon 2005	72	86	63	90	6.8%	1.20 [1.01, 1.41]	2005	
Tsirbas 2005	13	17	11	13	1.4%	0.90 [0.64, 1.28]	2005	
Yigit 2007	45	48	42	55	4.3%	1.23 [1.04, 1.45]	2007	
Jha 2009	51	54	50	55	5.5%	1.04 [0.93, 1.15]	2009	
Leong 2010	28	45	28	35	3.5%	0.78 [0.59, 1.03]	2010	
Taskin 2011	61	70	46	53	5.8%	1.00 [0.87, 1.15]	2011	
Korkut 2011	37	44	24	31	3.1%	1.09 [0.86, 1.37]	2011	
Moras 2011	18	20	18	20	2.0%	1.00 [0.81, 1.23]	2011	
Subtotal (95% CI)		**714**		**659**	**64.3%**	**1.02 [0.98, 1.06]**		
Total events	624		566					
Heterogeneity: Chi² = 19.59, df = 12 (P = 0.08); I² = 39%								
Test for overall effect: Z = 0.79 (P = 0.43)								
4.1.2 Endoscopic Laser vs External DCR								
Hartikainen 1998	20	32	29	32	3.2%	0.69 [0.52, 0.92]	1998	
Ibrahim 2001	31	53	90	110	6.5%	0.71 [0.56, 0.91]	2001	
Watts 2001	14	22	18	19	2.1%	0.67 [0.48, 0.94]	2001	
Mirza 2002	49	76	46	49	6.2%	0.69 [0.57, 0.82]	2002	
Malhotra 2003	8	13	19	19	1.8%	0.62 [0.41, 0.95]	2003	
Verma 2006	36	36	30	34	3.5%	1.13 [0.99, 1.29]	2006	
Ajalloueyan 2007	115	122	113	122	12.5%	1.02 [0.95, 1.09]	2007	
Subtotal (95% CI)		**354**		**385**	**35.7%**	**0.85 [0.79, 0.91]**		
Total events	273		345					
Heterogeneity: Chi² = 60.40, df = 6 (P < 0.00001); I² = 90%								
Test for overall effect: Z = 4.85 (P < 0.00001)								
Total (95% CI)		**1068**		**1044**	**100.0%**	**0.96 [0.92, 0.99]**		
Total events	897		911					
Heterogeneity: Chi² = 69.08, df = 19 (P < 0.00001); I² = 72%								
Test for overall effect: Z = 2.48 (P = 0.01)								
Test for subgroup differences: Chi² = 20.65, df = 1 (P < 0.00001); I² = 95.2%								

0.5　0.7　1　1.5　2
Favours External DCR　Favours Endoscopic DCR

c

图 5.6　内镜下 DCR。a. 内镜下泪囊的位置。泪管与中鼻甲（特别是中鼻甲腋部）的确切关系确实会根据鼻甲本身和鼻腔气房的气化而变化。b. 右侧内镜下 DCR。使用内镜钻头暴露泪囊上部和鼻丘气房。c. 比较不同 DCR 技术的森林图（改编自 Huang 等的文献 [16]）

5.7 泪总管狭窄／阻塞以及 Rosenmüller 瓣膜

5.7.1 泪点狭窄

泪点狭窄的定义为 26 号泪管插管无法通过泪点。大量研究报道上、下泪小管系统之间的泪液流量相等，这与先前报道的通过下泪小管系统确定最大排液量相反。[19-20]

泪点狭窄的治疗

通过在显微镜下切除泪点后缘的一小段（长度约为 1 mm），即可在诊室内治疗泪点狭窄。仅去除一小部分至关重要。切口绝不能到达壶腹部（即泪管的垂直部分和水平部分的交界处）。过度去除泪管组织将有损泪泵功能。

- 最初用泪道扩张器扩张泪点。
- 使用 0.12 mm 有齿镊和尖头 Vannas 剪从泪点后唇去除一个小的 U 形部分。
- 术后局部使用抗生素和类固醇激素滴剂 7～10 天（注意某些患者禁用类固醇激素）。

泪点阻塞

诊断时需要在与泪点线相切的平面上切下连续的组织切片，并用双目手术显微镜放大后进行观察，以便定位阻塞的远端。定位后，可以使用 7.0 或 8.0 薇乔缝线在 Mini-Monoka 支架（FCI Oph-thalmics Inc.，Pembroke，MA）周围重建泪管。支架留在原位 4 个月。将 Vicryl 缝线穿过泪小管的外膜，不要越过泪小管内衬的内皮。

5.7.2 泪管狭窄

近端

近端 2～3 mm 的小管狭窄类似于泪点阻塞；然而，探查切口应平行于小管线。切除闭塞的节段并在 Monoka 支架周围进行端端吻合。根据笔者的经验，大于约 3 mm 的吻合重建可能会失败。支架留在原位至少 6 个月。

远端

一般认为在梗阻部位前 8 mm 无通畅的小管时，考虑使用旁路管。[21] 可以在外部或内镜下进行小管泪囊鼻腔吻合术。

外部泪管泪囊鼻腔造口术

按照外部 DCR 行标准解剖；然后使用 Bowman 泪道探针探查远端阻塞，横向切除泪小管并通过硅胶支架。泪囊在泪囊和泪前嵴骨膜的交界处开口。切开鼻黏膜，然后将泪囊后部缝合到包含横断泪小管的鼻黏膜后瓣上。最后缝合鼻黏膜前瓣和泪囊黏膜瓣以形成前桥。[21]

内镜下小管泪囊鼻腔吻合术

泪囊被打开后就会暴露泪囊的内侧壁，显示出泪总管，在牙科抛光器双端导孔器（Hu-Friedy，Chicago, IL）的帮助下确认其位置。此时允许使用 Sisler 泪道环钻（Visitec，Sarasota，FL）在内镜直接下进行环钻。环钻从泪点穿出；可在鼻内镜下控制环钻的方向，以确保环钻离开自然的泪总管开口。在内镜的控制下插入 Crawford 支架，以确保其通过泪总管退出。使用含有 26 号泪管插管（BD Visitec，Franklin Lakes，NJ）的 2 ml 注射器将 0.03% 丝裂霉素 C（mitomycin C，MMC）溶液通过泪点冲洗新钻孔的小管，灌洗液由此流入鼻腔，然后放置支架。将 Codman 神经外科垫（Johnson & Johnson，Raynham，MA）预先放置在鼻腔里以吸收多余的 MMC。之后立即用生理盐水冲洗结膜囊。[22]

自文章发表以来，笔者通常在上述技术中省略 MMC 的使用，并且在尚未发表的数据中，笔者没有注意到成功率因此出现显著下降。

Jones 管的放置

行外部或内镜下标准 DCR。切除泪阜表面的结膜以及大约 30% 的泪阜。将一个 0.8 mm K 针穿过虹膜平面内的泪阜中心，并与鼻侧壁成大约 30° 角，再从骨窦口的下半部分穿出。将一个直径 2 mm 的环钻套在 K 针上。应清除 K 针远端处约 4 mm 的鼻黏膜。移除环钻并使用手术记号笔来标记 K 针上的泪阜水平。然后将环钻再次套在 K 针上，取出 K 针测量并标记，以便选择 Jones 管的长度。然后将 K 针重新插入环钻，移除环钻，将 Jones 管穿过 K 针并推入到位。该管的远端远离鼻侧壁、中鼻甲和鼻中隔的鼻黏膜。如果不是这种情况，则需要进行鼻甲成形术或鼻中隔成形术。

使用 7.0 Vicryl 缝线穿过剩余的泪阜组织并将其套在 Jones 管的近端凸缘周围以稳定位置，直到该管周围的组织纤维化。

5.8 结论

获得性泪道阻塞的评估和治疗需要了解泪溢的基本病因。病史和检查仍然是正确诊断和治疗泪溢的关键。本章概述的治疗路径为简化复杂疾病的评估和治疗提供了指导。了解可能导致患者泪溢的一系列问题对于充分治疗获得性鼻泪管阻塞至关重要。

参考文献

[1] Cheung LM, Francis IC, Stapleton F, Wilcsek G. Symptom assessment in patients with functional and primary acquired nasolacrimal duct obstruction before and after successful dacryocystorhinostomy surgery: a prospective study. Br J Ophthalmol. 2007; 91(12):1671–1674

[2] Shin JH, Kim YD, Woo KI, Korean Society of Ophthalmic Plastic and Reconstructive Surgery (KSOPRS). Impact of epiphora on vision-related quality of life. BMC Ophthalmol. 2015; 15:6

[3] Deschamps N, Ricaud X, Rabut G, Labbé A, Baudouin C, Denoyer A. The impact of dry eye disease on visual performance while driving. Am J Ophthalmol. 2013; 156(1):184–189.e3

[4] Vitale S, Goodman LA, Reed GF, Smith JA. Comparison of the NEI-VFQ and OSDI questionnaires in patients with Sjögren's syndrome-related dry eye. Health Qual Life Outcomes. 2004; 2:44

[5] Meng ID, Kurose M. The role of corneal afferent neurons in regulating tears under normal and dry eye conditions. Exp Eye Res. 2013; 117:79–87

[6] Lew H, Yun YS, Lee SY. Electrolytes and electrophoretic studies of tear proteins in tears of patients with nasolacrimal duct obstruction. Ophthalmologica. 2005; 219(3):142–146

[7] Tucker SM, Linberg JV, Nguyen LL, Viti AJ, Tucker WJ. Measurement of the resistance to fluid flow within the lacrimal outflow system. Ophthalmology. 1995; 102(11):1639–1645

[8] Soiberman U, Kakizaki H, Selva D, Leibovitch I. Punctal stenosis: definition, diagnosis, and treatment. Clin Ophthalmol. 2012; 6:1011–1018

[9] Liarakos VS, Boboridis KG, Mavrikakis E, Mavrikakis I. Management of canalicular obstructions. Curr Opin Ophthalmol. 2009; 20(5):395–400

[10] Hatton MP, Rubin PAD. Evaluation of the tearing patient. In: Albert DM, ed. Albert & Jakobiec's Principles and Practice of Ophthalmology. Philadelphia, PA: Saunders; 2008

[11] Zappia RJ, Milder B. Lacrimal drainage function. 1. The Jones fluorescein test. Am J Ophthalmol. 1972; 74(1):154–159

[12] Sagili S, Selva D, Malhotra R. Lacrimal scintigraphy: "interpretation more art than science.". Orbit. 2012; 31(2):77–85

[13] Wormald PJ, Kew J, Van Hasselt A. Intranasal anatomy of the nasolacrimal sac in endoscopic dacryocystorhinostomy. Otolaryngol Head Neck Surg. 2000; 123(3):307–310

[14] Francis IC, Kappagoda MB, Cole IE, Bank L, Dunn GD. Computed tomography of the lacrimal drainage system: retrospective study of 107 cases of dacryostenosis. Ophthal Plast Reconstr Surg. 1999; 15(3):217–226

[15] Knisely A, Harvey R, Sacks R. Long-term outcomes in endoscopic dacryocy-storhinostomy. Curr Opin Otolaryngol Head Neck Surg. 2015; 23(1):53–58

[16] Huang J, Malek J, Chin D, et al. Systematic review and meta-analysis on outcomes for endoscopic versus external dacryocystorhinostomy. Orbit. 2014; 33(2):81–90

[17] Jordan DR, McDonald H. Failed dacryocystorhinostomy: the sump syndrome. Ophthalmic Surg. 1993; 24(10):692–693

[18] Liang J, Lane A. Is postoperative stenting necessary in endoscopic dacryocystorhinostomy? Laryngoscope. 2013; 123(11):2589–2590

[19] White WL, Glover AT, Buckner AB, Hartshorne MF. Relative canalicular tear flow as assessed by dacryoscintigraphy. Ophthalmology. 1989; 96(2):167–169

[20] Meyer DR, Antonello A, Linberg JV. Assessment of tear drainage after canalicular obstruction using fluorescein dye disappearance. Ophthalmology. 1990; 97(10):1370–1374

[21] McNab AA. Manual of Orbital and Lacrimal Surgery. 2nd ed. Oxford, UK: Butterworth-Heinemann; 1998

[22] Nemet AY, Wilcsek G, Francis IC. Endoscopic dacryocystorhinostomy with adjunctive mitomycin C for canalicular obstruction. Orbit. 2007; 26(2):97–100

6 甲状腺相关性眼病

Catherine J. Choi, Nahyoung Grace Lee

摘要

人们对甲状腺相关性眼病（thyroid eye disease，TED）的发病机制知之甚少。目前认为甲状腺相关性眼病是自身免疫性炎症所致，在诊断后的 1.5 年内最严重，随后有不同程度的缓解。TED 的临床症状包括突眼、斜视和眼睑内翻，严重者可出现视神经病变。严重的 TED 的金标准疗法包括静脉注射或口服类固醇激素。然而，这可能不足以阻止或防止永久性视力丧失。因此，能够判断患者何时必须接受紧急手术或是否观察等待直至疾病稳定是至关重要的。本章重点介绍 TED 的病理生理学和临床眼科检查，这对于评估 TED 患者非常重要。

关键词：甲状腺相关性眼病，Graves 病，眼睑退缩，突眼，斜视

6.1 引言

据报道，TED 影响 25%～50% 的 Graves 病（Graves disease，GD）患者和 2% 的慢性自身免疫性甲状腺炎患者。女性的年发病率约为 16/10 万，男性为 2.9/10 万。[1-2] 发病率呈双峰年龄分布，50 岁和 70 岁人群的发病率最高。主要病理特征包括眼眶软组织扩张和眼外肌肥大。这些变化可导致突眼、暴露性角膜病变和限制性斜视伴衰弱性复视。严重时，如不及时治疗，眶尖的挤压会使视神经受压并导致永久性视力丧失。[3] 目前有效的 TED 治疗包括针对甲状腺功能亢进和眼眶炎症的药物治疗、眼眶减压术、使眼睑凹陷的手术、斜视矫正术和放射性治疗（包括放射性碘[4] 或外部放射线照射疗法）。这些治疗方法在疾病严重程度不同时表现出不同的效果。至少部分原因是我们对 TED 背后的病理生理学机制了解有限。本章旨在总结 TED 的发病机制、临床表现、诊断研究和治疗方案背后的最新知识和证据。

6.2 病理生理学

为了了解 TED 的病理生理学，首先应了解 GD 自身免疫背后的机制。在 GD 中，由于对促甲状腺激素受体（thyroid-stimulating hormone receptor，TSHR）的 A 亚基（G 蛋白偶联受体）的自身免疫应答，机体产生被称为促甲状腺免疫球蛋白（thyroid-stimulating immunoglobulins，TSI）的自身抗体。[5] 循环中的 TSI 与甲状腺滤泡细胞上的 TSHR 结合，促进甲状腺激素的分泌，导致临床上的甲状腺功能亢进症。引发这种自身免疫反应或对 TSHR 的自身耐受性丧失的原因或触发因素尚不清楚。然而，GD 的发作与 TED 发病之间存在密切的时间关联，大多数患者在患自身免疫性甲状腺疾病的 18 个月内出现眼部症状。有学者称这种相关性提示这 2 种疾病过程中至少有一些重叠的共同途径。[6]

TED 的发病机制可以理解为自身免疫、炎症和细胞因子反应之间复杂的相互作用，这些相互作用影响眼眶内的下游效应细胞，最终导致临床症状出现。[6]

6.2.1 TED 的自身免疫性

如前文所述，针对 TSHR 的自身免疫是 GD 发病的基本组成部分。考虑到 TED 和 GD 的发病时间和许多临床相关性，推测针对 TSHR 的自身免疫可能在 TED 中起作用。事实上，研究显示，98% 的 TED 患者具有可检测到的 TSHR 自身抗体。[7] 随着现代 TSHR 抗体检测方法灵敏度的进一步提高，TSI 和第二亚型 TSHR 结合抑制性免疫球蛋白（TSHR binding inhibitory immunoglobulin，TBII）均可被检测，并与 TED 的临床活动性高度相关。[8] 尽管 TSHR 最初被认为是在甲状腺组织内的滤泡细胞中被分离出来的，但它已经在各种细胞类型中以低水平被提取得到，这些细胞包括眼眶成纤维细胞（orbital fibroblast，OF）。与对照组相比，从 TED 患者中培养的 OF 具有更高水平的 TSHR 表达，并且活动期患者的表达

水平高于非活动期或慢性期。[9] TSHR 的抗体作用于这些眼眶组织内上调的 TSHR，这个过程被认为是通过效应细胞导致如后文所述的下游途径。

另一种与 TED 相关的潜在自身抗原是胰岛素样生长因子 1 受体（insulin-like growth factor 1 receptor，IGF-1R）。IGF-1R 是受体酪氨酸激酶，具有广泛的表达和作用。它的表达不是 GD、TED 或眼眶组织所特有的。然而，它被认为与 TSHR 形成功能性复合物以进行协同反应，进而导致 TED 的相应变化。[10] IGF-1R 在 TED 患者 OF 中的表达比对照组高 3 倍，并诱导透明质酸（hyaluronan，HA）合成。[11] 然而，研究显示针对 IGF-1R 的自身抗体水平在 TED 和健康对照组中是相等的，[10] 并且 IGF-1R 抗体对 OF 中 IGF-R1 的精确结合活性仍有待阐明。

6.2.2 TED 中的效应细胞

TED 的一系列症状和体征可归因于眼外肌和眼眶脂肪体积的膨胀。对该眼眶组织的检查显示，糖胺聚糖以 HA 的形式沉积增加。HA 是一种高分子量、富阴离子和亲水性的多糖，存在于全身的结缔组织中。HA 在眼外肌纤维的肌内膜内沉积导致细胞外和间质水肿以及随后的眼外肌增大。在眼眶脂肪扩张方面，存在 TSHR 和 IGF-1R 相关信号通路触发的新生脂肪生成。

OF 被认为是执行 TSHR 和 IGF-1R 的下游信号通路且用于 HA 合成和脂肪生成的主要效应细胞。成纤维细胞是普遍存在的结缔组织细胞。在眼眶中，存在 2 个成纤维细胞亚群：胸腺细胞抗原 1（thymocyte antigen 1, Thy 1）阳性（Thy1 +）OF 和 Thy1 阴性（Thy1-）OF。在转化生长因子 β（transforming growth factor beta，TGF-β）作用下，Thy1+ OF 分化为具有收缩特性的肌成纤维细胞；而在用过氧化物酶体增殖物激活受体 γ（peroxisome proliferator-activated receptor gamma，PPAR-γ）激动剂处理后，Thy1- OF 分化为成熟脂肪细胞。[12] 这些亚型中的每一种都被认为是造成 TED 表现异质性的原因，一些患者主要表现为眼外肌增大，而不是眼眶脂肪增生。

这些多能性 OF 的起源可能与被称为纤维细胞的祖细胞群有关，纤维细胞是骨髓来源细胞，表达来自单核细胞谱系的成纤维细胞和造血干细胞的标记物。它们在外周血中循环并且能够迁移到损伤部位，在 TED 中，损伤部位是眼眶组织。纤维细胞能够以与 OF 类似的方式分化成为肌成纤维细胞或脂肪细胞，表达 TSHR 和 IGF-1R，并分泌一组相似的炎性细胞因子。与对照组相比，TED 患者外周循环中的纤维细胞水平更高，并且 TED 患者体内表达 TSHR 的纤维细胞的浓度与甲状腺滤泡细胞的浓度相似。[13]

响应于 TSHR 和 IGF-1R 的活化，在 OF 和纤维细胞中，HA 合成和脂肪生成途径被触发。对于 HA 合成，白细胞介素 -1β（interleukin-1 beta，IL-1β）、TGF-β1 和血小板衍生生长因子（platelet-derived growth factor，PDGF）均为有效的激活剂。PDGF 还可进一步增加 OF 中 TSHR 的表达，形成一种正反馈以增强其作用。[14] 有趣的是，IL-1β 介导的 HA 合成刺激可被类固醇激素阻断[15]，PDGF 介导的反应可通过一定数量的酪氨酸激酶抑制剂减轻，提示 TED 靶向治疗为可能的治疗途径。OF 中的脂肪生成是通过 PPAR-γ 信号通路进行的。活动性 TED 的脂肪组织中存在 PPAR-γ 的过度表达。罗格列酮是一种 PPAR-γ 激动剂类的抗糖尿病药物，已被证实可以增加 TSHR 的表达，进而增强该途径。[16] TSHR 和 IGF-1R 均触发前脂肪细胞 OF 向成熟脂肪细胞分化，导致 TED 中眶脂肪的增多。

6.2.3 细胞免疫和炎症的作用

TED 的复杂病理生理学的另一个组成部分是细胞免疫和炎症的作用。在 TED 的活动期，眼眶炎症是一个关键特征，临床表现为突眼、球结膜水肿、眼睑水肿和疼痛，通常用类固醇激素进行急性治疗。检查扩大的眼外肌和眼眶脂肪可发现有广泛的淋巴细胞浸润。虽然在眼眶组织中已发现 T 淋巴细胞和 B 淋巴细胞，但 CD4+ T 淋巴细胞群占优势。OF 和淋巴细胞之间存在交互信号，活化的 OF 分泌 T 淋巴细胞趋化因子，将 T 淋巴细胞募集到眼眶，进而进一步激活 OF。在眼外肌中，有干扰素 γ（interferon gamma，IFN-γ）、肿瘤坏死因子 α（tumor necrosis factor alpha，TNF-α）、IL-1β 和 IL-6 等 Th1 型细胞因子的表达。在眼眶脂肪中，具有 IL-4 和 IL-10 的

Th2 型特征被认为更常见。[17] Th1 型在 TED 的活动期更常见，而 Th2 在慢性期和稳定期出现。[18] 活化的 OF 对这些细胞因子产生强烈的反应，这又促进细胞因子的产生，最终形成一个增强的正反馈回路。在 TED 的眼眶组织中，IL-1β、TNF-α、IFN-γ、IL-6、IL-10 和 IL-8 过度表达。特别是已知 IL-6 可进一步增加 TSHR 的表达和 B 淋巴细胞的活化。B 淋巴细胞又产生自身抗体。利妥昔单抗是一种针对 B 淋巴细胞抗原 CD20 的单克隆抗体，在最近的研究中显示出治疗 TED 的前景。[19]

6.3 临床表现

TED 最显著的临床特征包括单侧或双侧突眼、眼睑退缩伴颞侧耀斑、眼睑迟滞、睑裂闭合不全和限制性斜视（图 6.1）。该病的表现可以是对称的或极不对称的。关于斜视，下直肌和内直肌通常是最常受影响的肌肉，并且会产生相应的上外转和外转缺陷。视力下降是由前面提到的多种特征组合而成的暴露性角膜病变引起的，严重时还会产生压迫性视神经病变。其他体征和症状取决于疾病的活动性，包括眼睑红斑和水肿、结膜充血（经常在眼外肌的止点处）、结膜水肿和泪阜水肿。也可以通过对外翻的抵抗力来评估该疾病的严重程度和活动性，在这种情况下，外科医生可在闭合的眼睑上按压眼球来确定阻力的大小。活动性炎症时的阻力通常高于慢性纤维化时的阻力。根据一项经常被引用的队列研究，眼睑退缩是 TED 的最常见特征，并且在临床过程中的某个时间点出现在 90% 的患者中。其次是突眼（62%）、

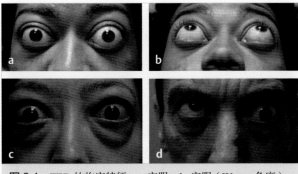

图 6.1 TED 的临床特征。a. 突眼。b. 突眼（Waters 角度）。c. 不伴突眼的上睑退缩。d. 斜视

限制性眼外运动（43%）和视神经功能障碍（6%）。最常见的主观症状是眼部疼痛，出现在 30% 的患者中。[20]

TED 被认为具有活动期和静止期，Rundle 在 Rundle 曲线中描述了这种典型的临床过程。[21-22] 在 TED 活跃期开始后，Rundle 曲线预测症状和体征会迅速加重，在 13~24 个月达到高峰。[23] 这一高峰会持续数月，然后症状和体征有所缓解，到达平台水平，而不会恢复到患 TED 之前的水平。整个活动期通常持续 18~26 个月。

如前文所述，在描述 TED 的临床状态时，要区分临床活动性和临床严重性。Werner 在 1969 年提出了一种对 TED 临床严重程度进行分级的系统，即 NOSPECS（无体征或症状，仅有体征，软组织受累，突眼，眼外肌体征，角膜受累，视力丧失）系统。[24] 然而，该系统不能区分疾病的活动期和非活动期。Mourits 等人在 1989 年引入的临床活动性评分（clinical activity score，CAS）解决了这个问题。[25] 在包含描述疼痛、发红、水肿和功能受损的 CAS 的 10 个项目中，每一项对应 1 分（表 6.1）。每一项分数的总和构成最终的活动性评分，与类别无关。由于条目 8~10 需要比较两个时间点的值，因此在第一次随访时仅关注条目 1~7。第一次就诊时分数高于 3/7 或随后就诊时高于 4/10 被认为有活动性炎症。[23,26]

此后有人开发了结合临床严重程度和活动性的分

表 6.1 临床活动性评分（CAS）

疼痛	1	在过去的 4 周里，眼球上部或后面都有痛苦的压迫感
	2	在过去 4 周内眼球运动时有疼痛感
发红	3	眼睑发红
	4	结膜充血累及至少 1 个象限
水肿	5	眼睑水肿
	6	球结膜水肿
	7	泪阜水肿
	8	在 1~3 个月内突眼程度增加 ≥ 2 mm
功能受损	9	在 1~3 个月内，任何方向 ≥ 5° 的眼外运动减少
	10	在 1~3 个月内，在 Snellen 视力表中最佳矫正视力减少 ≥ 1 行

类系统——欧洲 Graves 眼眶疾病治疗组（European Group On Graves' Orbitopathy，EUGOGO）系统和 VISA（Vision，inflammation，strabismus and appearance）系统。[27-28] EUGOGO 系统于 1999 年被提出，在 CAS 系统的基础上增加了一组严重性参数，其中一些是与患者临床表现进行比较的标准图像。[27] 通过使用这些参数，TED 被分为轻度、中度、重度和视力受到威胁。VISA 系统于 2006 年由 Dolman 和 Rootman[28] 提出，并被国际甲状腺眼病协会采用。该系统的严重程度总分为 20 分，其视力评估占 1 分，炎症评分占 10 分，斜视评分占 6 分，外观评分占 3 分。

6.4 诊断研究

除了前面概述的各种评分和分类系统外，关键诊断测试也用于评估 TED 患者的辅助手段。一些最相关的测试包括眼眶成像、视野测试和血清学检查。

虽然在有典型临床表现和其他支持证据的情况下，诊断 TED 不需要眼眶成像，但眼眶成像可提供有关脂肪肥大（Ⅰ型眼眶病变）与眼外肌增大（Ⅱ型眼眶病变）的宝贵信息，也可评估有压迫性视神经病变风险时眶尖的拥挤程度并指导眼眶减压的术前计划。CT 是最常见的影像学检查，可以获得软组织和骨骼解剖细节的信息。最近关于基于 MRI 的体积测量和使用加权成像对疾病活动性进行客观评估的研究也证实了 MRI 的作用。[29]

评估压迫性视神经病变的证据是 TED 临床检查的重要组成部分。压迫性视神经病变是一个临床诊断，良好的视力、没有相对性瞳孔传入缺陷和缺乏视神经肿胀并不一定排除其存在。然而，即使在没有其他体征和症状的情况下，视野缺损也已被证实是一种敏感的压迫性视神经病变的筛查项目。[30-32] 手动和自动化的视野测量方式均已被广泛用于检查与 TED 相关的压迫性视神经病变。下部视野缺损是最常见的模式，被认为与眶尖的解剖结构有关，其中视神经位于蝶骨小翼内与 Zinn 环相对的位置。视神经最靠近眼外肌，因此其上部最容易受到压迫，导致下视野缺损。

最后，如前文所述，甲状腺功能和甲状腺抗体与 TED 的假定发病机制密切相关，并且是确定疾病活动性和手术干预时机的重要组成部分。应避免患者存在甲状腺功能亢进症和甲状腺功能减退症，并且通常与内分泌科医生一起监测 TSH、T_3 和游离 T_4 的水平。不需要为了维持甲状腺的正常功能状态而进行甲状腺抗体水平的常规监测，但 TSI 和 TBII 的水平均显示出与 CAS 和 TED 的预后呈正相关。[33-34] 因此，甲状腺抗体血清学检查在诊断和治疗 TED 方面均为有用的辅助手段。

6.5 治疗

TED 的治疗包括治疗潜在的甲状腺功能障碍、眼眶炎症和由此产生的功能缺陷。首先，TED 最重要的可干预的风险因素是吸烟，风险比为 7.7。吸烟者患严重眼病的风险较高，且存在剂量依赖性关系，加之其负面影响的时间相关性和可逆性，使戒烟咨询成为 TED 治疗的重要组成部分。[35]

对于 GD 相关的甲状腺功能亢进症，目前可用的治疗选择包括抗甲状腺药物、甲状腺切除术和放射性碘（radioactive iodine，RAI）治疗。内分泌科医生首选的治疗方法因地而异：RAI 是北美洲最受欢迎的治疗方式，而抗甲状腺药物在欧洲的使用频率更高。[36] 有证据表明，TED 可能在使用 RAI 治疗之后恶化，[4,37] 可以用全身性类固醇激素来预防或缓解，而有些人主张将甲状腺切除术作为可能降低抗原负荷的更确切的方法。

对于活动期的 TED，全身性类固醇激素和眼眶放疗是 2 种主要的治疗选择。静脉注射甲泼尼龙通常被认为最有效，可增加耐受性，同时肝毒性最低。[3] 眼眶放疗对有明显眼部运动障碍和压迫性视神经病变的病例特别有效，并且无论是否使用全身类固醇激素，患者都表现出很好的耐受性。[38]

最后，TED 的手术干预包括眼眶减压术、眼睑退缩修复术和斜视手术，这些将在后文中详细介绍。除了因进行性压迫性视神经病变导致视力丧失而紧急进行眼眶减压术外，建议在疾病处于至少 6 个月静止期后进行手术。由于术后可能发生解剖结构的变化，因此应首先进行眼眶减压术，然后进行眼肌手术，最后是眼睑退缩修复术。

6.6 结论

TED 是一种难以理解且难以治疗的疾病。除了自身免疫的病因外，在 TED 的血管生成方面也有了新的发现，这可能是治疗的潜在目标。[39] 类固醇激素是一种非特异性治疗选择，而某些血管生长因子可能会减轻 TED 引发的炎症和水肿并减少脂肪生成。目前，可在急性压迫性视神经病变早期进行手术以减轻压力，或在稳定期进行手术以改善疾病的慢性临床表现。

参考文献

[1] Wiersinga WM, Bartalena L. Epidemiology and prevention of Graves' ophthalmopathy. Thyroid. 2002; 12(10):855–860

[2] Wiersinga WM, Smit T, van der Gaag R, Koornneef L. Temporal relationship between onset of Graves' ophthalmopathy and onset of thyroidal Graves' disease. J Endocrinol Invest. 1988; 11(8):615–619

[3] Bahn RS. Graves' ophthalmopathy. N Engl J Med. 2010; 362(8):726–738

[4] Choi CJ, Gilbert AL, Lee NG. Radioactive iodine therapy and thyroid eye disease from an ophthalmologist's perspective. Int Ophthalmol Clin. 2015; 55(4):63–72

[5] Wang Y, Smith TJ. Current concepts in the molecular pathogenesis of thyroid-associated ophthalmopathy. Invest Ophthalmol Vis Sci. 2014; 55(3):1735–1748

[6] Khong JJ, McNab AA, Ebeling PR, Craig JE, Selva D. Pathogenesis of thyroid eye disease: review and update on molecular mechanisms. Br J Ophthalmol. 2016; 100(1):142–150

[7] Ponto KA, Kanitz M, Olivo PD, Pitz S, Pfeiffer N, Kahaly GJ. Clinical relevance of thyroid-stimulating immunoglobulins in graves' ophthalmopathy. Ophthalmology. 2011; 118(11):2279–2285

[8] Gerding MN, van der Meer JW, Broenink M, Bakker O, Wiersinga WM, Prummel MF. Association of thyrotrophin receptor antibodies with the clinical features of Graves' ophthalmopathy. Clin Endocrinol (Oxf). 2000; 52(3):267–271

[9] Wakelkamp IM, Bakker O, Baldeschi L, Wiersinga WM, Prummel MF. TSH-R expression and cytokine profile in orbital tissue of active vs. inactive Graves' ophthalmopathy patients. Clin Endocrinol (Oxf). 2003; 58(3):280–287

[10] Minich WB, Dehina N, Welsink T, et al. Autoantibodies to the IGF1 receptor in Graves' orbitopathy. J Clin Endocrinol Metab. 2013; 98(2):752–760

[11] Tsui S, Naik V, Hoa N, et al. Evidence for an association between thyroid-stimulating hormone and insulin-like growth factor 1 receptors: a tale of two antigens implicated in Graves' disease. J Immunol. 2008; 181(6):4397–4405

[12] Koumas L, Smith TJ, Feldon S, Blumberg N, Phipps RP. Thy-1 expression in human fibroblast subsets defines myofibroblastic or lipofibroblastic phenotypes. Am J Pathol. 2003; 163(4):1291–1300

[13] Gillespie EF, Papageorgiou KI, Fernando R, et al. Increased expression of TSH receptor by fibrocytes in thyroid-associated ophthalmopathy leads to chemokine production. J Clin Endocrinol Metab. 2012; 97(5):E740–E746

[14] Virakul S, van Steensel L, Dalm VA, Paridaens D, van Hagen PM, Dik WA. Platelet-derived growth factor: a key factor in the pathogenesis of graves' ophthalmopathy and potential target for treatment. Eur Thyroid J. 2014; 3(4):217–226

[15] Kaback LA, Smith TJ. Expression of hyaluronan synthase messenger ribonucleic acids and their induction by interleukin-1beta in human orbital fibroblasts: potential insight into the molecular pathogenesis of thyroid-associated ophthalmopathy. J Clin Endocrinol Metab. 1999; 84(11):4079–4084

[16] Valyasevi RW, Harteneck DA, Dutton CM, Bahn RS. Stimulation of adipogenesis, peroxisome proliferator-activated receptor-gamma (PPARgamma), and thyrotropin receptor by PPARgamma agonist in human orbital preadipocyte fibroblasts. J Clin Endocrinol Metab. 2002; 87(5):2352–2358

[17] Hiromatsu Y, Yang D, Bednarczuk T, Miyake I, Nonaka K, Inoue Y. Cytokine profiles in eye muscle tissue and orbital fat tissue from patients with thyroid-associated ophthalmopathy. J Clin Endocrinol Metab. 2000; 85(3):1194–1199

[18] Aniszewski JP, Valyasevi RW, Bahn RS. Relationship between disease duration and predominant orbital T cell subset in Graves' ophthalmopathy. J Clin Endocrinol Metab. 2000; 85(2):776–780

[19] Salvi M, Vannucchi G, Currò N, et al. Efficacy of B-cell targeted therapy with rituximab in patients with active moderate to severe Graves' orbitopathy: a randomized controlled study. J Clin Endocrinol Metab. 2015; 100(2):422–431

[20] Bartley GB, Fatourechi V, Kadrmas EF, et al. Clinical features of Graves' ophthalmopathy in an incidence cohort. Am J Ophthalmol. 1996; 121(3): 284–290

[21] Rundle FF. Management of exophthalmos and related ocular changes in Graves' disease. Metabolism. 1957; 6(1):36 – 48

[22] Rundle FF, Wilson CW. Development and course of exophthalmos and ophthalmoplegia in Graves' disease with special reference to the effect of thyroidectomy. Clin Sci. 1945; 5(3 – 4):177–194

[23] Mourits MP, Koornneef L, Wiersinga WM, Prummel MF, Berghout A, van der Gaag R. Clinical criteria for the assessment of disease activity in Graves' ophthalmopathy: a novel approach. Br J Ophthalmol. 1989; 73(8):639–644

[24] Werner SC. Modification of the classification of the eye changes of Graves' disease: recommendations of the Ad Hoc Committee of the American Thyroid Association. J Clin

Endocrinol Metab. 1977; 44(1):203–204

[25] Menconi F, Profilo MA, Leo M, et al. Spontaneous improvement of untreated mild Graves' ophthalmopathy: Rundle's curve revisited. Thyroid. 2014; 24(1): 60–66

[26] Barrio-Barrio J, Sabater AL, Bonet-Farriol E, Velázquez-Villoria Á, Galofré JC. Graves' ophthalmopathy: VISA versus EUGOGO classification, assessment, and management. J Ophthalmol. 2015; 2015:249125

[27] Wiersinga WM, Perros P, Kahaly GJ, et al. European Group on Graves' Orbitopathy (EUGOGO). Clinical assessment of patients with Graves' orbitopathy: the European Group On Graves' Orbitopathy recommendations to generalists, specialists and clinical researchers. Eur J Endocrinol. 2006; 155(3):387–389

[28] Dolman PJ, Rootman J. VISA classification for Graves orbitopathy. Ophthal Plast Reconstr Surg. 2006; 22(5):319–324

[29] Politi LS, Godi C, Cammarata G, et al. Magnetic resonance imaging with diffusion-weighted imaging in the evaluation of thyroid-associated orbitopathy: getting below the tip of the iceberg. Eur Radiol. 2014; 24(5):1118–1126

[30] Trobe JD, Glaser JS, Laflamme P. Dysthyroid optic neuropathy. Clinical profile and rationale for management. Arch Ophthalmol. 1978; 96(7):1199–1209

[31] Labonia AF, Carnovale-Scalzo G, Paola A, et al. Subclinical visual field alterations are commonly present in patients with Graves' orbitopathy and are mainly related to the clinical activity of the disease. Exp Clin Endocrinol Diabetes. 2008; 116(6):347–351

[32] Gasser P, Flammer J. Optic neuropathy of Graves' disease. A report of a perimetric follow-up. Ophthalmologica. 1986; 192(1):22–27

[33] Lantz M, Planck T, Asman P, Hallengren B. Increased TRAb and/or low anti-TPO titers at diagnosis of disease are associated with an increased risk of developing ophthalmopathy after onset. Exp Clin Endocrinol Diabetes. 2014; 122(2):113–117

[34] Eckstein AK, Plicht M, Lax H, et al. Thyrotropin receptor autoantibodies are independent risk factors for Graves' ophthalmopathy and help to predict severity and outcome of the disease. J Clin Endocrinol Metab. 2006; 91(9): 3464–3470

[35] Prummel MF, Wiersinga WM. Smoking and risk of Graves' disease. JAMA. 1993; 269(4):479–482

[36] Burch HB, Burman KD, Cooper DSA. A 2011 survey of clinical practice patterns in the management of Graves' disease. J Clin Endocrinol Metab. 2012; 97(12):4549–4558

[37] Bartalena L, Marcocci C, Bogazzi F, et al. Relation between therapy for hyperthyroidism and the course of Graves' ophthalmopathy. N Engl J Med. 1998; 338(2):73–78

[38] Shams PN, Ma R, Pickles T, Rootman J, Dolman PJ. Reduced risk of compressive optic neuropathy using orbital radiotherapy in patients with active thyroid eye disease. Am J Ophthalmol. 2014; 157(6):1299–1305

[39] Wong LL, Lee NG, Amarnani D, et al. Orbital angiogenesis and lymphangiogenesis in thyroid eye disease: an analysis of vascular growth factors with clinical correlation. Ophthalmology. 2016; 123(9):2028–2036

7 眼眶减压术的适应证和手术方法

Benjamin S. Bleier, Suzanne K. Freitag

摘要

本章详细描述了内镜下眶内侧壁和眶底减压术的手术技术，包括预防复视和其他并发症的提示和技巧。同时本章也详细介绍了眼眶外侧壁减压术，包括单纯的眼眶外侧壁减压术或其作为眼眶内侧壁减压术的辅助手术的适应证，其目的是最大限度地减少突眼和复视并改善眼球位置的对称性。

关键词：眼眶减压，甲状腺相关性眼病，内镜，眶内侧壁，眶底，眶外侧壁，脂肪去除，骨性支柱

7.1 眼眶减压术的适应证

眼眶减压术可以在各种条件下针对多种适应证进行。TED 是眼眶减压术最常见的适应证。TED 患者的眼眶脂肪和眼外肌由于炎症而发生肿胀。严重时，肿胀的肌肉使眶尖空间变小，导致视神经在通过眶尖进入视神经管时受压。压迫性视神经病变的临床症状包括急性视力下降、传入性瞳孔反射缺陷和色觉障碍。长期压迫性视神经病变可导致视神经苍白和永久性视力丧失。进一步确诊视神经病变需借助全自动视野检查和眼眶影像学检查（图 7.1）。平扫 CT 足以评估 TED 患者的眼眶情况。在 TED 患者中，避免不必要的静脉 CT 造影非常重要，因为有报道称，在使用含碘的静脉对比剂后，患者的眼眶病变立即恶化[1]。MRI 也能很好地显示眼外肌和视神经。但如果考虑行眼眶减压术，评估眼眶骨壁很重要，因此，CT 是

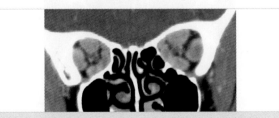

图 7.1 眶尖冠状位 CT 图像。双侧所有眼外肌显著增大，导致包括视神经在内的眶尖结构拥挤

首选的影像学检查。此外，在内镜下行眼眶减压术时常采用 CT 导航系统，为此需要进行术前 CT 检查。

TED 患者行眼眶减压术的其他适应证包括减轻可引起角膜损伤或严重容貌畸形的突眼。暴露性角膜病变在 TED 患者中很常见，其原因是潜在的自身免疫功能紊乱，以及突眼和眼睑收缩导致暴露于环境中的眼球表面积增加。如果未经治疗，患有严重暴露性角膜病变的患者可能会发生角膜溃疡或穿孔，从而导致视力下降。此外，许多 TED 患者因容貌受损而遭受极大的心理压力。[2]因此，通过手术恢复患者的正常容貌十分重要。

眼眶减压术的适应证还包括某些眼眶肿瘤或其他占位性病变，如导致压迫性视神经病变的血管畸形。在这些情况下，重要的是要确定适当地打开眼眶骨壁，并且不会导致恶性肿瘤在眶外间隙中播散。

7.2 眼眶减压术的手术入路

眼眶减压术可以通过从任何眼眶壁中移除骨性结构或在伴或不伴骨减压的情况下去除眼眶脂肪来完成。[3-4]内侧壁和下壁减压可通过多种外部切口入路完成，包括经皮、经结膜和经泪阜入路。然而，近年来鼻内镜入路越来越受欢迎，后文将详细介绍这种技术。外侧壁减压可通过皮肤切口将骨质从眶外侧缘至蝶骨三角之间的任何位置取出。眶上壁减压术已在多例难治性病例中被报道。[5]

减压哪个侧壁或哪几个侧壁取决于外科医生的偏好和经验，以及其他情况（包括是否存在复视、压迫性视神经病变以及突眼的程度）。眼眶减压术后复视的风险是决定是否进行该手术的重要因素。[6-7]预防复视的手术方法包括在去除眶内侧壁和底壁的情况下保留眶内侧壁和底壁之间的下内侧壁骨性支柱，以达到最佳的减压效果。后文将详细讨论这一观点。[8]一些文献也提倡对称减压以避免复视，即对内侧壁和外侧壁同时减压以维持眼球在眼眶内的中心位置，防止术后发

生复视。结果参差不齐，术后复视率为10%～33%。[9-12] 在压迫性视神经病变中，一般认为对向后延伸的眶内侧壁减压是减轻眶尖部视神经压迫的最有效方法。这可能是经内镜鼻内入路最安全和最容易完成的。

外侧壁减压可以单独使用，也可以与其他1个或2个眶壁减压联合使用。它在压迫性视神经病变中的有效性一直存在争议。对于蝶骨三角区骨量较大的个体，该方法可能更安全、更有效。[13-14]

许多专家认为没有最佳的眼眶减压方法，外科医生应该利用他们最习惯使用的技术以达到预期结果。理想情况下，每个患者的手术方式应该个体化，因为手术的目的因适应证而异。

7.3　内镜下眶内壁及眶底减压术

内镜下眼眶减压术是一种在去除外部结构中的病变、保留黏膜纤毛功能的同时，对眶内壁和底壁进行减压的方法。Walsh和Ogura[1,15]在1957年提出的经鼻窦入路进入眶内侧壁和底壁的方法已被由Kennedy等人[2,16]报道的现代内镜技术所取代。眼眶减压时的鼻窦解剖范围代表了在保留生理性鼻窦引流通道和在限制鼻窦迷路内的其他未受累结构的操作之间的平衡。因此，每种手术都是根据患者的病变部位、疾病程度、解剖结构和术前视力状况量身定制的。

鼻内镜下眶内侧壁减压术从完整解剖相邻的鼻窦腔开始。整个解剖过程可以使用0°内镜进行。首先切除上颌线处的钩突。与传统的鼻内镜下鼻窦手术入路不同的是，此手术将钩突的上方结构留在原位是为了保护额隐窝免受眼眶脂肪脱垂引起的阻塞。切除钩突后，可以从侧面看到上颌骨向后方和下方延伸。即使在未切除眶底的情况下，为了避免医源性上颌窦阻塞，也应这样做。接下来，筛泡、基板和后组筛气房被完全打开。将这些气房清除至颅底水平和眶壁侧面水平至关重要，以实现最大限度的眼眶减压。残留的后部气房（尤其是颅底附近的气房）往往会限制减压并增加术后黏液囊肿形成的可能性（图7.2）。相反，鼻丘气房的下面和筛泡的上边缘可留在原位，以进一步防止额隐窝阻塞。完全切除筛房的剩余部分将显示蝶骨和额骨与眶纸板之间的缝隙。识别这些缝隙是至

关重要的，因为它们代表了内侧眶骨减压的边界。在后方，蝶骨缝隙可被识别为从较薄的骨片过渡到局部增厚的骨。是否开放蝶窦取决于患者的解剖结构和手术目的。如果需要最大限度地进行眶尖减压，切除部分上鼻甲和广泛开放蝶窦以使眼眶脂肪向后脱垂并进入蝶窦腔内是有益的。然而，如果蝶窦是完整的，上鼻甲通常会保护蝶窦不受脂肪相关阻塞的影响。鼻窦被完全打开后，可以从眶纸板和侧颅底剥离黏膜，以降低术后黏膜囊肿形成的风险。准备眶内壁减压术最后一个需要考虑的问题是是否切除中鼻甲。切除中鼻甲有导致嗅觉障碍、残余结构外移导致的额窦阻塞和术后鼻出血的风险。因此，只有当中鼻甲的存在限制了减压时，才应该切除中鼻甲。

下一步是完全移除眶纸板。如前文所述，眶纸板的边界由蝶窦、额窦、上颌窦和泪骨组成（图7.3）。广泛去除骨质至关重要，因为任何残留的骨质都会限制减压的效果。骨质被去除后，眶周筋膜层将会暴露。通常可以识别内直肌和一些穿过眶周的静脉。外科医生在切开眶周时应注意尽量避开这些结构。

眶周切口的范围应考虑减压术的目的和术中的辅助步骤。如果需要最大限度地减压且不考虑是否会诱发术后复视，那么内侧眶骨膜可能会被完全剥离。相反，眼眶内侧肌肉上方也可能会留下一条带状的眶骨膜，起到悬吊的作用，这已被证实可以控制复视的发生。[3,17]一旦眶骨膜被移除，眶内脂肪可以使用钝性器械内固定和对眼球施加温和的张力，以进一步松解眶周筋膜带，加大减压程度（图7.4）。

内镜下眶底减压术需要开放与内侧入路相似的邻近窦腔。虽然少见，但可以在保留中鼻甲基底板和后

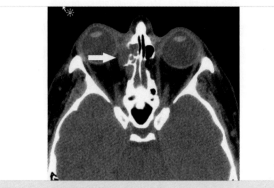

图7.2　术后右侧额筛区黏液囊肿（白色箭头）的轴位图像，由既往眼眶减压术中筛区切除不充分所致

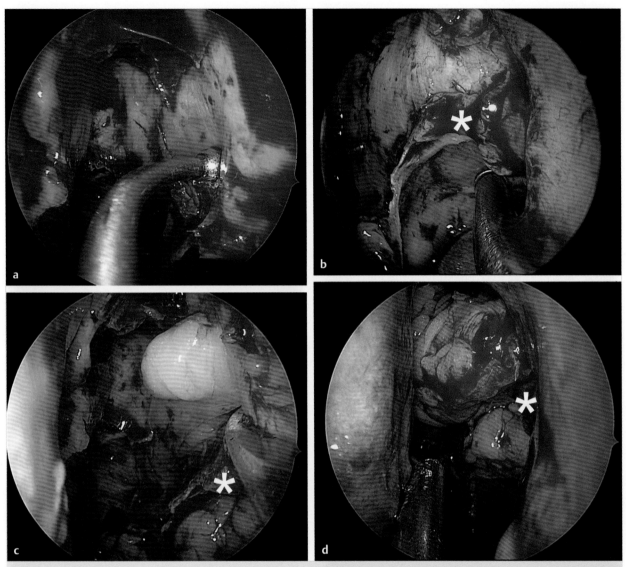

图7.3 保留内下侧骨性支柱（星号）的左侧内下眼眶减压术的内镜图像。a.用双球探针去除眶纸板。b.移除整个眶纸板和眶底（至眶下神经水平为止）后的眶周内下侧视图。注意内下侧结构的保存。c.从后向前切眶骨膜，释放肌锥外脂肪。d.将眶骨膜塑形成条状后的肌锥外脂肪的减压后视图，已最大限度地减压。注意眼眶内下侧结构是如何产生阻挡壁的

筛气房的情况下只实施眶底减压术。通过使上颌窦开窗的垂直高度最大化来方便进入眶底。使用角度镜可进一步改善手术视野。虽然上颌窦顶部的黏膜必须剥离（以便去除眶底），但在手术结束时，黏膜可以予以保留并重新覆盖在暴露的眼眶脂肪上，以促进黏膜的再生，加速术后愈合并减少结痂。对于以最大限度减压为目的的患者，可以使用刮除器将眶支柱向下折断，从而很容易地将整个眼眶底板移除。这条骨折线通常会延伸到眶下管水平，这代表了内镜下眶底减压术的侧向极限。

如前文所述，对于术前无复视的患者，为了限制眼球脱垂并降低术后复视率，可保留内下侧骨性支柱。Goldberg等人[18]首先通过经结膜入路描述了这种方法，后来Wright等人[19]在1999年将其转化为一种内镜技术。在保留骨性支柱的患者中，没有关于复视的报道；然而，由于该手术技术的要求，眶支柱只能在71%的眼眶中被保留。笔者的研究小组随后开发了一种专门使用标准额窦器械的内镜下眶底壁减压技术，这种技术可以在全部病例中可靠地保留内下侧支柱。[6,20] 在70°内镜的直视下，使用一个70°的4 mm高速锥形钻石磨钻（Medtronics，Jacksonville，FL，United States）从内下侧支柱的外侧缘到眶下管

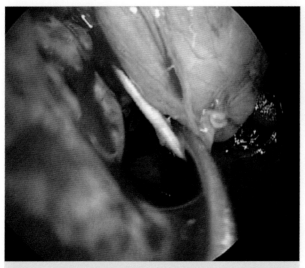

图 7.4 眶周骨膜切除术后右内侧眶的内镜图像。可以看到用探针松解眶周脂肪的筋膜带，以达到最大限度的减压效果

的内侧缘将骨质削薄（图 7.5）。然后可以使用双头探针将骨向下折断，远离眶周，注意不要暴露眼眶脂肪或下直肌。使用额窦咬骨钳（Karl Storz，Tuttlingen，Germany）进一步扩大骨质去除的边界以微调剩余内下壁骨质的宽度（图 7.6）。完成骨质去除后，可以切开眶骨膜，使眶下脂肪减压到上颌窦。回顾 45 例使用该技术减压的患者，在复视率方面有显著改善，突眼平均减少 3.89 mm。[7-8]

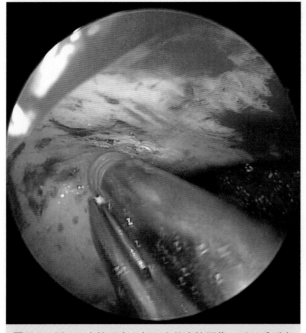

图 7.5 用 70° 内镜观察左侧眶底的内镜图像。可以看到有角度的钻头将骨质削薄，为切除做准备

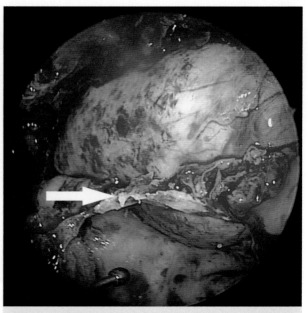

图 7.6 切除眶纸板和眶底并保留内下侧骨架（白色箭头）的左侧眼眶的内镜图像

7.4 眶外侧壁减压术

笔者在选定的患者中将外侧壁减压术作为内侧壁减压术和底壁减压术的辅助手术。增加外侧壁减压的决定通常是术前做出的，但也可以在术中做出，这取决于内侧壁和底壁的已减压量。辅助外侧壁减压术的适应证包括因显著的突眼而需要最大限度地减压，平衡术前无复视患者的内侧壁减压，或增加单侧减压量以改善双眼的对称性。

眼眶外侧壁减压术前，先放置角膜保护膜并注射局部麻醉药和肾上腺素以止血。多种皮肤切口位置提供了进入外侧眼眶的入路，包括向外侧延伸的眼睑折痕切口或外眦切口。笔者更倾向采用 2.5 cm 切口的外眦切开入路。剥离是沿覆盖眶外侧缘的软组织进行的，从额颧缝向上暴露至颧弓水平。沿眶缘垂直切开骨膜，在骨膜下平面使用骨膜分离器显露眶缘内骨膜（图 7.7）。当遇到颧颞和颧面神经血管束时，要小心地予以烧灼。沿蝶骨大翼向后至眶尖分离骨膜，在眶下管前方停止，以免出血和损伤眶尖结构。如果大面积分离骨膜，则更容易进入眶内；因此，该操作应在颧额缝下方偏上水平和眶下裂的最下方进行。当进行广泛的骨膜下剥离时，通常不需要去除眶缘来进入眼

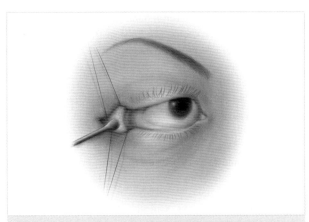

图 7.7 通过外眦切口进行眼眶减压的眶外侧切开术。显露眶外侧缘，在骨膜下平面用骨膜分离器进入眶外侧

眶。然后将骨质从眶外侧去除：操作从眶缘内开始，向后延伸到蝶骨大翼三角区。骨去除的垂直界限为眶上裂和眶下裂，该步操作可以通过多种方式进行，包括使用钻头或超声波设备（图 7.8）。笔者喜欢用带 5 mm 切割钻的高速钻头，因为它既高效又实用。根据手术的舒适度和患者的个体解剖结构，不同的外科医生去除的骨量存在显著差异，因为不同个体的蝶骨大翼三角的骨量存在差异。[21] 可以安全地使用钻孔以在外侧显露颞肌；然而，如果这种缺损很大，则必须考虑到咀嚼运动从颞肌传递到眼眶内容物和眼球的风险。[22] 接下来，用剪刀在外直肌下缘小心地打开眶周骨膜，从眶缘开始，向下延伸至眶内。使眼眶脂肪脱垂，大多数情况下，这些脂肪需要被切除以进行额外减压。可以从大多数眼眶内安全地移除数立方厘米的脂肪。用 5-0 可吸收缝线闭合眶缘骨膜。外侧连

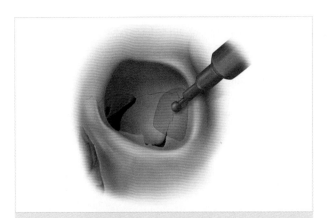

图 7.8 眶外侧壁减压术中使用切割钻进行骨去除。在笔者的病例中，通常会保守地去除绿色区域的骨质

合处用可吸收环扎缝线修复，但不与眶外侧缘重新连接。用 6-0 皮肤可吸收缝线闭合内眦切口。

7.5 眼眶减压术的并发症

侵入性眼眶手术后，患者可能会出现多种并发症，其中包括大多数手术固有的一些并发症和该高风险区域所特有的并发症。由于眼眶及其内容物的解剖结构较特殊，因此必须给予特殊考虑。眼眶是一个固定的空间，除了前部以外，其他方向都被骨壁包围，并且其中容纳着我们最珍贵的感觉器官——眼，以及起支持作用的脉管系统和神经系统。因此，并发症所带来的后果在其他部位可能很轻微，但发生在眼眶时可能就非常严重。

一般的手术并发症包括感染、术后水肿和出血。眼眶感染可引起严重的并发症，应采取预防措施以避免这种风险。术中经静脉给予抗生素，术后同时给予局部和口服抗生素。术后水肿可加重这些患者的压迫性视神经病变，因此术中应静脉注射类固醇激素，术后也应逐渐减量口服类固醇激素。出血也可能是非常严重的并发症，因为其本质是眶内的固有空间被挤占。必须注意让患者在术前适当的时间停用抗凝药物。术中也必须小心止血。仔细剥离和预防术中出血是最佳方法。如果确实发生出血，不建议在眶内使用电凝，其他方法（如冷灌洗等）更加安全。术后患者应限制活动 2 周，并且在术后数天内不应恢复抗凝药物的使用。眼眶手术后绝不能遮挡眼部。至关重要的是，在术后监测患者的视力，一旦出现任何变化应立即报告。球后出血如果未被发现或未经治疗，可迅速导致永久性视力丧失。

眼眶手术特有的并发症包括视力丧失、眼压升高和复视。视力丧失可能是由于直接创伤对眼球或视神经造成的物理损伤、烧灼造成的热损伤或电损伤。视力丧失也可能由出血引起的眼压升高或术中眶内容物的严重回缩造成。因此必须避免在眶内使用电凝。此外，应每隔数分钟将器械移出眼眶，以减轻眶内压力，并使眼球和其他眶内容物能够得到灌注。当双眼没有对齐时会发生复视。在这种情况下，复视可能是眼外运动受限引起的，这可能由直肌回缩或手术操作

引起的直肌水肿导致。此外，肌肉的神经和血供可能在回缩过程中受损，因为这些血管起于眶尖，并进入距眶尖约 1 cm 处的肌锥内。

在内镜下的减压术中，即刻发生的其他并发症可能包括蝶腭动脉分支的大量出血，更少见的是颈内动脉出血。脑脊液漏也可能在开放筛窦或蝶窦以及在额筛缝上切除眶纸板时发生。最后，眼外肌直接损伤可能发生在眶周切开或剥离眼外脂肪时。可以使用钝头探针或镰状刀来避免眼外肌损伤。阻塞性黏液囊肿的形成可能会引起长期并发症，这突显了预防性鼻窦开放术和谨慎的黏膜剥离术的重要性。

参考文献

[1] Fry EL, Fante RG. Acute orbital edema causing reversible blindness after the administration of intravenous contrast agent in a patient with thyroid eye disease. Ophthal Plast Reconstr Surg. 2008; 24(4):330–331

[2] Wickwar S, McBain H, Ezra DG, Hirani SP, Rose GE, Newman SP. The psychosocial and clinical outcomes of orbital decompression surgery for thyroid eye disease and predictors of change in quality of life. Ophthalmology. 2015; 122(12):2568–76.e1

[3] Kingdom TT, Davies BW, Durairaj VD. Orbital decompression for the management of thyroid eye disease: An analysis of outcomes and complications. Laryngoscope. 2015; 125(9):2034–2040

[4] Prat MC, Braunstein AL, Dagi Glass LR, Kazim M. Orbital fat decompression for thyroid eye disease: retrospective case review and criteria for optimal case selection. Ophthal Plast Reconstr Surg. 2015; 31(3):215–218

[5] Bingham CM, Harris MA, Vidor IA, et al. Transcranial orbital decompression for progressive compressive optic neuropathy after 3-wall decompression in severe graves' orbitopathy. Ophthal Plast Reconstr Surg. 2014; 30(3):215–218

[6] Mainville NP, Jordan DR. Effect of orbital decompression on diplopia in thyroid-related orbitopathy. Ophthal Plast Reconstr Surg. 2014; 30(2): 137–140

[7] Wu CY, Niziol LM, Musch DC, Kahana A. Thyroid-related orbital decompression surgery: a multivariate analysis of risk factors and outcomes. Ophthal Plast Reconstr Surg. 2016

[8] Finn AP, Bleier B, Cestari DM, et al. A retrospective review of orbital decompression for thyroid orbitopathy with endoscopic preservation of the inferomedial orbital bone strut. Ophthal Plast Reconstr Surg. 2017; 33(5):334–339

[9] Alsuhaibani AH, Carter KD, Policeni B, Nerad JA. Orbital volume and eye position changes after balanced orbital decompression. Ophthal Plast Reconstr Surg. 2011; 27(3):158–163

[10] Takahashi Y, Kakizaki H, Shiraki K, Iwaki M. Improved ocular motility after balanced orbital decompression for dysthyroid orbitopathy. Can J Ophthalmol. 2008; 43(6):722–723

[11] Graham SM, Brown CL, Carter KD, Song A, Nerad JA. Medial and lateral orbital wall surgery for balanced decompression in thyroid eye disease. Laryngoscope. 2003; 113(7):1206–1209

[12] Kacker A, Kazim M, Murphy M, Trokel S, Close LG. "Balanced" orbital decompression for severe Graves' orbitopathy: technique with treatment algorithm. Otolaryngol Head Neck Surg. 2003; 128(2):228–235

[13] Mehta P, Durrani OM. Outcome of deep lateral wall rim-sparing orbital decompression in thyroid-associated orbitopathy: a new technique and results of a case series. Orbit. 2011; 30(6):265–268

[14] Goldberg RA, Perry JD, Hortaleza V, Tong JT. Strabismus after balanced medial plus lateral wall versus lateral wall only orbital decompression for dysthyroid orbitopathy. Ophthal Plast Reconstr Surg. 2000; 16(4):271–277

[15] Walsh TE, Ogura JH. Transantral orbital decompression for malignant exophthalmos. Laryngoscope. 1957; 67(6):544–568

[16] Kennedy DW, Goodstein ML, Miller NR, Zinreich SJ. Endoscopic transnasal orbital decompression. Arch Otolaryngol Head Neck Surg. 1990; 116(3):275–282

[17] Metson R, Samaha M. Reduction of diplopia following endoscopic orbital decompression: the orbital sling technique. Laryngoscope. 2002; 112(10): 1753–1757

[18] Goldberg RA, Shorr N, Cohen MS. The medical orbital strut in the prevention of postdecompression dystopia in dysthyroid ophthalmopathy. Ophthal Plast Reconstr Surg. 1992; 8(1):32–34

[19] Wright ED, Davidson J, Codere F, Desrosiers M. Endoscopic orbital decompression with preservation of an inferomedial bony strut: minimization of postoperative diplopia. J Otolaryngol. 1999; 28(5):252–256

[20] Bleier BS, Lefebvre DR, Freitag SK. Endoscopic orbital floor decompression with preservation of the inferomedial strut. Int Forum Allergy Rhinol. 2014; 4(1):82–84

[21] Lefebvre DR, Yoon MK. CT-based measurements of the sphenoid trigone in different sex and race. Ophthal Plast Reconstr Surg. 2015; 31(2):155–158

[22] Fayers T, Barker LE, Verity DH, Rose GE. Oscillopsia after lateral wall orbital decompression. Ophthalmology. 2013; 120(9):1920–1923

8 眼眶减压术的并发症和处理

Jordan T. Glicksman, James N. Palmer, Nithin D. Adappa

摘要

- 内镜下眼眶减压术的并发症很少见，但发生时可能会危及视力甚至生命。
- 眼眶减压术的并发症可能是不可逆的，因此预防是最好的方法。
- 扎实掌握患者的解剖结构和并发症的危险因素，对于预防并发症至关重要。
- 术中并发症包括角膜损伤、视神经损伤、眼外肌损伤、眶下神经损伤、鼻泪管损伤、心律失常、颅底损伤和血管损伤。
- 术后并发症包括复视、术后鼻窦阻塞、皮下气肿、鼻出血、减压不足或减压不对称。
- 眼科团队对于眼部并发症的处理至关重要。

关键词： 眼眶减压术，并发症，内镜，治疗，解剖

8.1 引言

自 1990 年 Kennedy 等人 [1] 报道以来，由于无切口入路相关的并发症发生率降低，内镜下眼眶减压术在很大程度上取代了开放式减压术。虽然在大多数情况下内镜下眼眶减压术是成功的，但外科医生和患者都需要考虑潜在的并发症。尽管大多数内镜下减压术的并发症都是轻微且自限性的，但这些并发症仍可能导致严重的后果，甚至危及视力或生命。本章所述的并发症侧重于特定的与手术相关的并发症，而不是与全身麻醉相关的并发症。

8.2 术中和术后并发症

眼眶减压术的并发症可分为术中和术后并发症。

8.2.1 术中并发症

避免并发症的最佳方法是预防。因此，外科医生意识到可能即将发生的并发症，并能采取措施降低并发症的发生风险是十分重要的。术中并发症可能包括角膜损伤、视神经损伤、眼外肌损伤、眶下神经损伤、鼻泪管损伤、心动过缓和心脏停搏、颅底损伤和脑脊液漏，以及血管损伤（表 8.1）。

表 8.1　并发症的分类

术中并发症	术后并发症
角膜损伤	复视
视神经损伤	鼻窦阻塞
眼外肌损伤	皮下气肿
眶下神经损伤	鼻出血
鼻泪管损伤	减压不充分
心动过缓和心脏停搏	减压不对称
颅底损伤和脑脊液漏	眶后血肿
大血管损伤	
眶后血肿	

角膜损伤

角膜损伤通常通过在手术过程中使用护目用具和润滑液来预防。角膜保护膜可用于覆盖眼部，或在手术过程中用胶带将眼睑封闭。最好不要在内镜下鼻窦手术中使用眼睑缝合术，因为这会使手术过程中对眼部的监测变得更加困难。即便进行了保护，角膜损伤仍有可能发生，可以局部使用抗生素软膏（如红霉素眼膏）或滴眼液（如含环丙沙星或氧氟沙星的滴眼液）。理想的治疗持续时间尚不明确，但继续治疗直至患者症状消失后 24 小时是合理的。应避免使用局部麻醉药，因为这会对眼部造成进一步的损伤，但患者无法察觉。推荐由眼科医生使用裂隙灯生物显微镜来评估，以确保角膜在愈合阶段不发生感染，并确保角膜上皮缺损完全恢复。

视神经损伤

根据病因，视神经损伤可能在术中被怀疑并在术

后被证实，或者可能仅在术后才被识别。在任何情况下，都需要进行会诊，其中应包括全面检查和正式的视野检查。笔者建议与会诊的医生讨论类固醇激素的使用，以减轻神经周围所有潜在的肿胀。

CT 可显示眶尖处是否有肿胀或血肿，并可显示压迫视神经的骨片。如果神经受到骨片的压迫，应立即返回手术室进行探查和减压。

球后血肿通常表现为淤血、疼痛、突眼、瞳孔散大、球结膜水肿和眼内压升高，最终出现视力丧失（图 8.1）。由于编码颜色的神经纤维位于视神经的外围，因此通常来说色觉首先受损。为了预防这种并发症的发生，应该仔细地进行剥离，如果需要进行切开，则应在切开前识别并凝固有缩回眶内风险的血管。

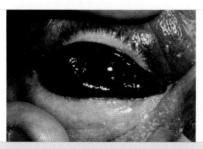

图 8.1　继发于筛前动脉损伤的眶后血肿患者的照片。眶后血肿表现为球结膜水肿、淤血和瞳孔散大。患者需要通过外眦切开术和内眦松解术来进行眼眶减压（本图片由澳大利亚悉尼大学 Raymond Sacks 医生提供）

理想的情况下，球后血肿的体征和症状可以通过临床检查得到确认，并且无须进行影像学检查（图 8.2）。在行内镜下眼眶减压术后出现血肿的情况下，这些体征可能被手术的减压效果所掩盖。如果尚未减压至眶尖，那么考虑在视力下降之前的较短时间内可

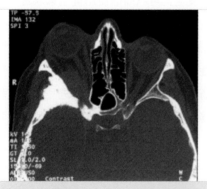

图 8.2　眶后出血的轴位 CT 图像。此病例的眶后出血继发于外伤，但这种并发症也可能在眼眶减压术后发生（本图片由澳大利亚悉尼大学 Raymond Sacks 医生提供）

能需要进行紧急减压，也可考虑用甘露醇或乙酰唑胺等辅助药物治疗。如果术中放置填充物，则应将填充物取出，以降低对眶内容物的压力。

眼外肌损伤

当眶周受到侵犯时，内直肌就会处于危险之中。然而在大多数的内镜下鼻窦手术中，医生不希望眶纸板被穿透，而内镜下眼眶减压术则需要去除该结构。切开眶周时应注意避免过深地穿过眶内容物或撕裂眼外肌。尽管可以采取各种各样的切口，但关键是手术操作应以可控的方式通过眼眶切口进行，并且不应使用任何形式的清创器来切除眶周。内直肌损伤会导致复视，未来可能需要进行斜视手术。不幸的是，即使成功进行斜视手术后，复视仍可能在某些视角里存在，因此预防是最好的选择。

眶下神经损伤

眶下管是眶底减压术的外侧界限。在对眶底减压之前，识别神经的位置很重要。如果神经附近发生出血，止血时应注意避免热损伤。眶下神经损伤会导致面中部麻木和（或）感觉异常。Ference 等人[2]的研究显示，在 8% 没有眶下筛房的患者和 28% 存在眶下筛房变异的患者中，上颌窦内有神经横穿。必须小心避免眶下神经损伤，因为这种损伤往往是不可逆的。一旦发生损伤，治疗方法通常以保守治疗为主。

鼻泪管损伤

当上颌窦开放过大时，鼻泪管易受损伤。一般情况下，建议使用角度镜来确定真正的上颌窦口并去除整个钩突。在有角度的视野下还可以看到保护鼻泪管的较硬的泪骨。如果可以使用影像导航，则可以看到鼻泪管的边界。在大多数情况下，即使鼻泪管发生损伤，患者通常也没有症状。如果出现并发症，则通常表现为泪溢，可以行泪囊鼻腔吻合术来处理这一问题。

心动过缓和心脏停搏

心动过缓和心脏停搏可能是眼部操作引起的眼心反射的并发症。这种反射由三叉神经的眼支介导。传入通路包括睫状神经节、半月神经节和三叉神经感觉

核。后经迷走神经传出刺激心脏副交感神经，导致心动过缓和心脏停搏。

已知的使这种反射持续存在的因素包括高碳酸血症、低氧血症、轻度麻醉、患者较年轻、高刺激强度和长持续时间。[3]重要的是要确保与外科医生合作的麻醉师了解这种潜在的并发症和潜在的恶化因素，以便将风险降到最低。在治疗过程中与麻醉师的沟通可能是预防或减少这些问题最重要的方法。如果患者出现心动过缓或心脏停搏，可采用阿托品等药物治疗。持续性或复发性心动过缓或心脏停搏可能需要外部心脏起搏并停止手术。

颅底损伤和脑脊液漏

颅底损伤在鼻内镜手术中很少发生。术前CT能使外科医生识别颅底损伤的危险因素，如低位筛板。如果术中发现损伤，可以使用各种修补材料（如黏膜、筋膜、脂肪或市售的硬膜类似物）来修复漏口。

重要的是要认识到，颅底损伤可能会对大脑或其脉管系统造成损伤。根据术后影像学检查和相应的临床检查结果可以做出诊断，如果有阳性表现，则需要请神经外科医生来会诊（图8.3）。

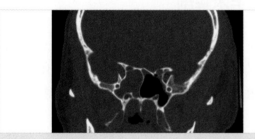

图 8.3 冠状位 CT 图像显示眼眶减压术中的操作导致左侧蝶骨平面的颅底损伤（本图片由澳大利亚悉尼大学 Raymond Sacks 医生提供）

血管损伤

在眼眶减压手术中可能会出现严重的血管损伤。在检查术前影像时，考虑筛前和筛后动脉的解剖结构很重要。

位于颅底下方系膜中的筛前动脉特别容易受到损伤。这可能导致鼻出血。如果该动脉向外侧回缩进入眼眶，则会导致球后血肿。根据病情进展的程度，有必要考虑外眦切开术、外眦韧带下脚松解术和术中眼

科会诊。最终的治疗应包括眼眶减压。幸运的是，筛后动脉通常位于颅底内，因此受损伤的风险较小。

在蝶窦外侧壁开裂的情况下，颈内动脉易受到损伤。此外，Onodi 气房可能会使患者的颈动脉更易受到损伤。重要的是不要扭曲蝶骨和 Onodi 气房之间的水平分隔。此分隔可能会附着在颈内动脉上方的骨质上，扭转该分隔可能会导致颈动脉损伤，引发灾难性的出血和脑卒中。

如果发生颈内动脉损伤，必须尽一切努力立即控制出血。一旦怀疑出现这种并发症，应立即通知麻醉师。患者基本都需要输血。

必须建立大口径静脉输液通道，并在等待输血时使用晶体液。最重要的是，应该将受伤区域紧急包裹以压迫止血。为了便于观察，应使用大口径吸引器抽吸。如果有其他外科医生在场，那么最好采用四手技术。Valentine 和 Wormald[4]描述了使用一块来自胸锁乳突肌的 10 mm×10 mm 肌肉来帮助止血。来自舌部的肌肉可能更容易获得，可以将其作为一种替代。患者需要被紧急转移到介入放射治疗室，以考虑球囊闭塞术或支架置入术。

8.2.2 术后并发症

术后并发症包括复视、鼻窦阻塞、皮下气肿、鼻出血、减压不足或减压不对称（表8.1）。眼眶后血肿也可作为早期并发症。

复视

对术前复视的患者，必须意识到手术可能无法矫正其复视。术前复视的患者发生术后复视的情况不会被视为手术并发症。

术后新发复视的发生率在文献中各不相同，可能影响多达 1/3 的眼眶减压术患者。它被认为是由眼外肌的附着异常引起的，建议咨询专门从事斜视手术的眼科医生。这一内容将在第 11 章中详细介绍。

鼻窦阻塞

如果眶内容物减压操作太过靠前，突出的内容物可能阻塞额窦。因此减压不应延伸到额隐窝。如果发生这种情况，CT 和 MRI 将有助于指导后续治

疗（图 8.4）。眼外肌的内侧放置可阻止眶周脂肪的外露。可以考虑重建眶内壁，或者进行手术（如 Draf Ⅲ 手术）以改善额窦的通畅性。

如果上颌窦口开放不充分，上颌窦可能会阻塞。在进行手术时，较大的窦道开放术提供了更好的入路和视野，也有助于预防这种并发症。

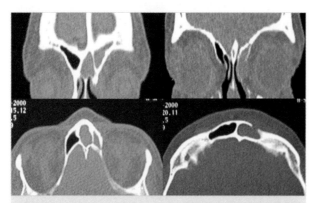

图 8.4　CT 图像（上面张为冠状位图像，下面张为轴位图像）显示左侧额叶黏液囊肿。这是继发于脂肪突出到额隐窝的额窦阻塞，需要行额窦开放术以进行引流。（本图片由澳大利亚悉尼大学 Raymond Sacks 医生提供）

皮下气肿

皮下气肿可能是拔管后气囊面罩通气或患者对鼻腔施加正压（如咳嗽或打喷嚏）所致。因此，如果有可能，术后应避免气囊面罩通气。幸运的是，这是一种自限性的并发症，通常在 1～2 周内就会消退。

鼻出血

鼻窦手术（包括眼眶减压术）后的鼻出血通常是轻微的。为了降低术后出血的风险，在手术结束时确认止血很重要。当遇到术后鼻出血时，局部减充血剂、烧灼和（或）填塞可能有效。发生大量出血时，应在有监护的环境中（最好在手术室中）进行控制。筛前动脉或蝶腭动脉分支出血通常通过结扎来治疗。如果怀疑蝶腭动脉出血，可以考虑由介入放射科医生进行栓塞。继发于筛前动脉或筛后动脉出血的鼻出血通常需要手术结扎。

减压不充分或减压不对称

内镜下眶内侧减压术平均可缓解 3.5 mm 的突

眼。[5] 如果仍减压不充分，每增加一个开放性减压步骤可能会增加 2 mm 的手术效果[6]。眶底和眶侧壁减压也常在有指征时用于增加减压量。患者应该意识到，手术后可能不会出现完美的对称性减压效果。

8.3　诊断性检查

一般情况下，简单的内镜下眼眶减压术后不需要进行诊断性检查。应在患者从麻醉恢复室回来后进行视力、色觉、眼球运动和眼压等眼科检查，并在住院期间进行监测。若患者于手术当天出院，则应于次日进行监测。

大多数并发症较轻微，不需要检查。然而，当怀疑有严重并发症时，应进行适当的诊断性检查。

对于疑似有视神经损伤、严重角膜损伤或其他眼部并发症的患者，眼科团队应密切关注。

在不太可能发生颅底损伤和脑脊液漏的情况下，CT 和 β-2 转铁蛋白检测都是合适的检查。鞘内注射荧光素通常用于帮助定位较小的脑脊液漏，虽然这并不是它的常规用法。

8.4　手术解剖

安全地进行内镜下眼眶减压术需要扎实掌握手术解剖结构。有损伤危险的关键结构包括眼外肌、筛前动脉和筛后动脉、视神经和眶下神经、颅底和鼻泪管。

内直肌是眼眶手术中最易被损伤的肌肉，下直肌也有受损的风险。在 Graves 眼病患者中，眼眶周围的这些肌肉通常增厚且有炎症。因此切开眼眶周围时，必须注意不要损伤到这些肌肉。

在常规的内镜下鼻窦手术中，重要的是识别筛动脉的解剖结构，特别是筛前动脉。位于颅底下系膜内的筛前动脉可能特别容易受到损伤。如果受损，它可能缩回眶内并导致眶后血肿。

鼻泪器包括上、下泪点和上、下泪小管，以及泪总管、泪囊和鼻泪管。Hasner 瓣膜位于鼻泪管远端的下鼻道。鼻泪管在上颌窦前穿过泪骨、上颌骨和下鼻甲。如果上颌窦口向前开放太多，可能会导致鼻泪管受损，瘢痕可能会导致泪道阻塞和泪溢。

视神经在通过视神经孔进入眼眶前，沿蝶窦外侧壁的上侧走行。在有 Onodi 气房的患者中，视神经可能与气房的水平间隔密切相关，甚至被包含在此气房内。重要的是要识别这些解剖变异，以防止损伤视神经。

眶下神经沿着上颌窦的顶部走行。它标志着眶下减压的外侧范围。当它被包含在上颌窦腔中时特别容易受伤。这种变异在有眶下气房的患者中更为常见。

筛骨外侧板是前颅底中最薄的部分，因此被穿透的风险最大。颅底由前向后自然地向下倾斜。颅底斜率较大已被证实是颅底损伤和脑脊液漏的危险因素。[7] 深颅底同样也会增加脑脊液漏的风险。[8] 根据 Keros 分级，将筛顶和筛板的高度差分为 3 型（Ⅰ 型 1～3 mm，Ⅱ 型 4～7 mm，Ⅲ 型 > 7 mm）。Ⅲ 型患者发生颅底损伤的风险更高。

8.5 术后护理

发生内镜下眼眶减压术并发症患者的术后护理取决于并发症的性质和严重程度。本章中出现的并发症的处理方法已做介绍。许多接受眼眶减压术的患者常规接受入院整夜监测。发生严重并发症（如血管损伤、颅底损伤或心律失常）的患者需要在重症监护室接受治疗。也可以观察到一些非紧急情况的轻微并发症，例如皮下气肿。

8.6 预后

幸运的是，眼眶减压术的并发症很少见，特别是严重的并发症。现有的研究眼眶减压术的文献所纳入的病例数不足 200，这使得罕见和严重的并发症难以被发现。同行评议的文章存在并发症漏报的偏倚。并发症发生率低且并发症较轻微的研究者比并发症发生率高的研究者更有可能发表其结果。因此，很难准确估计内镜下眼眶减压术后并发症的发生率。

Leong 等人在 2009 年发表的一篇系统性综述中汇集了 11 项研究，共纳入 613 例无辅助性开放手术的内镜下眼眶减压术，合并并发症发生率为 5.2%。最近，在针对 73 名患者的 115 台眼眶减压术进行的研究中，Yao 等人 [9] 报道的并发症发生率为 6.9%，无一是严重并发症。Kingdom 等人 [10] 在针对 77 名患者的 114 台眼眶减压术的研究中报道并发症发生率为 2.6%，并发症包括 1 例永久性上颌神经麻痹和 1 例双侧角膜损伤，但均在 24 小时内缓解。

参考文献

[1] Kennedy DW, Goodstein ML, Miller NR, Zinreich SJ. Endoscopic transnasal orbital decompression. Arch Otolaryngol Head Neck Surg. 1990; 116(3):275–282

[2] Ference EH, Smith SS, Conley D, Chandra RK. Surgical anatomy and variationsof the infraorbital nerve. Laryngoscope. 2015; 125(6):1296–1300

[3] Lang S, Lanigan DT, van der Wal M. Trigeminocardiac reflexes: maxillary andmandibular variants of the oculocardiac reflex. Can J Anaesth. 1991; 38(6):757–760

[4] Valentine R, Wormald PJ. Controlling the surgical field during a large endoscopic vascular injury. Laryngoscope. 2011; 121(3):562–566

[5] Leong SC, Karkos PD, Macewen CJ, White PS. A systematic review of outcomes following surgical decompression for dysthyroid orbitopathy. Laryngoscope.2009; 119(6):1106–1115

[6] Metson R, Dallow RL, Shore JW. Endoscopic orbital decompression. Laryngoscope. 1994; 104(8, Pt 1):950–957

[7] Heaton CM, Goldberg AN, Pletcher SD, Glastonbury CM. Sinus anatomy associated with inadvertent cerebrospinal fluid leak during functional endoscopic sinus surgery. Laryngoscope. 2012; 122(7):1446–1449

[8] Ramakrishnan VR, Suh JD, Kennedy DW. Ethmoid skull-base height: a clinically relevant method of evaluation. Int Forum Allergy Rhinol. 2011; 1(5):396–400

[9] Yao WC, Sedaghat AR, Yadav P, Fay A, Metson R. Orbital decompression in the endoscopic age: the modified inferomedial orbital strut. Otolaryngol Head Neck Surg. 2016; 154(5):963–969

[10] Kingdom TT, Davies BW, Durairaj VD. Orbital decompression for the management of thyroid eye disease: an analysis of outcomes and complications. Laryngoscope. 2015; 125(9):2034–2040

9 甲状腺相关性眼病中的斜视和眼睑手术

Bo Young Chun, Suzanne K. Freitag, Dean M. Cestari

摘要

本章概述了 TED 相关斜视患者常见问题的内科和外科治疗。限制性斜视可能会致残，了解各种手术和非手术治疗方法很重要。在眼镜上加配棱镜或向眼外肌注射肉毒毒素可暂缓或避免斜视手术。眼睑退缩可导致角膜病变、不适甚至毁容，角膜穿孔和视力丧失很少见。本章讨论了治疗的选择范围，从眼部润滑剂到填充剂或肉毒毒素的使用。本章介绍了一种治疗上、下睑退缩的有效手术方法。

关键词：甲状腺相关性眼病，斜视，眼睑手术，眼睑退缩，眼睑成形术，睑缘缝合术，眼外肌，棱镜，眼睑退缩，间隔移植

9.1 引言

TED 可能会影响眼眶及多种附件结构。症状轻微的患者通常会有上睑和（或）下睑退缩。眼睑在疾病的急性期也可能会出现水肿，在急性期或慢性期，由于 TED 特征性的眼眶脂肪肥大而出现脂肪性睑缘。病情较重的患者可能因眼外肌炎症而出现复视，最终导致限制性肌病。本章将介绍多种治疗活动期疾病的保守措施。此外，也可以进行矫正手术。然而，为使患者最大限度地受益，手术的时间和顺序至关重要。在疾病的活动期进行手术时，手术结果不太可能随着时间的推移而趋于稳定。如果为缓解突眼症状而计划行眼眶减压术，那么这应该作为第一次康复手术，因为该手术会影响眼外肌的功能。第 7 章中已详细介绍过眼眶减压术。接下来，如果计划行斜视手术，应在眼睑手术前进行，因为垂直性眼外肌的凹陷可能导致额外的眼睑退缩。最后，如果有必要，可以进行眼睑手术。

9.2 TED 中斜视的典型模式

9.2.1 病因

眼外肌的肌腹增大而肌腱不变是 TED 的常见特征，通常会导致双眼复视伴斜视。[1-2] 在 TED 急性期初始时，眼外肌有淋巴细胞浸润和间质水肿，伴黏多糖和透明质酸沉积及脂肪生成。[3-4] 眼外肌炎症刺激成纤维细胞活化，导致黏多糖和胶原的形成。炎症消退后，常遗留慢性纤维化改变，导致 TED 患者出现眼外肌运动受限和复视。[4]

9.2.2 TED 中斜视的典型表现

与单眼上抬受限相关的轻度眶周水肿可能是 TED 斜视的首发症状。在近 80% 的 TED 患者中可观察到眼球运动障碍，15%～20% 的 TED 患者最初表现为双眼复视。[5-7] 临床上，尽管任何眼外肌都可能在 TED 中受到影响，但下直肌最易受累（60%～80%），其次是内直肌（42%～44%），然后是上直肌。[4,6,8-9] 关于某些眼外肌更易受累的原因目前仍是未知的。下直肌是体积最大、最活跃的眼外肌，其肌肉活动程度大和血供丰富可能是一个方面的因素。[4] 眼眶 MRI 在评估疾病活动、显示肌肉受累和视神经受压方面是有帮助的。[4] 最后，TED 斜视的诊断可以通过强制眼球运动测试来确认，由此可以检测出眼球被动运动的受限。

眼外肌增粗和收紧的同时其拮抗肌保持不变会导致眼球偏向受影响。[10] 若偏移角度小，且落在患者可代偿的范围内，随着时间的推移，则可能不会出现原位复视的症状。[10] 保留对侧肌肉可能会导致显著的不平衡，当涉及内直肌时，通常会导致内斜视或下斜视。由 TED 引起的斜视通常是非共同性的，这意味着斜视的角度会随着注视方向的变化而改变。[4,10]

TED 患者可能有孤立的水平或垂直斜视，但根据肌肉受累程度，许多患者会同时出现这两种情况。最常见的垂直斜视是单侧或双侧的下斜视，这是由下

直肌紧绷引起的。这些患者经常伴有眼球外旋和外翻，因为下直肌的次要作用是外旋眼球。由于内直肌收紧和其拮抗肌不变，内斜视是目前为止 TED 中最常见的水平斜视。由于外直肌较少受累，TED 患者中几乎不发生外斜视。

9.2.3　TED 中斜视的非手术治疗

三棱镜

三棱镜可以使光线弯曲，将图像移动到斜视眼的中央凹处，以便融合不同的图像。三棱镜可以被磨成镜片（图 9.1），或将菲涅耳棱镜应用在球面透镜的顶部（图 9.2）。菲涅耳棱镜是法国物理学家奥古斯丁·菲涅耳最初为灯塔研制的一种紧凑型镜片。根据菲涅耳原理，可以通过使用一组同心棱镜环来获得一定的棱镜度数，这样菲涅耳棱镜可以比传统的三棱镜薄很多。在大多数情况下，菲涅耳棱镜的成本远低于磨削棱镜，尤其适用于伴发小角度斜视的 TED 患

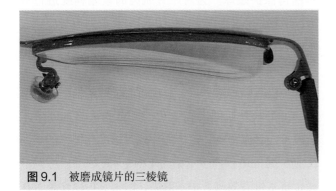

图 9.1　被磨成镜片的三棱镜

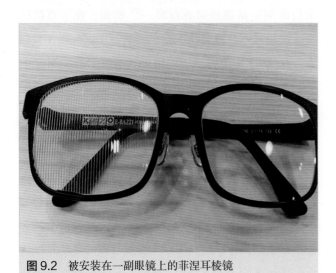

图 9.2　被安装在一副眼镜上的菲涅耳棱镜

者，或在行斜视手术前暂时消除原位小角度复视。

然而，菲涅耳棱镜有不可忽视的缺点。与传统的打磨棱镜相比，它们常常会导致远距离视力下降，尤其是在使用大于 12 个棱镜屈光度的棱镜时。[11] 它们会导致光学像差增加、对比度下降和散光，这是许多患者无法忍受的。当使用强度增加的菲涅耳棱镜时，这些症状通常会加重。此外，许多患者不喜欢镜片的外观，因为棱镜的凹槽是可见的。综上所述，菲涅耳棱镜可以用于特定患者。在一项研究中，只有 8% 的受试者在获得满意的复视治疗后仍继续使用该棱镜。[12]

被患者应用更持久的棱镜是磨削棱镜，该棱镜可以与眼镜的镜片融为一体。然而，这种棱镜往往较厚，通常会导致与菲涅耳棱镜类似的光学像差。许多眼镜店不会研磨超过 10 个棱镜屈光度的棱镜，因此这种棱镜仅适用于小角度的共同性斜视患者。由于与 TED 相关的斜视通常是非共同性的，棱镜通常不能产生较好的效果，因为棱镜产生的双眼视觉区域太小，无法起到改善的作用。[9-10] 此外，TED 患者的斜视常会发生变化，这也使永久棱镜成为一个糟糕的选择，因为患者往往不能频繁地更换这种昂贵的棱镜。

肉毒毒素注射

肉毒毒素是一种由肉毒梭菌产生的致命毒素。它作用于神经肌肉接头的突触前端，减少乙酰胆碱的释放，从而阻断神经肌肉的信号传递，引起 3～4 个月的弛缓性麻痹。毒素在注射后 1～3 天内开始发挥作用，并在 7～10 天内发挥最大作用。

1981 年报道的肉毒毒素注射治疗斜视被认为是其首次用于治疗目的。将少量毒素注射到紧绷的肌肉中，使其放松。例如，将毒素注射到一名因内直肌肥大和紧绷而患有内斜视的 TED 患者的内直肌中。

在 TED 的初始阶段，患者会因为眼球运动的限制而对眼部运动感到不适。为了避免复视，他们通常会进行代偿性的头部转动，以便将眼睛置于最小偏差的位置。[10,13] 在此阶段，将肉毒毒素注射到受累的眼外肌中，可使眼肌在原位校准，并避免异常的头部转动。多项研究表明，注射肉毒毒素可以纠正 TED 患者的眼部错位，改善眼部的转动和复视的分辨率，避

免某些情况下的斜视手术[13-16]。最适合注射肉毒毒素的人群是内斜视且水平和垂直角度相对较小的患者以及外翻度数较小的患者。[16]此外，棱镜可以有效地消除肉毒毒素注射后的残余偏角。

使用肉毒毒素治疗斜视的一个缺点是不能准确测定毒素的效果，并且其产生的效果是不可预测的。因此，注射可以改善偏角，但不能完全消除复视。另外，患有斜视的 TED 患者在手术前需要等待数月，以确保他们的偏差是稳定的。由于肉毒毒素的作用时间为 3~4 个月，因此在毒素作用消退后才开始检测，最终的手术治疗将被推迟数月。

9.2.4　手术干预的适应证

斜视手术适用于原位双眼复视或头部位置异常的 TED 患者，手术目的是尽可能减轻或消除复视。一旦确定有手术指征，外科医生必须决定正确的手术时机，因为必须在炎症不活跃且甲状腺功能恢复正常的阶段才能进行眼眶减压术。[4]由于炎症期通常持续 12~18 个月，因此记录眼部症状开始的大致时间很重要。在进行手术之前，术者必须确保患者的斜视检查结果在 4~6 个月内是稳定的。[4,9-10]临床病程较长且正在经历复视的患者往往急于尽早接受手术治疗，因此正确管理患者的手术期望非常重要。外科医生应交代以下情况：尽管有细致的手术计划，但在术后 6 个月的稳定测量后，只有 30% 的患者会出现临床上显著的偏差变化。[4,17]如前所述，如果计划行眼眶减压术，应在斜视手术前进行，因为眶内容物的改变会使约 20% 的患者的视物错位加重，使 25%~36% 的患者的视物错位症状减轻。[18]眼睑手术应在斜视手术后进行，因为眼睑牵开肌靠近直肌，针对下直肌或上直肌的手术可能会导致眼睑收缩。

9.2.5　TED 相关斜视的手术治疗

手术目标

应在手术前与患者确定并讨论手术目标和切合实际的期望。限制性斜视的手术，尤其是在 TED 患者中，是一项有挑战性的手术，因为斜视的非共转性特征，TED 患者难以获得双目单视的全视野。[10,19]

因此，TED 患者斜视手术的目标应该是创造一个尽可能大的双目单视区。[18-21]治疗的目标除了借助或不借助棱镜的阅读位置外，还应该包括在远处和近处的主要位置实现双目单视区。[4,9-10]重要的是要让患者了解会有在某些注视方向上的残留偏差和新复视的可能性，同时也有需要新的头部转动或动作以及进行多次手术的可能性。[10]为了实现这一目标，有很多可选择的手术方式，包括在使用或不使用可调节缝合、Faden 操作或在插入垫片以延长受累肌肉的情况下的受累眼外肌缩短术[19,21-24]。

使用或不使用可调节缝合的受累眼外肌缩短术

TED 患者受累的眼外肌通常紧绷且纤维化。TED 相关斜视的标准手术治疗是缩短紧绷的肌肉。切除手术很少进行，而且手术很难接触到肌肉。[4]手术应在全身麻醉下进行，推荐有经验的助手进行辅助。使用 Fison 牵开器有助于暴露紧绷的肌肉。当肌肉极度紧绷时，可能需要用手术刀将其拔出，同时用斜视钩保护眼球。为对所有肌肉的紧绷程度进行分级，应该进行强制收缩测试。肌肉止点的位置应在拔出前和拔出后分别测量。[4,10]极度紧绷的肌肉的止点可能会在肌肉被拔出后向前移动 2 mm，如果在手术过程中没有发现这一点，肌肉可能会凹陷。[4,10]

由于眼外肌的内在变化，TED 相关斜视的手术结果可能难以预测，这可能导致对标准化手术的不同反应。据报道，再手术率为 17%~45%[25-28]。可调节缝合技术可有效改善手术效果，因为它可以使患者在术后即刻更精确地对齐双眼。[29]然而，在下直肌凹陷时使用可调节缝合技术存在一些争议。一些作者报道，在 TED 相关斜视中使用可调节缝合技术对术前下斜视进行了后期过度矫正。[25,29-30]Kerr 发现不可吸收缝合在减少后期矫正方面具有优势。[31]此外，有几位作者建议针对术后偏斜角度，可在术前对下斜视进行不充足的矫正，以防止后期矫正过度。[4,29]治疗的目标是在大约 10° 的下凝视中实现双目单视。这有助于阅读和下台阶，同时患者只需要一个最小位置的仰头来进行远距离观察。[4,29]此外，半可调节缝合技术已被提出，以防止由肌肉滑脱导致的晚期过度矫正，该技术也适用于 TED 患者。[32]另一种方法是用固定缝合使下直肌凹陷，同时用可调节缝合使对侧上直肌凹陷。[4]

TED 患者下直肌的缩退可导致每毫米后退 3～4 个棱镜屈光度。[4,29] 下直肌大幅度缩退导致俯视受限[10]。随着下直肌的大幅度缩退，上斜肌增加了向下凝视的作用。考虑到下直肌为内收肌，上斜肌为外展肌，下视时眼球外展，导致下直肌大幅度缩退后出现 A 型内旋和复视。[4,10] 为防止此现象，术中应将下直肌向鼻腔方向移动半个止点的宽度，以减少 A 型内旋和复视的发生。[4,10] 若下直肌紧绷时无眼球外旋，应考虑上斜肌紧绷，若有上斜肌紧绷，则内直肌拔出后的牵引试验中上斜肌将紧绷，此时也应该使其凹陷进去。[4,10,33-34]

较大肌肉的缩退可能会伴有额外的结膜缩退，以避免术后由结膜束缚造成的限制。为了避免这种情况的发生，强制引流试验不仅应在术前进行，还应在结膜缝合后进行。[10] 此外，当解剖 Tenon 囊时应密切注意，特别是下直肌周围，因为较大缩退后肌肉出现滑脱的可能性较大，部分原因是它与眼球接触的弧线很短以及 Tenon 囊的存在，这可能导致它与巩膜不粘连。[4,10]

综上所述，斜视手术，尤其是同时使用可调节缝合技术，对于 TED 引起的斜视非常有效。纠正 TED 引起的限制性斜视具有挑战性，因为常规手术操作在 TED 引起的斜视病例中似乎没有那么有效。[21] 可调节缝合技术能有效地改善手术结果，因为它能在术后即刻更精确地对齐双眼。[21,29] 然而，这种可调节缝合技术并不能防止 TED 斜视患者下直肌缩退后的晚期矫正过度。因此，一些作者建议这些患者保留至少 2 个棱镜屈光度不足，以补偿下直肌缩退术后的矫正过度。大多数患者都很感激手术能让他们最严重的与 TED 相关的残疾问题尽可能地得到解决。

9.3　TED 合并眼睑错位的处理

9.3.1　眼睑退缩

眼睑退缩是 TED 最常见的体征，在近期被诊断为 TED 的患者中，70% 的患者有上睑退缩，20% 的患者有下睑退缩。[35] 研究表明，上睑提肌是 TED 最

常累及的眼外肌。[36-37] 上睑退缩的确切机制尚不清楚，但上睑退缩通常被认为是上睑提肌在急性炎症后纤维化的结果。Müller 肌也参与了上睑退缩，这是 TED 急性期交感神经刺激的结果，也是 TED 慢性期肌纤维肥大和纤维化的结果。[38] 下睑退缩被认为是由突眼或受牵拉肌肉的炎症和纤维化引起层状缩短的结果。测量下穹隆深度和分析术后减压数据的研究表明，突眼可能是下睑退缩的主要原因。[39-40]

眼睑退缩可能引起与干燥相关的症状，如疼痛、异物感和泪溢，同时患者可能会无法耐受角膜接触镜。其他直接影响眼表的自身免疫机制也被认为是导致这些症状的原因之一。[41] 眼睑退缩（图 9.3）通常导致患者化妆不便，严重影响患者的自尊心，使其抑郁并主动避免社交场合。[42]

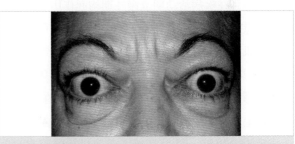

图 9.3　TED 患者的眼部照片。其双侧上睑和下睑退缩

眼睑退缩的一线治疗方法是保守的非手术治疗，包括改善眼表润滑度。在角膜上滴含荧光素的滴眼液，通过裂隙灯生物显微镜钻蓝色滤光片观察角膜，对于评估角膜干燥和病变是有用的。应该常规性地全天多次使用不含防腐剂的人工泪液、凝胶和药膏。许多眼睑退缩的患者存在眼睑闭合不良（眼睑下垂），因此在夜间用胶带将眼睑粘合是很重要的，同时应避免胶带磨损角膜，或者可以佩戴湿房镜或护目镜（图 9.4）。然而，一些患者在使用了这些治疗方法后仍感到不舒服，并且会出现更严重的眼表问题，因此需要更积极的治疗。

9.3.2　上睑退缩的微创治疗

改善上睑退缩的微创方法包括向受累肌肉内注射肉毒毒素、透明质酸凝胶填充剂或类固醇激素。将肉毒毒素经皮或经结膜注射至上睑板上方的上睑提肌中。肉毒毒素的作用是与突触前神经末梢结合，阻断

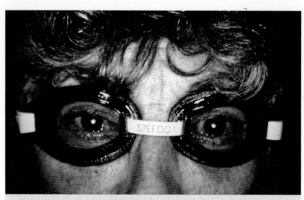

图 9.4 TED 引起的暴露性角膜病变患者的眼部照片。她选择在户外时戴上泳镜以保护双眼并维持双眼表面的湿润。注意内侧和下外侧结膜充血，以及在眼表和睫毛上有一层闪闪发光的润滑软膏

乙酰胆碱的释放。这可以使症状在 3 ~ 4 个月内得到缓解，并且在疾病活动期或慢性期均起作用。这种方法的缺点是不能精确地滴定效果，由于毒素可能扩散到眼外肌，患者可能出现上睑下垂或复视。[43-48]

HA 凝胶是目前常用的填充剂。其作用是暂时的，持续时间为 3 ~ 6 个月，而且其用途在不断扩大。在上睑提肌的睑板上方注射约 0.5 ml HA 填充剂会导致上睑退缩。[49] 尽管超声成像显示凝胶在注射部位有迁移，但注射效果可能比肉毒毒素注射稍微可控一些。注射肉毒毒素和 HA 填充剂的缺点是价格较高。此外，肉毒毒素和 HA 填充剂的效果都是暂时的，可能需要在病程中反复使用，且这 2 种产品治疗上睑退缩都是适应证以外的应用。

据报道，注射类固醇激素（如曲安奈德）对治疗上睑退缩有效。一些研究认为，在该病的急性期，将其注射到睑板上方的结膜下间隙是有效的。定期（每隔数周）注射一次，直到达到理想的眼睑高度。通常需要多次注射，并且这种方法在慢性纤维化阶段是无效的。[50-52] 眶周区域注射类固醇激素等颗粒状物质会增加眼压升高的风险，也会对视力造成威胁。

9.3.3 上睑退缩的手术治疗

上睑退缩的主要手术治疗方法是通过结膜内和（或）经皮外部入路将上睑提肌和（或）Müller 肌缩短。对这些手术变式的各种描述可以追溯到 20 世纪 80 年代。[53-55] 这 2 种方法各有利弊。这 2 种方法都需要以分级的方式使提肌筋膜和 Müller 肌脱离和凹陷。结膜内手术的优点是不留皮肤瘢痕；然而，这种手术方式对放置缝线来控制轮廓或修复矫正过度的能力较差。由于有皮肤切口，外部手术可能会导致更长的恢复期；然而，通过放置缝线来调整眼睑的轮廓和高度，有可能在术中进行更精细的控制。Elner 等人描述的外部全层眼睑切开术已经成为外科医生的主要手术方式。在折痕处切开眼睑，在睑板上缘将提肌腱膜、Müller 肌和结膜进行分离，直到达到理想的眼睑高度（图 9.5）。[56] 外部入路的另一个优点是可以通过同一切口进行眼睑成形术和脂肪减积术。

这些手术无论是从内部入路还是从外部入路，都不是简单的手术，因为眼睑在术后的数周至数月的时间里有改变位置的趋势。据报道，一次手术的成功率高达 86.5%，[57] 而再手术率为 8% ~ 23%。[58] 随着时间的推移，眼睑通常会上抬，但有些病例的上睑也会下降；因此，可能需要在手术时进行轻微的过度矫正。另外，在眼睑位置和甲状腺相关血清学检查结果已经稳定了数月后进行手术可能会使术后效果更加稳定。有学者报道改良的上睑缩短术包括使用可调节缝线，上睑提肌外侧角的换位，[61] 使用的间隔移植物（包括反折的眶隔），[62] 以及在眼睑内侧保留结膜支柱和牵拉肌肉。[63] 可以提高手术后眼睑高度可预测性。[59-60]

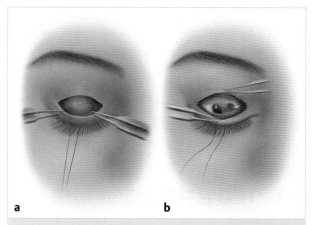

图 9.5 全层眼睑切开术修复上睑退缩。a. 沿眼睑折痕切开皮肤，将上睑提肌筋膜、Müller 肌和结膜进行分离，直到眼睑降至所需高度。b. 为了保留眼睑轮廓，可能会保留一小块结膜带

9.3.4 下睑退缩的手术治疗

修复 TED 中的下睑退缩同样具有挑战性，因为在负向量解剖（图 9.6）中，眼球比颊部更突出，因此不仅需要将下睑向上移动，而且需要向外移动以覆盖眼球下部。通过眼眶减压术矫正突眼通常有助于减轻下睑退缩。[64] 如果不理想或不可行，那么可能需要进行针对下睑的手术。基本原理是放松牵拉下睑的肌肉，使下睑向上运动。然而，考虑到伤口愈合的自然趋势和重力的影响，下睑有恢复到术前位置的风险。防止这种情况出现的有效方法包括在下睑缘和眼睑结膜侧被拔出的牵拉肌之间放置移植物。早在 20 世纪 80 年代就有许多材料可供使用，包括聚四氟乙烯、Mersilene 网、供体巩膜、硬腭黏膜、供体睑板、耳软骨、鼻软骨、多孔聚乙烯、合成生物工程睑板、自体皮肤、猪无细胞皮肤基质和自体睑板。[65-74] 这些供体和合成材料会引起慢性炎症，并导致纤维囊泡形成和挤压，还可引起其他并发症。大多数供体移植物会随着时间的推移而溶解，最终导致眼睑退缩复发。[75] 因此，理想的后间隔移植物应该由自体组织构成。软骨和硬腭移植是一种选择，但因为材质坚硬或可产生非眼表的固有分泌物，可能会让患者感到不适。自体睑板是一种理想的移植物，因为它对眼球来说是柔韧且舒适的，不会随着时间的推移而收缩，可

以为下睑提供持久的结构支持。

9.3.5 上、下睑退缩的同时修复手术

同时修复同侧上睑和下睑退缩的有效方法是将上睑缩短的同时将自体睑板后间隔移植物置入下睑。该手术具有快速、易行、效果持久和不需要皮肤切口的优点（图 9.7）。手术从向上、下睑注射局部麻醉药和放置角膜保护膜开始。将 4-0 牵引丝线缝于上睑和下睑中央的边缘。将上睑外翻，用卡尺在睑板下缘上方 4 mm 处做曲线标记。使用 15 号刀片切开睑板。从切口上方取睑板和结膜，从睑板的前外侧面仔细剥离上睑提肌附着处。这是为了以避免上睑发生睑板水平扭结并可以安全获得最大面积的睑板。根据下睑退缩的严重程度，可以使用少量睑板。将游离的睑板结膜移植物放置在被生理盐水浸透的纱布中，直到手术后期。接下来，缩短上睑板。Desmarres 牵开器用于使上睑外翻，Westcott 剪刀用于沿眼睑水平连续分层剪开上睑提肌腱膜和 Müller 肌。眼睑恢复到正常位置，取下角膜保护膜，评估眼睑高度。重复缩短步骤，直到上睑达到期望的高度和轮廓。接下来，用牵引缝线将下睑外翻，用刀片或锋利的 Westcott 剪刀在睑缘

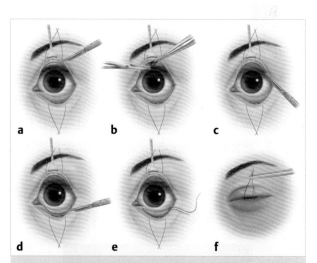

图 9.7 同时修复上睑和下睑退缩的手术方法。a. 用缝线固定上睑后，使其外翻，在睑板下缘上方 4 ~ 5 mm 处全层切开睑板。b. 在切口上方取带结膜的睑板作为下睑后间隔移植物。c. 为缩短上睑，通过上睑板移植物的位置连续分层剪开上睑提肌腱膜和 Müller 肌。d. 通过结膜和睑板基底部的下睑缩肌，在下睑处做一个切口，形成移植物受体床。e. 将睑板移植物放置在下睑的受体床上，使结膜侧紧贴眼球，并使用 6-0 普通肠线缝合。f. 用上睑和下睑上的牵引缝线暂时将睑缘缝合一起

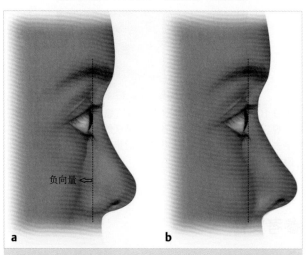

图 9.6 负向量解剖。a. 在负向量面中部，眼球比颊部更突出。这可能导致试图提高下睑的外科手术具有挑战性，因为不仅需要将眼睑向上移动，而且需要向外移动以覆盖眼球下部。b. 正常的面中部至眼球的解剖结构中，颊部比眼球更突出

下方切开结膜和牵引肌肉。牵引肌肉处于凹陷状态，并为睑板结膜移植物创建受体床。用6-0普通肠线将移植物缝合到位。为避免角膜擦伤，应将线结小心埋好。在手术结束时，上睑和下睑边缘的牵引缝线保留在原位，并打成一个方结作为一种暂时的睑缘缝合术。使用抗生素眼药膏和眼罩敷眼3~5天（图9.8）。

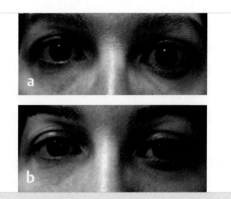

图9.8　一名女性TED患者的双眼外观。a.术前左侧上睑和下睑退缩，右侧上睑轻度退缩。b.术后同一女性的双眼外观照片。患者进行了双侧上睑缩短术，其左侧上睑的后间隔眼睑移植物被置入到左侧下睑

9.4　永久性外侧睑缘缝合术修复眼睑退缩

对突眼和眼睑退缩的患者来说，创建一种小的永久性外侧睑缘缝合术可有效减少患者的眼表暴露面积。这种手术可以很容易地在小剂量局部注射麻醉药后在诊室或床旁进行。用11号手术刀沿灰线分开眼睑的前、后板层，用聚乙醇酸缝线对原始睑板边缘进行缝合。然后用同样的缝线缝合皮肤边缘（图9.9）。外侧睑缘缝合术不如后间隔移植物缩短术美观，但在特定的患者中非常有效。

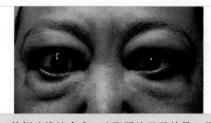

图9.9　外侧睑缘缝合术。这张照片显示的是一位接受了左侧永久性外侧睑缘缝合术的急性TED患者的外观，该手术导致眼睑退缩并伴有严重的角膜暴露和溃疡

9.5　TED的上、下睑成形术

TED患者的容貌常因眼眶及眼睑脂肪肥厚和脱垂而不理想，患者常要求进行上、下睑成形术。这些手术可以在TED患者中安全地进行，但要记住以下几个注意事项。在进行此手术前，患者应处于疾病的稳定阶段，因为如果存在活动性炎症，脂肪脱垂可能复发。上睑成形术应该包括保守的皮肤切除，因为过多的皮肤切除会导致术后眼睑下垂，这对在基线处有突眼和角膜病变的患者来说极其重要。可以去除筋膜前和鼻部脂肪垫以改善眼睑外观。不应该去除眉毛和（或）眼轮匝肌处的脂肪，因为这会导致皮肤皱褶凹陷和眉毛下垂。可以考虑将类固醇激素注射至肥大的眼轮匝肌深部脂肪，一次或多次治疗可能会导致脂肪体积减小。下睑成形术应谨慎进行，注意防止加重眼睑退缩的程度。在这些患者中，外下睑成形术伴皮肤切除可明显加重眼睑的退缩程度。仔细去除脂肪的内部入路可能更安全（图9.10）；然而，即使通过内部入路去除过多的脂肪也可能导致眼睑下垂和退缩。

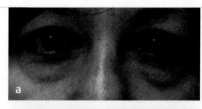

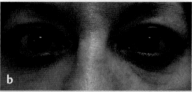

图9.10　一名TED合并双下睑脂质瘤的女性患者的双眼外观。a.术前。b.同一患者经结膜双侧下睑成形术和脂肪垫去除术后的双眼外观。虽然术后出现轻微的眼睑退缩，但她对美容效果很满意

参考文献

[1] Yeatts RP. Quality of life in patients with Graves ophthalmopathy. Trans Am Ophthalmol Soc. 2005; 103:368–411

[2] Coulter I, Frewin S, Krassas GE, Perros P. Psychological implications of Graves' orbitopathy. Eur J Endocrinol. 2007;

157(2):127–131

[3] Eckstein AK, Johnson KT, Thanos M, Esser J, Ludgate M. Current insights into the pathogenesis of Graves' orbitopathy. Horm Metab Res. 2009; 41(6):456–464

[4] Harrad R. Management of strabismus in thyroid eye disease. Eye (Lond). 2015; 29(2):234–237

[5] Asman P. Ophthalmological evaluation in thyroid-associated ophthalmopathy. Acta Ophthalmol Scand. 2003; 81(5):437–448

[6] de Waard R, Koornneef L, Verbeeten B, Jr. Motility disturbances in Graves' ophthalmopathy. Doc Ophthalmol. 1983; 56(1–2):41–47

[7] Kendler DL, Lippa J, Rootman J. The initial clinical characteristics of Graves' orbitopathy vary with age and sex. Arch Ophthalmol. 1993; 111(2):197–201

[8] Dyer JA. The oculorotary muscles in Graves' disease. Trans Am Ophthalmol Soc. 1976; 74:425–456

[9] Nardi M. Squint surgery in TED: hints and fints, or why Graves' patients are difficult patients. Orbit. 2009; 28(4):245–250

[10] Al Qahtani ES, Rootman J, Kersey J, Godoy F, Lyons CJ. Clinical pearls and management recommendations for strabismus due to thyroid orbitopathy. Middle East Afr J Ophthalmol. 2015; 22(3):307–311

[11] Véronneau-Troutman S. Fresnel prisms and their effects on visual acuity and binocularity. Trans Am Ophthalmol Soc. 1978; 76:610–653

[12] Tamhankar MA, Ying GS, Volpe NJ. Effectiveness of prisms in the management of diplopia in patients due to diverse etiologies. J Pediatr Ophthalmol Strabismus. 2012; 49(4):222–228

[13] Lyons CJ, Vickers SF, Lee JP. Botulinum toxin therapy in dysthyroid strabismus. Eye (Lond). 1990; 4(Pt 4):538–542

[14] Kikkawa DO, Cruz RC, Jr, Christian WK, et al. Botulinum A toxin injection for restrictive myopathy of thyroid-related orbitopathy: effects on intraocular pressure. Am J Ophthalmol. 2003; 135(4):427–431

[15] Scott AB. Botulinum toxin injection into extraocular muscles as an alternative to strabismus surgery. Ophthalmology. 1980; 87(10): 1044–1049

[16] Akbari MR, Ameri A, Keshtkar Jaafari AR, Mirmohammad-sadeghi A. Botulinum toxin injection for restrictive myopathy of thyroid-associated orbitopathy: success rate and predictive factors. J AAPOS. 2016; 20(2):126–130.e1

[17] Lee YH, Oh SY, Hwang JM. Is 6 months of stable angle of strabismus enough to perform surgery in patients with strabismus related to thyroid ophthalmopathy? Br J Ophthalmol. 2010; 94(7):955–956

[18] Finn AP, Bleier B, Cestari DM, et al. A retrospective review of orbital decompression for thyroid orbitopathy with endoscopic preservation of the inferomedial orbital bone strut. Ophthal Plast Reconstr Surg. 2017; 33(5): 333–334

[19] Jellema HM, Braaksma-Besselink Y, Limpens J, von Arx G, Wiersinga WM, Mourits MP. Proposal of success criteria for strabismus surgery in patients with Graves' orbitopathy based on a systematic literature review. Acta Ophthalmol. 2015;

93(7):601–609

[20] Dagi LR, Elliott AT, Roper-Hall G, Cruz OA. Thyroid eye disease: honing your skills to improve outcomes. J AAPOS. 2010; 14(5):425–431

[21] Volpe NJ, Mirza-George N, Binenbaum G. Surgical management of vertical ocular misalignment in thyroid eye disease using an adjustable suture technique. J AAPOS. 2012; 16(6):518–522

[22] Yoo SH, Pineles SL, Goldberg RA, Velez FG. Rectus muscle resection in Graves' ophthalmopathy. J AAPOS. 2013; 17(1):9–15

[23] Schittkowski M, Fichter N, Guthoff R. Strabismus surgery in Grave's disease: dose-effect relationships and functional results. Klin Monatsbl Augenheilkd. 2004; 221(11):941–947

[24] Esser J, Schittkowski M, Eckstein A. Graves' orbitopathy: inferior rectus tendon elongation for large vertical squint angles that cannot be corrected by simple muscle recession. Klin Monatsbl Augenheilkd. 2011; 228(10):880–886

[25] Scott WE, Thalacker JA. Diagnosis and treatment of thyroid myopathy. Ophthalmology. 1981; 88(6):493–498

[26] Nguyen VT, Park DJJ, Levin L, Feldon SE. Correction of restricted extraocular muscle motility in surgical management of strabismus in graves' ophthalmopathy. Ophthalmology. 2002; 109(2):384–388

[27] Prendiville P, Chopra M, Gauderman WJ, Feldon SE. The role of restricted motility in determining outcomes for vertical strabismus surgery in Graves' ophthalmology. Ophthalmology. 2000; 107(3):545–549

[28] Evans D, Kennerdell JS. Extraocular muscle surgery for dysthyroid myopathy. Am J Ophthalmol. 1983; 95(6):767–771

[29] Peragallo JH, Velez FG, Demer JL, Pineles SL. Postoperative drift in patients with thyroid ophthalmopathy undergoing unilateral inferior rectus muscle recession. Strabismus. 2013; 21(1):23–28

[30] Sprunger DT, Helveston EM. Progressive overcorrection after inferior rectus recession. J Pediatr Ophthalmol Strabismus. 1993; 30(3):145–148

[31] Kerr NC. The role of thyroid eye disease and other factors in the overcorrection of hypotropia following unilateral adjustable suture recession of the inferior rectus (an American Ophthalmological Society thesis). Trans Am Ophthalmol Soc. 2011; 109:168–200

[32] Kushner BJ. An evaluation of the semiadjustable suture strabismus surgical procedure. J AAPOS. 2004; 8(5):481–487

[33] Thacker NM, Velez FG, Demer JL, Rosenbaum AL. Superior oblique muscle involvement in thyroid ophthalmopathy. J AAPOS. 2005; 9(2):174–178

[34] Holmes JM, Hatt SR, Bradley EA. Identifying masked superior oblique involvement in thyroid eye disease to avoid postoperative A-pattern exotropia and intorsion. J AAPOS. 2012; 16(3):280–285

[35] Bartley GB, Fatourechi V, Kadrmas EF, et al. Chronology of Graves' ophthalmopathy in an incidence cohort. Am J Ophthalmol. 1996; 121(4):426–434

[36] Davies MJ, Dolman PJ. Levator muscle enlargement in

thyroid eye diseaserelated upper eyelid retraction. Ophthal Plast Reconstr Surg. 2017; 33(1):35–39

[37] Ohnishi T, Noguchi S, Murakami N, et al. Levator palpebrae superioris muscle: MR evaluation of enlargement as a cause of upper eyelid retraction in Graves disease. Radiology. 1993; 188(1):115–118

[38] Cockerham KP, Hidayat AA, Brown HG, Cockerham GC, Graner SR. Clinicopathologic evaluation of the Mueller muscle in thyroid-associated orbitopathy. Ophthal Plast Reconstr Surg. 2002; 18(1):11–17

[39] Rootman DB, Golan S, Pavlovich P, Rootman J. Postoperative changes in strabismus, ductions, exophthalmometry, and eyelid retraction after orbital decompression for thyroid orbitopathy. Ophthal Plast Reconstr Surg. 2017;33(4): 289–293

[40] Rajabi MT, Jafari H, Mazloumi M, et al. Lower lid retraction in thyroid orbitopathy: lamellar shortening or proptosis? Int Ophthalmol. 2014; 34(4):801–804

[41] Versura P, Campos EC. The ocular surface in thyroid diseases. Curr Opin Allergy Clin Immunol. 2010; 10(5):486–492

[42] Wickwar S, McBain H, Ezra DG, Hirani SP, Rose GE, Newman SP. The psychosocial and clinical outcomes of orbital decompression surgery for thyroid eye disease and predictors of change in quality of life. Ophthalmology. 2015; 122(12):2568–2576

[43] Biglan AW. Control of eyelid retraction associated with Graves' disease with botulinum A toxin. Ophthalmic Surg. 1994; 25(3):186–188

[44] Uddin JM, Davies PD. Treatment of upper eyelid retraction associated with thyroid eye disease with subconjunctival botulinum toxin injection. Ophthalmology. 2002; 109(6):1183–1187

[45] Shih MJ, Liao SL, Lu HY. A single transcutaneous injection with Botox for dysthyroid lid retraction. Eye (Lond). 2004; 18(5):466–469

[46] Morgenstern KE, Evanchan J, Foster JA, et al. Botulinum toxin type a for dysthyroid upper eyelid retraction. Ophthal Plast Reconstr Surg. 2004; 20(3): 181–185

[47] Costa PG, Saraiva FP, Pereira IC, Monteiro ML, Matayoshi S. Comparative study of Botox injection treatment for upper eyelid retraction with 6-month follow-up in patients with thyroid eye disease in the congestive or fibrotic stage. Eye (Lond). 2009; 23(4):767–773

[48] Salour H, Bagheri B, Aletaha M, et al. Transcutaneous dysport injection for treatment of upper eyelid retraction associated with thyroid eye disease. Orbit. 2010; 29(2):114–118

[49] Kohn JC, Rootman DB, Liu W, Goh AS, Hwang CJ, Goldberg RA. Hyaluronic acid gel injection for upper eyelid retraction in thyroid eye disease: functional and dynamic high-resolution ultrasound evaluation. Ophthal Plast Reconstr Surg. 2014; 30(5):400–404

[50] Lee JM, Lee H, Park M, Baek S. Subconjunctival injection of triamcinolone for the treatment of upper lid retraction associated with thyroid eye disease. J Craniofac Surg. 2012; 23(6):1755–1758

[51] Lee SJ, Rim TH, Jang SY, et al. Treatment of upper eyelid retraction related to thyroid-associated ophthalmopathy using subconjunctival triamcinolone injections. Graefes Arch Clin Exp Ophthalmol. 2013; 251(1):261–270

[52] Chee E, Chee SP. Subconjunctival injection of triamcinolone in the treatment of lid retraction of patients with thyroid eye disease: a case series. Eye (Lond). 2008; 22(2):311–315

[53] Putterman AM, Fett DR. Müller's muscle in the treatment of upper eyelid retraction: a 12-year study. Ophthalmic Surg. 1986; 17(6):361–367

[54] Small RG. Surgery for upper eyelid retraction, three techniques. Trans Am Ophthalmol Soc. 1995; 93:353–365, discussion 365–369

[55] Ben Simon GJ, Mansury AM, Schwarcz RM, Modjtahedi S, McCann JD, Goldberg RA. Transconjunctival Müller muscle recession with levator disinsertion for correction of eyelid retraction associated with thyroidrelated orbitopathy. Am J Ophthalmol. 2005; 140(1):94–99

[56] Elner VM, Hassan AS, Frueh BR. Graded full-thickness anterior blepharotomy for upper eyelid retraction. Arch Ophthalmol. 2004; 122(1):55–60

[57] Shortt AJ, Bhogal M, Rose GE, Shah-Desai S. Stability of eyelid height after graded anterior-approach lid lowering for dysthyroid upper lid retraction. Orbit. 2011; 30(6):280–288

[58] Golan S, Rootman DB, Goldberg RA. The success rate of TED upper eyelid retraction reoperations. Orbit. 2016; 35(6):335–338

[59] Ueland HO, Uchermann A, Rødahl E. Levator recession with adjustable sutures for correction of upper eyelid retraction in thyroid eye disease. Acta Ophthalmol. 2014; 92(8):793–797

[60] Tucker SM, Collin R. Repair of upper eyelid retraction: a comparison between adjustable and non-adjustable sutures. Br J Ophthalmol. 1995; 79(7):658–660

[61] Ceisler EJ, Bilyk JR, Rubin PA, Burks WR, Shore JW. Results of Müllerotomy and levator aponeurosis transposition for the correction of upper eyelid retraction in Graves disease. Ophthalmology. 1995; 102(3):483–492

[62] Watanabe A, Shams PN, Katori N, Kinoshita S, Selva D. Turn-over orbital septal flap and levator recession for upper-eyelid retraction secondary to thyroid eye disease. Eye (Lond). 2013; 27(10):1174–1179

[63] Nimitwongsakul A, Zoumalan CI, Kazim M. Modified full-thickness blepharotomy for treatment of thyroid eye disease. Ophthal Plast Reconstr Surg. 2013; 29(1):44–47

[64] Cho RI, Elner VM, Nelson CC, Frueh BR. The effect of orbital decompression surgery on lid retraction in thyroid eye disease. Ophthal Plast Reconstr Surg. 2011; 27(6):436–438

[65] Olver JM, Rose GE, Khaw PT, Collin JR. Correction of lower eyelid retraction in thyroid eye disease: a randomised controlled trial of retractor tenotomy with adjuvant antimetabolite versus scleral graft. Br J Ophthalmol. 1998; 82(2): 174–180

[66] Ribeiro SF, Shekhovtsova M, Duarte AF, Velasco Cruz AA. Graves lower eyelid retraction. Ophthal Plast Reconstr Surg. 2016; 32(3):161–169

[67] Dailey RA, Marx DP, Ahn ES. Porcine dermal collagen in lower eyelid retraction repair. Ophthal Plast Reconstr Surg.

2015; 31(3):233–241

[68] Oestreicher JH, Pang NK, Liao W. Treatment of lower eyelid retraction by retractor release and posterior lamellar grafting: an analysis of 659 eyelids in 400 patients. Ophthal Plast Reconstr Surg. 2008; 24(3):207–212

[69] Feldman KA, Putterman AM, Farber MD. Surgical treatment of thyroidrelated lower eyelid retraction: a modified approach. Ophthal Plast Reconstr Surg. 1992; 8(4):278–286

[70] Cohen MS, Shorr N. Eyelid reconstruction with hard palate mucosa grafts. Ophthal Plast Reconstr Surg. 1992; 8(3):183–195

[71] Mourits MP, Koornneef L. Lid lengthening by sclera interposition for eyelid retraction in Graves' ophthalmopathy. Br J Ophthalmol. 1991; 75(6):344–347

[72] Karesh JW, Fabrega MA, Rodrigues MM, Glaros DS. Polytetrafluoroethylene as an interpositional graft material for the correction of lower eyelid retraction. Ophthalmology. 1989; 96(4):419–423

[73] Downes RN, Jordan K. The surgical management of dysthyroid related eyelid retraction using Mersilene mesh. Eye (Lond). 1989; 3(Pt 4):385–390

[74] Gardner TA, Kennerdell JS, Buerger GF. Treatment of dysthyroid lower lid retraction with autogenous tarsus transplants. Ophthal Plast Reconstr Surg. 1992; 8(1):26–31

[75] Sullivan SA, Dailey RA. Graft contraction: a comparison of acellular dermis versus hard palate mucosa in lower eyelid surgery. Ophthal Plast Reconstr Surg. 2003; 19(1):14–24

10　眶外伤的管理、重建和眶外入路

Daniel R. Lefebvre

摘要

　　眼眶损伤和重建涉及对关键的软组织结构和复杂的骨性结构的仔细评估和处理。不正确或不安全的处理可能导致的后果包括毁容、疼痛、颅内损伤、复视和失明。当通过鼻内镜手术进入骨性眼眶时，眼眶"骨折"可作为进入眼眶的路径。在许多情况下，可能不需要行正式的重建，但是随着眼眶"骨折"区范围的扩大，眼眶重构的潜在需求也会增加。本章将介绍外伤性眼眶爆裂性骨折重建的概念和基础。

　　关键词：眼眶外伤，眼眶爆裂性骨折，白眼爆裂性骨折，眼眶重建，眼眶间隔综合征，外眦切开术

10.1　引言

　　虽然眼眶本身占据人体很小一部分（眼眶平均容量为 30 ml），但它却包含了复杂且重要的解剖结构——眼球、视神经（硬脑膜鞘与颅内间隙相连）、负责眼球运动的神经和肌肉、各种感觉神经、动脉（来自颈动脉虹吸管）和静脉（引流至海绵窦）。眼眶的形状像圆锥体，但比圆锥体要复杂得多。眼眶壁是凹凸不平的，有各种孔和裂隙，而这些结构对于眼的位置很重要，也对眼的美观和功能有影响。尽管如此，眼眶仍能承受一定程度的创伤性破坏，也能不经过手术重建就在功能和外观方面很好地愈合[1]。然而，在进行眼眶重建手术时，必须安全、准确地恢复正常的眼眶解剖结构；否则，手术本身可能会导致各种功能和美观方面的不良后果，如眼球内陷、斜视、眼睑退缩和失明。

　　外科医生经常会遇到外伤患者发生眶壁破裂的情况。间接眼眶爆裂性骨折发生在眶底壁和（或）眶内侧壁，而无眼眶边缘的破坏，这通常发生于眼部受到钝力的作用（如被拳头或棒球击打）时。破坏程度从眶内容物基本没有移位且眶内解剖结构几乎未

受影响、眶内容物没有移位但有眶内组织卡压（即 Trapdoor 骨折）、眶内容物中度移位伴眶内容物疝、可能引起眶内体积和功能发生可测量的变化到眶内体积和功能发生明显变化。

　　鼻内镜眶内手术通过眶内壁和（或）眶底壁进入眶内。根据重建的需要，创建合适的骨窗；在这种情况下的确切重建指征尚不明确。一般来说，眼眶的破坏程度越大，重建的可能性就越大。回顾 23 例鼻内镜移除眶内海绵状血管瘤的病例，其中颅内病变占所有的病例的 6/16，位于颅内的病变与位于颅外的病变相比，通常需要双耳入路以获得更大的眶骨窗[2]。本章的目的是介绍眼眶爆裂性骨折导致眼眶破裂的评估和处理，这可以作为评估和实施鼻内镜下眼眶重建术的基础。所述的手术入路也可用于在内镜下和（或）眶外联合手术中加强入路。

10.2　眼眶爆裂性骨折的诊断和处理

　　如果发生孤立的眼眶爆裂性骨折（眼眶边缘完好），主要的损伤机制是眼球被钝力损伤并推入眼眶，因此眶内的静水压力大幅增加至阈值，眶壁（通常是眶底壁，眶内壁少见）"爆裂"至相邻的鼻窦以缓解这种压力[3]。据推测，这种骨折作为一种安全阀机制，可以在眼球本身破裂之前减轻对其的压力，实际上，由钝性外伤而导致的单纯眶爆裂性骨折并伴有开放性眼球损伤的情况在现实中并不多见。大约 1/3 的眶爆裂性骨折伴有眼球损伤，损伤包括角膜擦伤、外伤性虹膜炎、前房微出血和前房出血、外伤性虹膜撕裂、瞳孔散大、视网膜震荡（视网膜挫伤）、视网膜撕裂或脱落、外伤性视神经病变、眼眶出血和眼眶皮下气肿[4]。软组织损伤也可能发生，例如眼睑泪小管撕裂伤，这可能由横向剪切力作用于眼睑造成。如果骨折部位的眼外肌嵌顿（甚至被相邻的眼眶组织束缚），则可能发生眼心反射，这可能会导致潜在的危及生命的心动过缓甚至心脏停搏[5]。因此，所有眼眶

外伤患者都应进行完整的创伤评估，包括其他损伤的评估和生命体征的监测。识别上述相关的眼部损伤需要专门的设备和技术，因此建议眼科医生对患者进行完整的眼科检查，包括裂隙灯生物显微镜检查和眼底检查。视力检查应由医疗团队中的成员用视力检查卡按单眼进行检查，同时检查瞳孔（通过直接和间接对光反射评估瞳孔传入缺陷），然后粗略地让患者在一个大圆圈内跟随检查者的手指来进行眼球运动。任何明显的运动障碍都可能是潜在的眼眶骨折的线索。其他表明眼眶骨折的迹象可能是眼球明显错位，如斜视或眼球下陷、眼球相对内陷（虽然这常被相关的眼眶水肿所掩盖）和颊部（或唇部）的感觉迟钝。泪点内侧的撕裂伤应引起对泪小管撕裂的怀疑。伤口内存在脂肪的眶周裂伤表明有眶筋膜和眼眶损伤，可考虑眶内损伤（肌肉、神经和眼球损伤）或眶内有异物存留。

如果眼眶张力非常大且恒定，以至于眼睑不能轻易打开且眼球处于明显的压力下，则存在眼眶隔室综合征。这是一种紧急情况，需要及时释放眼眶压力，通常通过外眦切开术和外眦韧带下脚松解术来解决，以避免视网膜中央动脉阻塞或视神经缺血，这些操作需要在 60 ～ 90 分钟之内完成，否则会造成灾难性的后果。这一技术将在本章后面作为 swinging 眼睑入路的一部分进行介绍。

如果出现眼球变形、变软或有其他令人担心的开放性眼球损伤，则应使用护罩保护该区域，以便在眼科医生评估之前不对眼球进行进一步操作。

如前文所述，当怀疑有眼眶骨折或有异物时需要行影像学检查，应当进行面部骨窗和（或）眼眶的冠状位和矢状位的 CT 检查。眼眶的普通 X 线片不够灵敏，许多眼眶骨折无法被检测到，不能为手术提供足够细致的参考。仅通过矢状面的 CT 图像来评估眼眶创伤是不完整的，因为这样几乎不可能评估眶底壁，至少冠状面的重建是必需的。软组织窗和骨窗都应由外科医生直接评估。软组织窗可以显示眼眶内的积血、组织水肿、眼球和眼外肌的情况。骨窗有助于正确评估薄的眶壁（特别是底壁和内侧壁，它们非常薄，以至于在软组织窗上通常看不到非移位的骨折）。影像的评估必须由外科医生直接查看，不能简单地依靠阅读报告进行评估。但是，当 CT 图片中存在骨折或其他异常时，CT 报告却常常将其解读为"正常"[6]。不幸的是，因为没有外形的移位，Trapdoor 骨折常常被误诊；而且这经常发生在需要紧急修复手术的儿童身上。[7]

10.2.1 眼眶爆裂性骨折的手术指征和手术时机

像很多情况一样，尤其在眼科和眼眶手术中，关于眼眶骨折处理的硬性规定很少。但有例外的是白眼爆裂性骨折或 Trapdoor 骨折，最常见于儿科患者。这两种骨折是眶底壁（内侧壁不常见）骨折且有轻微移位，实际上骨折可以自行恢复到接近正常的解剖位置，但骨折区域有软组织（如眼眶脂肪或直肌）嵌顿。这些骨折在外观上看起来水肿和淤斑都不明显，且眼球本身通常与正常眼球一致 [8]（图 10.1）。最明显的是眼球运动的严重受限，通常眶底壁骨折时上视功能受限，内壁骨折时眼球外展受限。有些病例可能与眼心反射有关，患者在尝试转动眼球时可能会出现心动过缓和恶心。不熟悉这种骨折模式的放射科医生或外科医生可能会遗漏这些骨折（图 10.2）。尽管如此，最好学会识别这种骨折，因为患者需要及时的（当天）手术治疗。Trapdoor 骨折的患者如果没有接受及时的治疗，将面临被嵌顿在骨折内的直肌永久损伤的风险，该直肌会因缺血而挛缩并导致难以矫正的永久性斜视和肌肉功能障碍。

Burnstine 在 2002 年的一篇综述中对数据进行了整理，就眼眶爆裂性骨折的手术指征及手术时机提出了有证据的建议 [9]。A1 级证据支持在 24 ～ 48 小时内修复白眼爆裂性骨折。骨折修复的其他指征和手术时机的建议不那么强烈，并依赖于临床判断的补充。眶

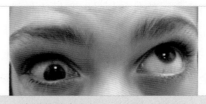

图 10.1　一名被棒球击中的 12 岁男孩右眼眶发生白眼（或 Trapdoor）爆裂性骨折。右眼表现出严重的上视功能受限，但除此之外，几乎没有外伤的外部征象

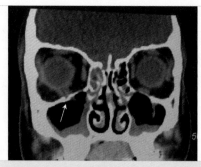

图 10.2 颌面部 CT 软组织窗冠状面重建。放射科医生将扫描结果解读为"未发现骨折"。骨折的线索是右下直肌和右眶底之间的软组织异常——这是被 Trapdoor 骨折嵌顿的软组织，是它束缚了眼球并限制了上视功能

底骨折伴因有限的眼上视或眼下视引起的 30 度以内的复视超过一周，最好在 7~14 天内修复，最新数据显示 7 天内修复的长期效果更好[10]。与骨折范围相比，与软组织破坏程度不相称的骨折（例如轻度凹陷的底部骨折，但下直肌有明显的"泪滴"畸形）也可能受益于早期修复[11]。眼球内陷通常伴有大范围的骨折或合并底壁和内侧壁骨折，并且眼球内陷会随着水肿的减轻而加重，因此应该考虑修复。位于眶底或联合底和内侧壁表面的 50% 或以上的骨折都应考虑通过手术来修复，因为发生眼球内陷的可能性很高。正常个体的两只眼球正常突出偏差可达 2 mm[12]。因此，如果患者在外观上不能接受，则潜在的 2 mm 或更严重的眼球内陷的发展可能是手术修复的一个指标。然而，即使在修复后，仍有一些内部软组织瘢痕、重建不全、外伤和手术后眼眶脂肪萎缩等原因导致眼球内陷[13]。尽管如此，对于表现为潜在眼球内陷的骨折患者，延迟修复仍能取得良好的效果，这一点不应被忽视[14]。

10.2.2　眶内重建的植入材料

眼眶骨折的重建可采用多种植入材料，包括自体组织（如鼻中隔软骨和颅骨）和异体材料（如尼龙箔、多孔聚乙烯片和钛网）。笔者几乎只使用异体材料植入，因为他们使用方便、没有供体部位的发病率、安全和有效。尼龙箔是一种很薄、柔韧性好且价低的植入材料。这是一种物理特性类似于 X 线胶片的透明薄片，有多种厚度可供选择。笔者最常用厚度 0.04 mm 钢板治疗眶底或内侧壁孤立性骨折，

周围骨支持良好。它也可以作为一种"环绕式"植入物用于眶底合并内侧壁骨折，特别是当眶下支撑完好时。[15]这种材料很光滑，这被认为是一种优点，因为植入物不会附着在眶内组织（如直肌）上，但这一特性也会使植入物容易移位。因此，通常在植入物前方放置一个微螺钉以稳定植入物并防止其移位。[16]光滑的植入物虽然不发生黏附，但也确实有被包裹和随后形成血肿的风险。[17]

多孔聚乙烯在保持一定硬度的同时具有一定的柔韧性和延展性，由于多孔性，纤维血管可向内生长进入植入物，从而起到稳定种植入物的作用，理论上避免了感染和包埋。这些植入物有不同的厚度，包括 0.45 mm、0.85 mm、1 mm 和 1.5 mm。他们也可选择一个光滑的"屏障"表面，以防止纤维血管内生至一个或两个表面。多孔聚乙烯具有"黏性"，可附着在眼眶软组织（如脂肪和骨膜）上，一般不易移位。对于中型爆裂性骨折，笔者最常用无屏障多孔聚乙烯片，周围有良好的骨质支持。已经有关于潜在的种植体炎症病例的报道[18]。与其他光滑植入物一样，屏障片易形成囊膜和出血[19]。对于较大的骨折，多孔聚乙烯片可以用钛微型钢板从眶缘悬挑；复合植入物多孔聚乙烯与内层钛（具有刚性和更强的韧性）也可使用。不过，要注意的是，多孔聚乙烯具有柔韧性，在术后眼眶压力增大时可能会弯曲，或者在纤维血管生长阶段，可能会被拉到凹陷的骨板上。这可能会造成眼眶底凹陷（而不是凸出），并可能导致潜在的眼球内陷或复视（图 10.3）。

钛合金是一种惰性轻质有色金属，具有合适的刚度，用于种植体重建。由于其具有保持形状的能力，制造商已经能够根据许多患者 CT 检查数据的平均值制造出预成形的眶内植入物，从而制造出能够复制眶内自然形状的植入物。植入物跨越眶底至眶内侧壁，保持眶底内侧的自然凹凸，通过眶下侧壁支柱从眶底壁过渡到眶内侧壁的自然角度。它们有左、右两种形态，大小不一，并且有开孔，以便血液和液体从眼眶流入邻近的鼻窦。笔者更倾向于将这种植入物用于大面积骨折的重建，包括眶下支柱缺损的底壁骨折和眶底壁合并眶内侧壁骨折，尤其是眶下支撑缺损时。植入物的大小和形状被调整合适后（如果需要的话），

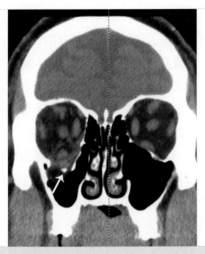

图 10.3 术后 3 个月患者的颌面 CT 图像（软组织窗，冠状位）。该患者在使用多孔聚乙烯片行眼眶骨折修复后，向下凝视时出现持续垂直复视。图像显示有一处非常严重的骨折（箭头所示），被多孔聚乙烯片和植入物下方的一些软组织所覆盖。该骨折（整个底壁几乎没有残余的骨支撑）可以用一个坚硬的植入物来更好地重建，以避免"弯曲"进入上颌窦

与一个单一的微螺钉被共同放置和固定在眶内下缘外侧。螺钉也可以放置在眼眶下缘的前部，螺钉点可以折叠在眼眶上；但是，应尽量避免这种情况，因为螺钉可以和植入物触及或者可能导致术后瘢痕形成和下睑退缩。因为植入物是有开孔的，如果有必要的话，二次移除是十分困难的，因为眶内软组织会黏附在植入物上。必须小心确保植入物周围的组织或肌肉没有疝入植入物中，眼外肌不与植入物接触，否则可能导致限制性斜视。有报道称之为"眶粘连综合征"，眼眶组织、眼外肌和眼睑因紧附于钛植入物而难以被修复。[20] 虽然植入物的刚度在强度和使用原因上是平衡的，但在置入植入物时必须小心，不要向后升高太多，否则会导致视神经受压或直接损伤神经，造成灾难性的后果。与通常会"塑形"成周围自然眼眶外形的尼龙箔或多孔聚乙烯不同，钛植入物不会这样，因此在术中必须确定正确的位置和角度，并在螺钉固定后仔细复查。

虽然预成形的植入物可以很好地重建眼眶形状，但也可以为患者定制特定的植入物。这是由制造商根据患者的 CT 图像创建的，目的是重建一个与对侧眼眶高度匹配的眼眶。这些植入物可以由钛或异质性材料制成。成本和生产周期限制了它们在大多数一期骨

折修复中的应用，但是这种类型的植入物在难度较大的二次重建中是有价值的。

10.3 手术技术

10.3.1 眶底壁经结膜入路

眶底壁的入路有很多种，包括睫毛下经皮切口、直接经皮眶缘切口和经结膜切口，通常采用外眦切开术和外眦韧带下脚松解术（如 swinging 眼睑入路）[21]。经皮入路到经结膜入路的改变，可能与眼睑可见的瘢痕和瘢痕外翻有关。笔者最常用的眶底壁入路方法是 swinging 眼睑入路；然而，对于有小 Trapdoor 骨折的患儿，大面积暴露并不那么重要，通常可以在不影响外眦的情况下进入眶底壁。

使患者仰卧在手术台上，全身麻醉。外眦和下睑注射局部麻醉药（2% 利多卡因与 1 : 100 000 肾上腺素混合后再以 1 : 1 与 0.75% 丁哌卡因混合，并添加透明质酸酶）。如无药物禁忌，则静脉注射地塞米松 10 mg 和头孢唑林 1~2 g（如果过敏可用其他抗生素）。在无菌状态下，在手术眼上方放置角膜保护膜。在放置角膜保护膜之前，在眼缘附近用有齿镊抓住结膜靠近角膜缘处（结膜和 Tenon 筋膜融合的位置）处的眼球，然后上下左右旋转眼球以评估是否有行动限制。弯曲的 Stevens 剪用于切开外眦（沿外眦水平向眶外缘全厚度切开 0.5~1 cm）和松解下部外眦（剪刀的尖指向患者的足部，切开下部外眦韧带和眶隔的附着组织，松解眼睑）。将闭合的剪刀通过外眦切口放置于眶隔前，或在轮匝肌后面穿过下睑，直到尖端与最内侧的睫毛对齐，用剪刀将眶隔前部钝性剪开。再将剪刀向后外翻转并打开，使剪刀的一个齿尖保持在眶隔前平面，另一个齿尖置于结膜上方。然后用剪刀在睑板的下缘沿眼睑从外侧向内侧切开融合的结膜层、下睑牵引肌和眶隔，注意不要破坏内侧泪小管。这是一个有效的眶隔前暴露方法，可避免对结膜和眶隔因使用单极造成热损伤。如果需要，仔细使用双极可以有效止血。将 4-0 缝线穿过结膜和下睑牵引的切口，并夹在手术巾上方，用 Desmarres 牵开器向下夹住眼睑。使用可延伸牵开器将眶内软组织向下固定，分离眶下缘。可用 15 号刀片或用单极

电灼装置进行分离。注意确保颊部和眼睑处的皮肤不会因为助手向下牵引颊部皮肤而向上卷起并覆盖在边缘上。用游离骨膜牵开器抬高眶缘骨膜，使眶壁骨折显露。在骨折部位的内侧和外侧进行细致的骨膜下剥离，然后用 Freer 剥离子和可延伸牵开器用手拉手的技术将突出的组织抬回到眼眶中。有时会出现眶下神经和（或）神经血管骨骼化，必须小心将它们与眶上软组织分离。从内侧看，注意不要破坏眼外斜肌的起始部，它起源于鼻泪管入口附近。剥离至骨折后段，将眶内软组织全部恢复到眶内，使骨折完全暴露。在剥离过程中小心地取出游离骨碎片，以免它们混入眶内脂肪和颅内，从而导致疼痛、眼球和神经损伤或视力丧失。神经血管束从眶底中的眶下管延伸到眶内[22]（图 10.4）。如果该神经血管束是完整的，则应对其进行鉴别、烧灼和分离，以免不慎撕裂并引发出血。有时眶底壁骨折可一直延伸到腭骨后方。眶底壁基本没有关键的结构来防止骨折的完全剥离和向后的完全释放；然而，术中应每隔几分钟暂停一次，以避免眼眶软组织持续收缩，从而对眼球和视神经造成压力。一旦骨折完全暴露，所有软组织都应被抬回到眼眶中，骨折部位应被植入物覆盖。在骨缺损小的骨折或 Trapdoor 骨折中，笔者更喜欢用 0.45 mm 多孔聚乙烯片或 0.4 mm 尼龙片。多孔聚乙烯片通常不固定，而尼龙片可被一个 4 mm 自钻微螺钉固定在前面。对于中型的骨折，笔者更喜欢 0.85 mm 或 1.0 mm 的多孔聚乙烯片，并且通常采用"吉他拨片"的形状，以沿圆周跨越裂缝。对于非常大的骨折，笔者更喜欢在眶

缘内表面用 1 ~ 2 个 4 mm 自钻微螺钉固定前方的预成形钛眶植入物。这些植入物被分割成需要的大小，然后被小心翼翼地置于骨膜下，以确保植入物边缘没有软组织疝入。植入物应该放置在骨折部位后部最后面的骨上，也就是所谓的后壁，在较大的骨折中通常是腭骨。这就保证了底壁的轨道保持不变（这是一个向后上升轨道，图 10.5）。然后进行强制单眼运动测试，以确保眼球是可自由移动的，并且没有组织嵌顿。笔者采用"免缝合"技术缝合骨膜和眼轮匝肌[23]。当进行外眦切开术和外眦韧带下脚松解术时，用双头 5-0 聚乳酸共聚物缝线以水平垫的方式从睑板边缘到外侧眶带的坚硬组织进行修复。采用 7-0 聚乳酸共聚物缝线环切术修复外眦角，放置在上睑至下睑的灰线上，结打在外侧创面内。用 6-0 快速肠缝线缝合下睑结膜，采用两个简单的间断缝线（一个在内侧 1/3 处，一个在外侧 1/3 处），注意只取非常小面积的结膜。然后用 6-0 快速肠线简单间断缝合关闭外眦皮肤。将保护罩取下，取下患者身上的手术巾，清洗患者术区皮肤，然后将红霉素眼膏涂在手术眼上。待患者从麻醉中醒来后，拔出气管插管，送入麻醉恢复室，注意观察有无出血（图 10.6）。

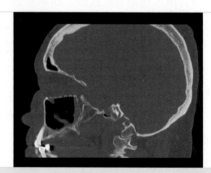

图 10.5　术后颌面部 CT 图像（骨窗，矢状面重建）。眶底钛合金被放置在眶底壁重建的合适位置。植入物维持了眶底壁的合适轮廓，向后上升到上颌骨的"后壁"

10.3.2　泪阜后经结膜入路至眶内侧壁

在进入眶内侧壁时，通过采用泪阜后入路可以避免皮肤切口（如 Lynch 型切开）[24-25]。这是一个位于泪阜和半月皱襞之间的经结膜切口，在正常的情况下，它能很好地暴露眶内侧，基本上没有任何并发症和对容貌的影响。

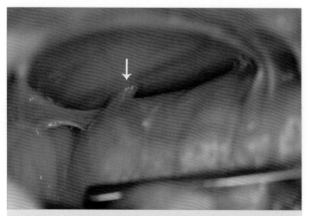

图 10.4　尸体解剖时的右侧眶底壁。眶内的神经血管束从眶下管中段穿出并进入眶内的软组织

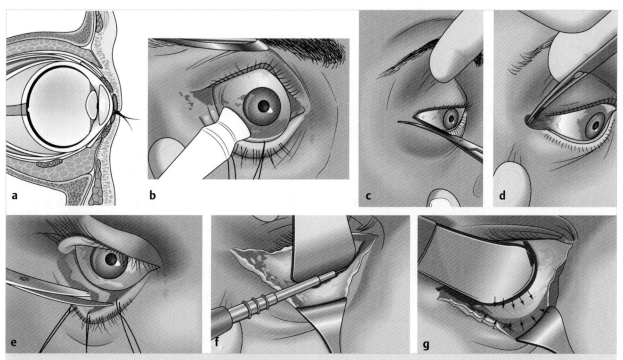

图 10.6 操作示意图。a, b. 经 swinging 睑结膜入路至眶底。c, d. 切开外眦和松解下部。e. 用 Stevens 剪进行眶隔前剥离和睑板下缘结膜松解术。f. 用单极切开眼眶下缘骨膜。g. 暴露眶底壁骨膜下〔改编自 Ellis E, Ⅲ. Surgical approaches to the orbit in primary and secondary reconstruction. Facial Plast Surg, 2014,30(5):537–544. 〕

如前文所述,患者做好进行眼眶手术的准备。

为了暴露泪阜和半月皱襞,可以使用辅助眼睑镜或自闭眼睑镜将眼睑固定在开放位置。用有齿的 Bishop 钳抓住并向前掀起泪阜。用钝头的 Westcott 剪立即剪断泪阜和半月皱襞之间的结膜。注意,剪刀需要朝向面中线且远离眼球。此外,剪刀应朝后大约 45°,可使泪总管不被误伤。切口形成后,可以用 Westcott 剪小心地向上和向下扩大,注意不要损伤眼球和眼外肌。将闭合的弯曲的 Stevens 剪通过切口"接触"到泪后嵴,打开剪刀进行钝性分离。然后放置眼眶 Sewell 牵引器或小的可延展性牵开器以保持手术视野。泪后嵴上覆盖的骨膜可用新月形刀片或 Colorado 针状单极切开。然后开始骨膜下剥离。上部剥离的区域沿着额筛线,注意不要撕裂筛前神经血管束。如果遇到筛前神经血管束并受到阻碍,可用双极烧灼处理,需要仔细地分开神经血管束。在下方,沿眶下内段支柱剥离。这些骨很脆弱,注意不要造成医源性骨折。眶纸板的骨折片被分离出后,马上使用可自由升降的小型延展牵开器将疝出的眶内软组织小心地提升回眶内。与眶底不同的是,眶底后方没有重要

的组织结构,眶内壁直接向后通向视神经管和视神经。术中需要频繁间断休息以缓冲组织的牵拉,轻柔操作是避免损伤视神经的关键。术中要注意解剖的深度(眶内侧壁平均长 40 mm)和筛后神经血管束(在视神经管前平均长 6 mm)的存在。应小心的是,多达 1/3 的患者在前孔和后孔之间可能有副筛神经血管束(筛窦中动脉);因此,这不是一个绝对可靠的标志[26]。立体定位影像导航是一种有用的辅助手段。

从骨折部位中去掉嵌顿的软组织后,骨折部位就可以被外科医生选择的植入物覆盖。笔者通常使用 0.4 mm 的尼龙箔或 0.85 mm 的多孔聚乙烯片。植入物被剪成椭圆形后,被放置在周围完好的骨面上,同时用可延展的牵开器将眶内软组织牵拉开。如果植入物覆盖在完好的骨面上,则一般不需要固定;但是,如果植入物只与骨面有轻微的重叠,或者在强制单眼运动试验中,植入物有一定的位移,则可以通过在植入物前下缘放置一个 4 mm 的微螺钉来固定。需要注意的是,植入物在强制单眼运动试验中会发生位移,医生应检查软组织是否嵌顿在骨折部位或有软组织疝出至植入物周围,这些情况必须要处理,以避免术后

限制性斜视甚至有肌肉因被植入物卡住而产生严重损伤。

当植入物稳定且强制单眼运动测试合格后，泪阜的软组织就会被恢复到正常的解剖位置。缝合不是强制性的。如果有明显的软组织突出的趋势，可用 6-0 快速肠线在泪阜后部至结膜间进行简单的间断缝合。将保护罩从眼部取下，掀开患者身上的手术巾，清洗皮肤，然后将红霉素眼膏涂在手术眼上。患者醒后，拔出气管插管，将其送至麻醉恢复室。需要观察患者有无出血（图 10.7）。

10.3.3　眶底壁合并眶内侧壁骨折

当眼眶底壁和内侧壁均被破坏时，出现眼球内陷和眼球运动障碍的可能性更大。对此，决策过程和手术方法可能会变得更加复杂。一般来说，在决定骨折是否需要手术时，适用于单纯底壁和内侧壁骨折的概念也同样适用于多重骨折。非常小的骨折，如相对于整个眼眶容量的最小位移和最小改变可能不要求修复，并可能被观察到。骨折的总尺寸较大，即小位移乘以骨折的表面积，会导致明显的眶容量扩张和眼球内陷，一些在量级上位移很小的骨折仍需修复。较大的骨折，通常表现为早期眼球内陷，需要修复。一种常见的情况是合并骨折，其中眶底是中等大小的骨折，内侧壁骨折仅是小的或非常小的位移。如果移位很小，或者面积很小（例如单个筛窦气房），那么只修复底壁而不治疗内侧壁也是可以接受的。另一方

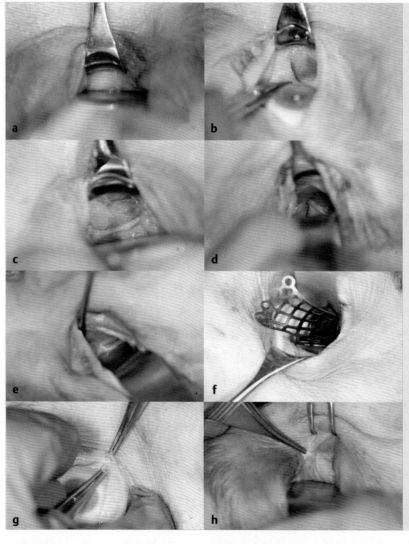

图 10.7　从泪阜后经结膜入路至眶内侧壁。a. 泪阜和半月皱襞回缩，用 Westcott 剪做结膜切口。b. 使用 Desmarres 牵开器向内侧牵拉，使用弯型 Stevens 剪钝性剪开软组织至泪嵴后方。c. 泪嵴后方的骨膜已被切开和抬高，暴露出眶纸板。d. 筛前神经血管束暴露，可烧灼分离。e. 可以清楚地看到眶内侧的眶纸板。f. 骨折复位后，沿眶内壁置入植入物。g, h. 泪阜的结膜切口可以不缝合或者可以用 6-0 肠线或 7-0 聚乳酸共聚物缝线缝合（图片已授权，引自文献 Shen Yun-Dun, Paskowitz Daniel, Merbs Shannath, Grant Michael, Retrocaruncular Approach for the Repair of Medial Orbital Wall Fractures. New York, NY: Thieme; 2015: 100-104.）

面，如果底壁骨折的位移或尺寸较大，在合并底壁和内侧壁破裂的情况下不修补内侧壁骨折是错误的，即使底壁重建完好，也会导致术后眼球内陷。

合并骨折中另一个考虑的因素是眶下支柱的状态。该结构是眼眶的重要支撑物，是眶底壁与眶内壁之间的拐点（图10.8）。当这种结构被破坏时，可以肯定的是，眼眶容量已经明显扩大——支柱通常很坚固，破坏需要很大的力。当支柱完好无损时，外科医生可以利用解剖学标志来保护患者眼眶的自然轮廓，这些解剖学标志还可以作为植入物的结构支撑点。当它被破坏时，它倾向于向下移位。在这种情况下，外科医生没有明确的参考点确认从眶底壁到内侧壁过渡或眶底向后方移位（除了最后方的腭骨）。在这种情况下，植入物可能被放置得太靠内侧且弧度不够，导致眼眶重建不足和术后突眼。在手术过程中认识到这一情况是十分重要的，外科医生在这种情况下应该依靠后部的腭骨作为后"支架"，以获得正确的底壁上移位置，另外，下斜肌的起始点在底壁到内侧壁过渡点处。

下斜肌起源于骨性鼻泪管入口的外侧，紧邻眶下缘内缘的后面（图10.9）。因此，它位于眶底和内侧壁之间。在手术过程中，必须注意避免损伤该结构，因为下斜肌的损伤可能导致难治性扭转性复视[27]。

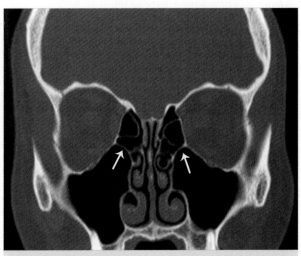

图10.8　颌面部CT图像（骨窗，冠状面重建）。眶下支柱（箭头）是眼眶的支撑物，是眼眶重建的重要标志

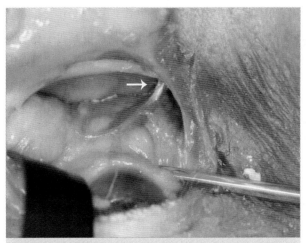

图10.9　尸体解剖时的左侧眼眶。外科医生可以看到在眶下缘的内缘的后面为下斜肌的起点

10.3.4　眶底壁和眶内侧壁联合骨折的手术入路

如前文所述，作者采用经下睑的Swinging眼睑入路进行骨折修复。一个成功的外眦松解术和在眶外边缘高处切开骨膜可以提供良好的眶底壁和眶内侧壁视野。在许多情况下，这足以安全和完整地修复眶底壁和内侧壁的合并骨折。分离出眶底壁并从上颌窦释放软组织，从下内侧眶支柱向内侧和上方进行骨膜下分离，直到眶纸板，从下分离骨折的内侧壁，然后向前和向后分离，软组织从筛窦向上和向后升高。注意观察眼眶回缩后的维持时间，并用"轻触"的手法向内侧解剖，避免眶纸板进一步碎裂或向上穿透颅底。如果软组织不容易被抬高，或者眼眶过"紧"，则从眶底壁到内侧壁的通路受限，笔者则会如前文所述，通过泪阜后切口单独切开眼眶内侧壁。这样就可以进一步暴露骨折的内侧壁，尤其是直接暴露在骨折的上面，这样解剖方向就可以安全下移到远离颅底的地方。

当同时使用泪阜后入路和Swinging眼睑方法时，可以很好地进入眼眶；然而，下斜肌阻碍了180°自由入路。如果可能的话，最好是围绕下斜肌进行手术，但不要以手术过程中直接操作造成的反复损伤为代价。如果术者必须有180°的完整入路，可用Westcott剪将下睑结膜切口与泪阜后区仔细连接，下斜肌就能有足够的空间。曾有过将下斜肌简单地随骨膜一起从骨上"剥离"下来，然后再让它恢复到原来位置的病例。笔者不认为这是可靠的，更倾向于在肌肉快速松解前用双臂 6-0 聚乳酸共聚物缝线标记肌肉的起点。重建结束后，将预置缝线水平地缝合于眶内下缘肌腱残端起点，确保肌肉固定在正确的解剖位置。

10.3.5 眶底壁和眶内侧壁合并骨折修复术中植入物的置入

笔者最常用于修复眶底壁和眶内侧壁合并骨折的植入物是尼龙箔，最常用于修复眶底壁和眶内壁的是预成形钛板。在某些情况下，可以使用两种不同的植入物：一种用于眶底壁，一种用于眶内侧壁。这通常是经 Swinging 眼睑入路联合泪阜后入路的方法，二者之间没有连接，有一个完整的固有光信号。更常见的是用单个植入物覆盖眶内侧壁和眶底壁的骨折。

当眶下支柱完好时，如前文所述，可使用尼龙箔片"包裹"内侧壁和底壁，并放置在支撑过渡点的支柱上。尼龙箔片被切割成椭圆形，其短轴沿前后方向跨越骨折，长轴从额筛线缝合处到眶底的侧面。将 4-0 缝线穿过长轴一端，用可延展性牵开器将骨折部位完全显露，通过下睑和（或）眶底壁区域放置植入物，并通过后部和（或）内壁区域牵引缝线，用弯曲的止血钳将缝线"拉"到位。然后松开并取出缝线。要注意的是植入物需完全覆盖住骨折区域，没有软组织（特别是内侧骨折上侧面的上斜肌或内直肌）疝出至植入物周围。

如果眶下支柱受到损伤或积累为大的骨折，笔者更倾向于使用钛眶底壁和眶内侧壁植入物（图 10.10）。植入物的置入方法是将所有软组织用可延展性牵开器拉开后，通过下睑入路首先将植入物的上内侧面置入眼眶。由于下斜肌的解压（以及前面所述的随后重新附着），植入物可以安全和准确地被置入，因此大范围的骨折可以置入较大的植入物。植入物就位后，确认其与上方的额筛缝、后方的腭骨和植入物底部的侧面与眶下裂的角度对齐。植入物不应太靠前或靠内以免影响鼻泪管。在正常解剖结构被破坏的情况下，立体定位图像通过反应未受损的眼眶来确定位置。植入物应从眶下缘置入，即不能通过皮肤直接触及植入物。注意确保在植入物的周围没有软组织疝

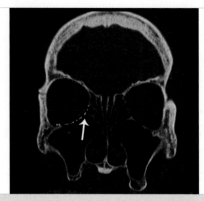

图 10.10　右侧眼眶底壁和眶内侧壁合并骨折伴眶下柱断裂。在没有支柱（箭头）的情况下，放置一个预先成形的钛眶底壁和眶内侧壁植入物来重建自然的眼眶轮廓并提供稳定性

入。然后用 4 mm 的自钻微螺钉将植入物固定在眶下缘外侧的内侧面。强制单眼运动试验合格可确保眼球在伤口缝合的情况下能自如运动。

10.3.6 经上睑皱褶切口进入眶上壁

眶上壁骨折通常伴有其他颅脑损伤且治疗时需要有关眶上壁的操作，加上会有脑脊液漏或其他颅内医源性损伤的风险，因此通常与神经外科一起治疗。眶上壁入路通常在脓肿引流或肿块累及额窦和（或）筛窦时使用。当需要广泛暴露眶上壁时，冠状皮瓣是必需的，因为它可以使眶上神经血管束从其切口或孔中释放，并不受限制地进入眶上壁，特别是中间部分。为了避免冠状皮瓣，眼睑皱褶切口可以达到除了最前内侧的部分以外的眶上壁区域[28]。

术前对上睑皱褶做好标记。如前文所述，为眼眶手术做准备。用 4-0 缝线在上睑睫毛上方的中心位置进行牵引，这用于仔细夹紧上睑皱褶保持眼睑向下的牵引力。用 15 号刀片切割上睑皱褶处标记的皮肤。切口深度仅为皮肤至眼轮匝肌，切面不宜过深，以免伤及上睑提肌腱膜。用弯曲的 Stevens 剪平行于眼睑表面切开眼轮匝肌，以向上进入睑板前。在眶隔前平面的水平上优先使用剥离子进行钝性和锐性剥离，直至覆盖上眼眶缘。Desmarres 牵开器用于皮肤和软组织的上拉。谨慎地使用双极止血。触诊眶上切迹并在此外侧开始剥离，以避免损伤眶上神经血管束。使用可延展的牵开器将眶上缘下的软组织牵开，用

Colorado 针尖单极从眶上切迹外侧向眶外缘切开眶上缘软组织和骨膜。这个切口可以一直从眶缘延伸到外眦。用游离骨膜牵开器抬高弓状缘骨膜，进入眶上壁骨膜下间隙。眶上壁的骨膜通常会很容易地集中抬高起来。在眶上切迹深部进行剥离，可看到额筛线。侧面骨膜也很容易升高。可能会遇到颧颞神经血管束，一般可以保留完整，但如果需要的话可以用双极烧灼，并在必要时将其溶解。眶上壁小的缺损不需要直接重建。在某些情况下，笔者会在眶上壁小缺损上覆盖一个纤维素薄膜，以防止早期骨膜愈合阶段的眶软组织疝出。较大的缺陷可能需要放置 0.4 mm 尼龙箔片或 0.45 mm 多孔聚乙烯片。需要注意的是，当眶上壁非常大的区域被移除时（如经颅眶切开术），为避免脑疝入眼眶，可能需要用钛或多孔聚乙烯钛复合植入物来重建眼眶。手术结束时，取下牵开器和牵引缝线，用 6-0 快速肠线间断缝合眼睑皱褶切口。当脓肿被清除后，笔者将从外侧眉下刺入切口在上骨膜下间隙放置引流装置。

10.4 术后护理

一般来说，眼罩不会在眼眶手术后使用，因为这可能会掩盖出血症状。但也有一些例外的情况，如多于平均水平的出血和（或）患者难以从全身麻醉中恢复，在闭合的眼睑上放置 2 个眼垫标准贴片，在张力下用胶布固定，以便在拔管过程中及术后立即对眼眶施加压力以止血。必须在恢复期及时去除该贴片，以便医生观察眼眶是否有任何后续活动性出血的迹象。

当患者清醒到可以合作的程度，就应该进行视力评估。操作很简单，只需要确保患者能够数出检查者的手指，并报告正常的亮度感觉。由于术后立即使用软膏和眼压发生变化（通常降低），患者视力常常很模糊。许多患者术后感觉灯光变亮，这通常是由术中操作造成的视物模糊和角膜损伤，有时瞳孔会扩大（这是正常的，尤其是使用了含有肾上腺素的局部麻醉药后）。当患者不能数清手指或回应说视物"暗淡"或"黑暗"时，医生开始关注视神经损伤。了解瞳孔检查的细节是很重要的。单侧瞳孔扩大并不表示视神经受损。瞳孔扩张的原因更有可能是局部麻醉药接触

眼球，手术过程中眼眶内持续的压力，或者原发损伤（手术前会出现）。从神经解剖学方面来讲，瞳孔被神经支配着收缩在一起。通常，当光线照射到眼部时，该眼瞳孔会收缩（直接对光反射）。另一只眼的瞳孔也会收缩（间接对光反射）。这是通过瞳孔测试评估视神经功能的基础测试。因此，正常情况下，如果光只照射到右眼，两个瞳孔都应该收缩。在闪烁测试中，两眼轮流闪烁。每只眼的瞳孔都应该因感受到光线而收缩。即使一个瞳孔因药理作用发生扩张，测试仍然可以进行，因为无论哪只眼感受光，未扩张的瞳孔都应该保持此反应。如果光线移至左眼时，右眼瞳孔扩大，这表明左眼传入系统有问题（如视神经病变），这种情况称为传入性瞳孔障碍。因此，即使一个瞳孔完全没有反应（例如用含阿托品的滴眼液治疗创伤性虹膜炎），传入视觉系统的状态也可以通过观察正常（另一个）瞳孔对分别照射到两只眼的光线的反应来评估——有反应的瞳孔应该对直接和间接照射做出反应。如果出现传入性瞳孔障碍，应寻找如出血、植入物错位或神经直接受损等原因。如怀疑有视神经出血或植入物压迫视神经，应立即返回手术室进行探查。

在笔者的实践中，大多数孤立性爆裂性骨折患者在术后当天即可出院，除非术中出血多于平均水平，因迟发性出血需要回手术室处理，或患者住在离医院较远的地方。术后 1 周内，患者应避免任何弯腰、拖拽或搬运重物的动作。红霉素眼膏或其他替代药物应每日 2 次用于手术眼，连续 1 周。给患者使用术后全身抗生素并不是常规治疗。术后前 48 小时清醒时，每小时进行一次眼部术区冷敷，每次持续 10 分钟。手术后 4 周内，患者应避免擤鼻涕或用吸管喝水。一般在术后 1 周、1 个月和 3 个月分别进行复查。

10.5 并发症

10.5.1 出血和眼眶间隔综合征

出血可发生在手术过程中的任何时间，或术后在麻醉恢复室里发生，有的甚至在术后数天发生。眼眶变硬、眼睑紧张的大出血是一种紧急情况。诊断仅凭临床检查（如眼眶触诊紧绷和突眼），患者通常难以睁开眼或只能手动打开眼睑。有时疼痛可能非常严

重，并且超出了正常的术后疼痛预期。如果能够评估，任何失明或出现瞳孔传入障碍的存在都是一个不好的征兆，眼和视神经受到重大的损伤和永久性视力丧失的风险与时间密切相关，因为视网膜可在缺血 60～90 分钟时发生坏死。在急性情况下影像学检查也没有意义，因为这只会使治疗延迟。同样，在急性情况下，药物治疗如降低眼压的滴眼液或全身应用乙酰唑胺都是没有作用的。如果出血是在手术恢复区域发生的，则应松开所有可触及的缝线，并进行外眦切开术和外眦韧带下脚松解术以释放眼眶压力并尽可能让血流出。患者应紧急返回手术室。在全身麻醉的状态下，进行眼眶探查以确定出血的来源，并用双极烧灼加以控制。在大多数情况下，出血被止住后，伤口可能会被重新缝合。笔者更愿意让患者住院观察一晚，并保持卧床休息和控制血压。任何出血病因（如血小板减少或凝血功能障碍）都应予以纠正。如果出血特别难以控制，尤其是在找不到合理原因（如术后血压升高较多等）的情况下，血液学评估可考虑排除以前未诊断的出血倾向，如血管性血友病。

10.5.2　泪小管撕裂

眼眶骨折修复术中，下睑过度收缩或剥离时直接切开泪小管可导致医源性泪小管撕裂。泪点内侧的任何撕裂伤都可怀疑是泪小管撕裂伤。这可以通过将 Bowman 泪腺探针穿过泪点和泪小管来证实。泪小管撕裂必须在硅胶支架（如固定单管支架或 Crawford 型鼻泪管支架）上直接再吻合修复。如果外科医生不熟悉泪管损伤的修复或所需的支架材料不可用，应在 24～48 小时内，对患者进行眼睑缝合，并由有泪小管修复经验的外科医生进行治疗。但这样的话，泪小管修复的成功率会大大降低，并有潜在永久性泪溢的后果。

10.5.3　植入物位置不正确

植入物向前突出超过眼眶边缘能导致眶隔瘢痕形成，随后发生瘢痕性眼睑退缩，修复难度极大。在内侧，如果植入物向前方移位，则可能通过结膜暴露，因为结膜不像皮肤那样结实，更容易破裂并暴露植入体，从而导致感染、结膜瘢痕和斜视（图 10.11）。植

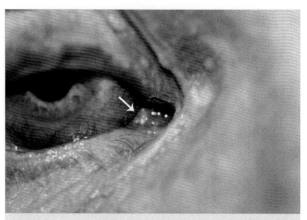

图 10.11　一名有慢性眼部分泌物、下睑退缩和斜视的患者的眼部照片，数年前用于修复眼眶骨折的多孔聚乙烯植入物（箭头）经结膜暴露

入物被放置在极后方的底壁上，可能会压迫眼眶下神经，使其离开原位，导致持续的感觉减退和（或）慢性疼痛。从内侧看，如果植入物的位置太靠后，就会与视神经孔相邻，可能会对视神经造成压力，导致从视野缺损到失明的视力障碍。如果眶内下支柱移位，植入物可能向内侧移动，导致眶内重建不充分，进而可能引起突眼、斜视和（或）复视。在矢状面，应向后方抬起沿底壁的植入物，目标是将其放在腭骨上。此处种植体定位不佳的情况大多涉及植入物被放置于"平坦"处而没有向后抬起。这导致眼眶重建不足和术后眼球内陷。当植入物上升被抬起，一个潜在的更糟糕的情况（底壁植入物脱离眶下缘）最有可能发生。如果抬起角度太大且压力过大，甚至有剧烈损伤，会对下直肌、眼球或视神经造成灾难性的后果。对于术后恢复期视力明显下降或完全丧失的患者，应将其带回手术室，去除植入物。在这种情况下，影像学检查可能会造成治疗延迟，并可能导致永久性失明。

10.5.4　复视和斜视

患者术后因水肿和直肌从正常解剖位置疝出而发生眼球运动改变，这是正常的。患者可以放心，这种复视可以在数天到数周内自行恢复。术后即刻发生的严重眼球运动受限是不正常的。如果眼球运动受限严重且眼球和眼眶紧张，则可能发展为眼眶间隔综合征。如果仅有一个方向运动不完整（例如没有内收），则可能是限制性或麻痹性问题。可以进行强制

的单眼运动试验，如果存在明显的限制运动障碍，则应关注植入物周围可能有组织嵌顿并及时解决。如果眼球活动自如，没有明显的异常，患者可能会在数天到一周内感受到功能的改善。如果眼球仅能做有限的活动，可以考虑用影像检查（MRI 或 CT 增强扫描）来评估眼外肌水肿或损伤。有些虽然能及时修复且眼眶重建情况良好，没有明显的眼外肌病变，但患者仍会持续出现复视。应将此类患者转诊给专门从事斜视评估和治疗的眼科医生，他们可对患者进行棱镜眼镜和（或）斜视手术治疗。

10.5.5 眼睑退缩

瘢痕性下睑退缩对患者来说是相当严重的，因为它既影响美观又不舒服，使眼球突出且变得干燥，导致眼部发红和流泪。在最严重的情况下，角膜会干燥、感染甚至穿孔。眼睑瘢痕形成过程一旦开始，使其停止是极具挑战性的。有些患者可能需要进行多次手术，包括瘢痕的去除和植入物的放置。最好的方法是预防。在笔者的实践中，这种并发症似乎最常发生于没有进行精确的经结膜切开操作（例如有睑板切开的证据，或手术报告中意外的全层眼睑撕裂伤需要修复）。此外，这些病例似乎涉及过度的结膜伤口闭合，以及使用多种不同的缝线闭合骨膜、隔膜轮匝肌或结膜。如果仅有轻微的收缩，则进行按摩和抗炎治疗［如在睑板中部注射 5- 氟尿嘧啶（5-FU）和曲安奈德］。在更严重的情况下，可能需要进行二次重建。如果可能的话，笔者希望至少等待 6 个月，以使术后炎症消退。过去，硬腭植入被用作中、后板层间隔植入。鼻黏膜移植是一种降低供区发病率的现代技术，如从下鼻甲或鼻中隔植入。异体植入，如处理过的尸体真皮，也可以使用。

10.6 结论

眼眶是一个复杂且重要的区域，既能抵御创伤和破坏，同时又脆弱且对操作敏感。眼眶骨折管理的概念已发展成为一种普遍可靠的评价和治疗方法，可作为鼻内镜眼眶手术相关的眼眶重建的基础。

参考文献

[1] Putterman AM. Management of blow out fractures of the orbital floor. III. The conservative approach. Surv Ophthalmol. 1991; 35(4):292–298

[2] Bleier BS, Castelnuovo P, Battaglia P, et al. Endoscopic endonasal orbital cavernous hemangioma resection: global experience in techniques and outcomes. Int Forum Allergy Rhinol. 2016; 6(2):156–161

[3] Gilliland GD, Gilliland G, Fincher T, Harrington J, Gilliland JM. Assessment of biomechanics of orbital fracture: a study in goats and implications for oculoplastic surgery in humans. Am J Ophthalmol. 2005; 140(5):868–876

[4] Kreidl KO, Kim DY, Mansour SE. Prevalence of significant intraocular sequelae in blunt orbital trauma. Am J Emerg Med. 2003; 21(7):525–528

[5] Kim BB, Qaqish C, Frangos J, Caccamese JF, Jr. Oculocardiac reflex induced by an orbital floor fracture: report of a case and review of the literature. J Oral Maxillofac Surg. 2012; 70(11):2614–2619

[6] Chen T, Gu S, Han W, Zhang Q. The CT characteristics of orbital blowout fracture and its medicolegal expertise. J Forensic Leg Med. 2009; 16(1):1–4

[7] Parbhu KC, Galler KE, Li C, Mawn LA. Underestimation of soft tissue entrapment by computed tomography in orbital floor fractures in the pediatric population. Ophthalmology. 2008; 115(9):1620–1625

[8] Jordan DR, Allen LH, White J, Harvey J, Pashby R, Esmaeli B. Intervention within days for some orbital floor fractures: the white-eyed blowout. Ophthal Plast Reconstr Surg. 1998; 14(6):379–390

[9] Burnstine MA. Clinical recommendations for repair of isolated orbital floor fractures: an evidence-based analysis. Ophthalmology. 2002; 109(7):1207–1210, discussion 1210–1211, quiz 1212–1213

[10] Matteini C, Renzi G, Becelli R, Belli E, Iannetti G. Surgical timing in orbital fracture treatment: experience with 108 consecutive cases. J Craniofac Surg.2004; 15(1):145–150

[11] Harris GJ, Garcia GH, Logani SC, Murphy ML. Correlation of preoperative computed tomography and postoperative ocular motility in orbital blowout fractures. Ophthal Plast Reconstr Surg. 2000; 16(3):179–187

[12] Migliori ME, Gladstone GJ. Determination of the normal range of exophthalmometric values for black and white adults. Am J Ophthalmol. 1984; 98(4):438–442

[13] Clauser L, Galiè M, Pagliaro F, Tieghi R. Posttraumatic enophthalmos: etiology, principles of reconstruction, and correction. J Craniofac Surg. 2008;19(2):351–359

[14] Scawn RL, Lim LH, Whipple KM, et al. Outcomes of orbital blow-out fracture repair performed beyond 6 weeks after injury. Ophthal Plast Reconstr Surg.2016; 32(4):296–301

[15] Nunery WR, Tao JP, Johl S. Nylon foil "wraparound" repair of combined orbital floor and medial wall fractures. Ophthal Plast Reconstr Surg. 2008; 24 (4):271–275

[16] Park DJ, Garibaldi DC, Iliff NT, Grant MP, Merbs SL. Smooth nylon foil (SupraFOIL) orbital implants in orbital fractures: a case series of 181 patients. Ophthal Plast Reconstr Surg. 2008; 24(4):266–270

[17] Chao DL, Ko MJ, Johnson TE. Hematic cyst around orbital floor implant masquerading as choroidal mass. JAMA Ophthalmol. 2015; 133(3):e143534

[18] Aryasit O, Ng DS, Goh AS, Woo KI, Kim YD. Delayed onset porous polyethylene implant-related inflammation after orbital blowout fracture repair: four case reports. BMC Ophthalmol. 2016; 16:94

[19] Mihora LD, Holck DE. Hematic cyst in a barrier-covered porous polyethylene/titanium mesh orbital floor implant. Ophthal Plast Reconstr Surg. 2011; 27(5):e117–e118

[20] Lee HB, Nunery WR. Orbital adherence syndrome secondary to titanium implant material. Ophthal Plast Reconstr Surg. 2009; 25(1):33–36

[21] Bonawitz S, Crawley W, Shores JT, Manson PN. Modified transconjunctival approach to the lower eyelid: technical details for predictable results. Craniomaxillofac Trauma Reconstr. 2016; 9(1):29–34

[22] Patel AV, Rashid A, Jakobiec FA, Lefebvre DR, Yoon MK. Orbital branch of the infraorbital artery: further characterization of an important surgical landmark. Orbit. 2015; 34(4):212–215

[23] Lane KA, Bilyk JR, Taub D, Pribitkin EA. "Sutureless" repair of orbital floor and rim fractures. Ophthalmology. 2009; 116(1):135–138.e2

[24] Shorr N, Baylis HI, Goldberg RA, Perry JD. Transcaruncular approach to the medial orbit and orbital apex. Ophthalmology. 2000; 107(8):1459–1463

[25] Shen YD, Paskowitz D, Merbs SL, Grant MP. Retrocaruncular approach for the repair of medial orbital wall fractures: an anatomical and clinical study. Craniomaxillofac Trauma Reconstr. 2015; 8(2):100–104

[26] Mason E, Solares CA, Carrau RL, Figueroa R. Computed tomographic exploration of the middle ethmoidal artery. J Neurol Surg B Skull Base. 2015; 76(5):372–378

[27] Tiedemann LM, Lefebvre DR, Wan MJ, Dagi LR. Iatrogenic inferior oblique palsy: intentional disinsertion during transcaruncular approach to orbital fracture repair. J AAPOS. 2014; 18(5):511–514

[28] Szabo KA, Cheshier SH, Kalani MY, Kim JW, Guzman R. Supraorbital approach for repair of open anterior skull base fracture. J Neurosurg Pediatr. 2008; 2(6):420–423

11　视神经减压

Adam P. Campbell, Ralph B. Metson

摘要

用于视神经减压的内镜下鼻内入路的方法可用于治疗创伤性或非创伤性病因引起的视神经病变。内镜和影像导航技术的结合可帮助外科医生看清并定位整个视神经管的走行，以实现安全有效的神经减压。

关键词：视神经病变，视神经减压

11.1　引言

内镜下视神经减压术是 20 世纪 90 年代首次被描述的内镜下眼眶减压术的延伸。[1-3] 对于由压迫性视神经病变引起的视力受损的患者，从视神经管中移除骨质部分以减轻神经鞘压力可能是一种挽救视力的手术。[3]

11.2　患者的选择和适应证

视神经病变通常分为两大类：创伤性和非创伤性。视神经减压术最常见的适应证是创伤性视神经病变。

视神经减压术对创伤性视神经病变的作用存在争议，早期研究表明类固醇激素治疗和视神经减压术的获益都未超过保守观察。[4] 为了回答这一问题，一项名为国际视神经损伤研究（Internatienal Optic Nerve Trauma Study, IONTS）的随机对照试验随之展开，但在患者招募方面遇到了困难。之后，试验变更为对 127 名患者进行非随机研究并且未发现类固醇激素或手术减压的益处。最终的研究建议是对视神经创伤导致视力丧失的患者应首先使用高剂量全身类固醇激素治疗，而不是手术减压，但还应根据每个患者的具体情况进行个体化治疗。[5] IONTS 之后的多项回顾性研究表明用类固醇激素改善视力失败后，视神经减压术可以提高患者视力。[6-8]

然而，对于非创伤性视神经病变患者，视神经减压术可以防止视神经病变进一步恶化，甚至可以逆转已经发生的视力丧失。伴有视力丧失的视神经病变最有可能是神经元受压迫导致的视神经传导阻滞和由此发生的脱髓鞘。因此，许多患者在压力释放后视力快速恢复，并且视力随着神经髓鞘再生而持续提高。[9] 这种减压术最常见的适应证如下。

- 骨纤维性病变（例如视神经管的纤维结构不良）。
- 肿瘤（例如颅底脑膜瘤）。
- 非肿瘤性肿块（例如沿蝶窦侧面的淋巴管瘤）。
- 炎症性病变（例如 Graves 病或眼眶假瘤）。

对于大多数 Graves 病导致视神经病变的患者，在没有进行正规视神经管减压的情况下进行眶尖减压就足以解决该病理问题。然而，一些眼科医生认为有严重视神经病变的 Graves 病患者对大剂量类固醇激素无反应，应在眼眶减压的同时进行视神经减压。

11.3　诊断检查

在创伤性视神经病变中，患者常受累于高速或多系统创伤，首先应由创伤团队进行评估。通过 CT 检查来评估眼眶、眶尖或颅底的损伤。在非创伤性视神经病变中，大多数患者最初在正常眼底检查时以视物模糊为主诉。患者在视神经减压术之前的前 1 周内应进行全面的眼科检查。这种检查通常可以发现视野缺陷、色觉改变（色觉障碍）、传入瞳孔缺陷和晚期病变中的视盘苍白。使用或不使用对比剂的 MRI 可以用来评估视神经。一旦诊断出视神经受压，全身性类固醇激素可能会在等待外科手术干预期间有一定程度的缓解效果。

11.4　解剖结构

视神经可分为 3 部分：眶部、管内部和颅内部。

视神经减压旨在减轻视神经管段的压力。视神经管由蝶骨小翼的两个支柱撑起，容纳视神经和眼动脉。

11.5 外科技术

患者在手术台上呈仰卧位。眼球暴露在手术区域中并用角膜保护膜保护。将利多卡因（1%）与肾上腺素（1∶100 000）沿鼻腔外侧壁、中鼻甲和鼻中隔后部注射。

为了充足暴露手术视野，必要时，外科医生应该在手术开始时矫正鼻中隔或切除中鼻甲。然后以标准方式进行蝶窦筛窦开放术，使蝶骨面广泛暴露并识别骨性视神经管的突起，因其沿着蝶窦的侧壁延伸，该突起恰好在视神经颈动脉隐窝的上方（图 11.1）。外科医生应该意识到视神经管可以位于后组筛窦或 Onodi 气房内，这可以通过术前 CT 检查来识别。在这种情况下，广泛开放 Onodi 气房是充分暴露手术视野的重要步骤。外科医生可以自行决定是否使用影像导航系统来帮助识别和验证视神经管的位置。

清除眶纸板上所有相邻的筛窦气房及其附着物。然后用刮匙在蝶窦前约 1 cm 处将骨化的眶纸板破坏。接着向后方继续移除眶纸板以暴露下面的眶骨膜。外科医生应小心，避免穿透眶骨膜，因为眼眶脂肪疝可能会遮挡手术区域。随着继续向后，下面的眶骨膜形成一层厚实的白色筋膜与 Zinn 环相对应，眼外肌起于此环，并且视神经通过此环。

当接近视神经管时，薄的眶纸板在视神经管入口处被视神经管环的厚骨取代。用带金刚砂的长柄钻头将该骨磨薄，然后使用刮匙或咬骨钳将其取出。有条不紊地使用相同的钻头沿着视神经管的内侧面向更后方继续将骨质磨薄（图 11.2）。在磨除骨质时，必须注意防止钻头接触位于视神经管后下方的颈动脉突起部分。在该骨适当变薄后，用小刮匙小心地将其向内抬起，远离下面的视神经。眼动脉通常在视神经管的内下象限中走行，在去除骨质的过程中应该避免损伤它。用小型 Blakesley 钳取出骨碎片（图 11.3）。在大多数患者中，在蝶窦后面 10 mm 的范围内移除骨质足以提供足够的神经减压（图 11.4）。在离视神经管更近的神经解剖性压迫（例如来自纤维结构不良或肿瘤）的患者中，必须移除额外的骨质，直到压迫区域被解压。

通常不建议切开视神经鞘，因为骨质减压通常足以缓解神经压迫并有预期的临床获益。此外，视神经鞘的切开增加了潜在神经纤维和眼动脉损伤以及术中脑脊液漏的风险。尽管如此，在某些患者中，例如疑似患有鞘内血肿或明显的视神经盘水肿，视神经鞘的开放可能发挥作用。在这种情况下，可使用镰状刀在 Zinn 环的正前方切开视神经鞘。然后使用镰状刀或显微剪沿暴露的视神经长轴向后方继续切开鞘管。

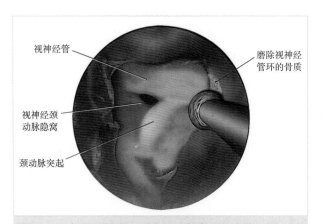

图 11.1　行广泛蝶窦开放术后左侧鼻腔的内镜视图。后部的眶纸板已经被切除以显示与视神经鞘相邻的潜在眶骨膜。使用金刚砂钻沿着视神经管磨薄骨质

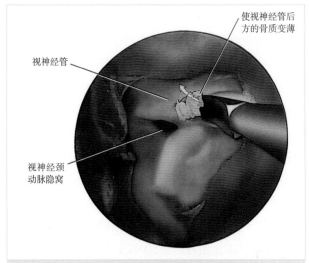

图 11.2　用小刮匙将视神经管内侧面的磨薄骨质从下方的神经上提起

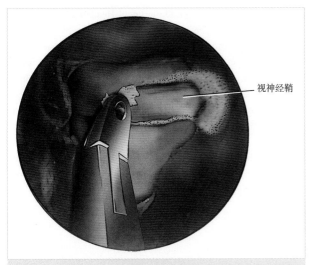

图 11.3 用 Blakesley 钳取出骨碎片以暴露下面的视神经鞘

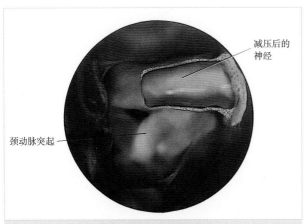

图 11.4 手术完成时（减压后）的视神经

11.6　并发症

术中和术后并发症与常规内镜下鼻窦手术相似，包括出血、感染和脑脊液漏。如果遇到术中出血，应采用传统方法加以控制，如双极电凝或外用药。考虑到进一步压迫止血将影响到暴露的视神经，通常避免常规填塞。一些研究表明，与眼眶减压术或内镜下鼻窦手术相比，视神经减压术中脑脊液漏的发生率更高。如果术中察觉到有脑脊液漏，应在手术开始时使用软骨移植物、黏膜移植物、可吸收材料或鼻内带蒂皮瓣（如果适用）进行组合修复。

与视神经减压密切相关的并发症包括复视、视力下降甚至失明。如果同时进行眼眶减压，新发复视的

发生率似乎高很多。在复视持续超过 2 个月时，应考虑进行眼外肌复位术。如果术后视力下降，可以继续静脉注射类固醇激素，以减少神经周围水肿和相关的神经损伤。

11.7　术后护理

- 由于视神经暴露，手术结束时不会放置任何填塞物。
- 整夜观察患者，每小时进行一次视力检查。如果病情稳定，患者次日即可出院。
- 出院所带的药包括口服抗葡萄球菌的抗生素和类固醇激素。
- 每日 2 次用生理盐水冲洗鼻腔，持续至术后 1 周进行第一次术后复诊时。
- 术后应仔细清理鼻腔和鼻窦，以促进黏膜痊愈并降低感染的概率。
- 分别在术后 1 天、1 周和 1 个月时进行眼科检查。

11.8　结果

大多数因压迫性非创伤性视神经病变而进行视神经减压术的患者术后视力有所改善。在一项针对非创伤性视神经病变进行的 10 次连续的视神经减压的研究中，Pletcher [10] 报道没有出现术中并发症。减压后平均视力从 20/300 提高到 20/30。一名术前因侵袭性脑膜瘤而无光感的患者在减压后视力并未改善。

参考文献

[1] Kennedy DW, Goodstein ML, Miller NR, Zinreich SJ. Endoscopic transnasal orbital decompression. Arch Otolaryngol Head Neck Surg. 1990; 116(3):275–282

[2] Michel O, Bresgen K, Rüssmann W, Thumfart WF, Stennert E. Endoscopicallycontrolled endonasal orbital decompression in malignant exophthalmos. Laryngorhinootologie. 1991; 70(12):656–662

[3] Metson R, Pletcher SD. Endoscopic orbital and optic nerve decompression. Otolaryngol Clin North Am. 2006; 39(3):551–561, ix

[4] Cook MW, Levin LA, Joseph MP, Pinczower EF. Traumatic

optic neuropathy. A meta-analysis. Arch Otolaryngol Head Neck Surg. 1996; 122(4):389–392

[5] Levin LA, Beck RW, Joseph MP, Seiff S, Kraker R. The treatment of traumatic optic neuropathy: the International Optic Nerve Trauma Study. Ophthalmology. 1999; 106(7):1268–1277

[6] Kountakis SE, Maillard AA, El-Harazi SM, Longhini L, Urso RG. Endoscopic optic nerve decompression for traumatic blindness. Otolaryngol Head Neck Surg. 2000; 123(1, Pt 1): 34–37

[7] Rajiniganth MG, Gupta AK, Gupta A, Bapuraj JR. Traumatic optic neuropathy: visual outcome following combined therapy protocol. Arch Otolaryngol Head Neck Surg. 2003; 129(11):1203–1206

[8] Li KK, Teknos TN, Lai A, Lauretano AM, Joseph MP. Traumatic optic neuropathy: result in 45 consecutive surgically treated patients. Otolaryngol Head Neck Surg. 1999; 120(1):5–11

[9] McDonald WI. The symptomatology of tumours of the anterior visual pathways. Can J Neurol Sci. 1982; 9(4):381–390

[10] Pletcher SD, Metson R. Endoscopic optic nerve decompression for nontraumatic optic neuropathy. Arch Otolaryngol Head Neck Surg. 2007; 133 (8):780–783

12 原发性眼眶肿瘤

Sophie D. Liao, Vijay R. Ramakrishnan

摘要

眼眶肿瘤在眼眶疾病中占很大比例。鉴于该区域中包含的肿瘤类别非常广泛，医生需要对临床表现、诊断检查和治疗方案有一个透彻的了解。原发性眼眶肿瘤不如来源于其邻近结构的肿瘤常见，并且眼眶和眶周区域存在大量不同的组织，因此可能出现多种肿瘤。除了病理分类之外，肿瘤的位置在个体疾病的临床治疗方案和治疗并发症中具有特殊意义。在本章中，我们将回顾常见原发性眼眶肿瘤的临床表现、诊断检查和治疗方案。

关键词：原发性眼眶肿瘤，泪腺肿瘤，外边缘区淋巴瘤，特发性眼眶炎，血管瘤

12.1 引言

眼眶肿瘤占所有眼眶疾病的 20% ~ 25%。原发性眼眶肿瘤不如由其他部位转移的继发性肿瘤常见。原发性眼眶肿瘤包括一系列良性和恶性疾病，可以是占位性的或仅有局部浸润。它们可能起源于骨、血管、肌肉、神经、淋巴或结缔组织等。眼眶内的原发性肿瘤可以根据组织来源、位置和良恶性行为来进行分类。最常见的是血管性、囊性和淋巴细胞来源的肿瘤。眼眶肿瘤可引起各种体征和症状，这些取决于其生长方式和特性（表 12.1）。由于眼眶在解剖学上是独特的，许多重要结构被包裹在相对狭窄的空间中，肿瘤位置对其临床转归及治疗具有极为重要的意义。所有眼眶有肿块的患者应进行完整的眼科检查，包括视力、面对面视野、瞳孔、眼压、眼球运动、突眼情况、色觉、裂隙灯前段和散瞳眼底检查。有眼眶病变存在时应考虑进行正式视野测试和光学相干断层扫描。

记录完整的病史，临床检查时还应关注可能有助于肿块的定性或缩小鉴别诊断范围的因素。可以使用如 Hertel 装置的突眼计测量眼球的突出程度，并且还应该通过注意患者是否表现出轴向或远轴突出来定性。应注意疼痛这个症状，因为这可能表明肿瘤周围有神经的侵犯。眶周体征如红斑、眼睑或结膜组织肿胀、毛细血管或血管扩张和触痛可能指向炎性病变。应记录明显的眼球后压抵抗感或明显的眶周肿块。如果症状和体征有进展，应记录其时间。急性起病指向炎症、感染或创伤性病因，而在数月内缓慢起病则是生长缓慢的肿瘤的特征。

表 12.1 眼眶肿瘤的体征和症状

突眼
眼球移位
疼痛和（或）眼球运动障碍
眼球压迫抵抗
眼神经或上颌神经麻痹
视野缩小
不对称的上睑下垂
不对称的眼周水肿或红斑
双眼复视

12.2 淋巴细胞病变和白血病

12.2.1 眼附属器淋巴瘤

在眼眶、泪腺、眼睑或结膜中出现的淋巴瘤被称为眼附属器淋巴瘤（ocalar adnexal lgmphoma, OAL）。其中绝大多数都是原发性淋巴结外肿瘤，但也有少数继发于播散性疾病。这些肿瘤几乎都是淋巴结外非霍奇金淋巴瘤（non-Hodgkin lymphoma, NHL），约占所有 NHL 的 2%。最常见的亚型是边缘区 B 淋巴细胞淋巴瘤（extramarginal zone B-cell lymphoma, EMZL），有时也被称为 MALToma［黏膜相关淋巴组织淋巴瘤（mucosa-associated lymphoid tissue lymphoma）］，因为它起源于黏膜相关淋巴组织。EMZL 占 OAL 的 80%，其次是滤泡性淋巴瘤和

弥漫大 B 细胞淋巴瘤（diffuse large B-cell lymphoma, DLBCL）。其余较罕见，包括套细胞淋巴瘤、小淋巴细胞淋巴瘤和淋巴浆细胞淋巴瘤。[1-2] 仅有少数原发性 T 淋巴细胞淋巴瘤和霍奇金淋巴瘤的病例记载。尽管 OAL 通常是局灶性的，但也可以是双侧的、多中心的或通过区域淋巴结扩散的。这些肿瘤倾向于压迫邻近结构，仅晚期患者会侵袭邻近骨质、鼻窦或颅内。危险因素包括免疫抑制、紫外线照射、慢性抗原刺激引发的炎症和鹦鹉热衣原体感染。[3-4] 患者发病年龄通常为 60~70 岁，有不到一年的无痛性眼睑或眼眶肿胀和突眼病史。据报道没有性别倾向。体格检查时可能会发现结膜淋巴瘤患者的结膜有粉红色鲑鱼斑样病变（图 12.1）。这种情况下应该进行眼眶 CT 或 MRI 检查来确定肿瘤的范围。CT 图像中肿瘤显示为一种均匀增强的、边界清楚的团块，可以压迫周围结构。骨侵蚀并不典型。在 MRI 图像中，淋巴瘤通常与 T_1 和 T_2 加权像中的眼外肌呈等信号，钆造影后肿瘤信号增强。[4] 如果怀疑有淋巴瘤，应进行活检，将组织用福尔马林浸泡并用流式细胞仪分析。一旦确诊，应进行胸部、腹部和骨盆的 PET-CT 以评估转移情况并对疾病进行分期。血液检测包括全血细胞计数、蛋白质电泳、乳酸脱氢酶、β-2 微球蛋白、完整代谢组、HCV 和 HIV 检测。另外，通常由肿瘤医生进行骨髓检查。孤立的眼眶病变可以通过放疗或全身化疗来治疗，而全身受累时则需要化疗或免疫治疗。预后因淋巴瘤亚型而异。EMZL 普遍具有良好的预后，长期存活率为 90%，除非存在某些因素，如侵袭性组织学亚型、高龄和全身播散。套细胞淋巴

瘤更具侵袭性，尽管基于利妥昔单抗的治疗方案可使存活率提高，但 5 年总体无病存活率仅为 50%。[5] 滤泡性淋巴瘤病例通常也进行积极治疗，因为它可能会转化为 DLBCL。放疗是首选治疗方法，如果存在 DLBCL，则加用化疗。[6] 滤泡性淋巴瘤的总死亡率约为 25%，而 DLBCL 的死亡率约为 45%。T 细胞淋巴瘤和 NK 细胞淋巴瘤作为原发性眼眶病变非常罕见，它们更具侵袭性，死亡率可能高达 100%。

12.2.2 特发性眼眶炎

特发性眼眶炎，也称为眼眶假性肿瘤和反应性淋巴组织增生，位于眼眶病变的淋巴组织增生谱的良性末端。这一疾病值得特别提及，因为这些病变很常见并且可能被误认为是恶性淋巴瘤，如果主要涉及眼外肌，则可能与 TED 相混淆。这些病变通常伴有快速进展的眼眶炎的体征和症状，包括眼睑水肿和红斑以及结膜水肿和充血，有时还有严重的眼眶疼痛（图 12.2）。进行性炎症可能导致伴有复视的限制性斜视、突眼、眼内压升高甚至视力丧失。诊断检查包括以排除相关的系统性疾病为目的的检测，包括红细胞沉降率、C 反应蛋白和基于系统检查的选择性血清学检测。一线治疗是逐渐减量的大剂量口服类固醇激素。在视神经病变的情况下，可能需要紧急干预，包括静脉注射类固醇激素或手术减压。对类固醇激素反应不佳的肿块应进行活检。如果确诊为特发性眼眶

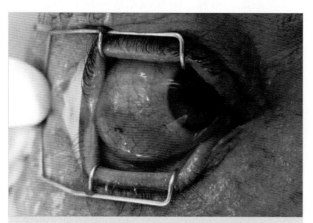

图 12.1 结膜淋巴瘤的典型粉红色鲑鱼斑样外观

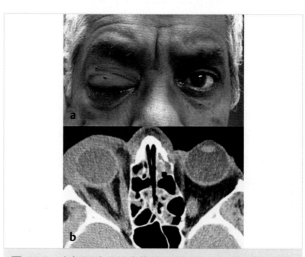

图 12.2 右侧泪腺处的非特异性眼眶炎。a. 眼眶周围有红斑和水肿，眼睑下垂。b. 轴向平扫 CT 显示右侧泪腺增大和上睑水肿

炎，且对类固醇激素治疗的反应较差，则可以考虑替代治疗，例如利妥昔单抗和其他免疫调节药物，或者进行体外放疗。

12.2.3　眼眶白血病

儿童时期的白血病可能偶尔会因眼眶周围结构受累而侵犯眼眶。2 种最常见的亚型是急性淋巴细胞白血病和急性髓细胞性白血病。白血病眼眶病变也称为粒细胞肉瘤、髓母细胞瘤、骨髓肉瘤或绿瘤。儿童可能出现急性突眼和眼睑肿胀，可能被误认为眼眶蜂窝织炎。此时应进行眼眶神经成像，影像学检查表现为均匀、轻度增强的肿块而无骨质侵蚀。[7] 还应行组织活检，一旦确诊，选择非手术治疗，由肿瘤科医生进行放疗和化疗。

12.3　血管病变

12.3.1　婴儿血管瘤

毛细血管瘤，又称婴儿血管瘤，是儿童眼眶最常见的良性血管瘤。婴儿血管瘤是一种先天性错构瘤，其在最初的增殖期病变生长最快，随后进入退化期，在此期间病变通常显著退化。婴儿血管瘤可在出生后的第一年出现并生长，通常在 1 ~ 5 岁退化。[8] 浅表血管瘤通常表现为淡红色，有皮肤隆起，而较深的血管瘤则呈蓝色或紫色。它们最常见于上眼眶或上睑。如果大到足以引起机械性上睑下垂或有其他原因（如诱导性散光）引起的弱视，则需要进行治疗。也可表现为不需要治疗的非致残性较小病变。如果发现非常大或涉及相邻的面部区域，则应针对 PHACE 综合征（表现为颅后窝畸形、面部血管瘤、动脉病变、心脏异常和眼球畸形）进行相关检查。

超声或 MRI 可以对眼眶疾病进行诊断评估以确认疑似诊断并确定病变范围，以便制订治疗计划。由于存在辐射风险，应避免对幼儿进行 CT 检查。婴儿血管瘤在神经影像学中具有可变性的特征，一些病变特征明显，另一些病变特征不明显，并且它们可能出现在眼眶和眼睑内的多个部位。它们在增强 MRI 中强化，并且在 T_1 和 T_2 加权像中呈现不均匀的强化。

一线治疗包括 β 受体阻滞剂（如普萘洛尔），

可以口服给药，眼眶或眼睑表面可以局部使用噻吗洛尔凝胶。[9] 噻吗洛尔局部治疗已在一些小队列病例中显示出可在更深的婴儿眼眶血管瘤中诱导消退。[10] β 受体阻滞剂可能并发心动过缓、低血糖、低血压或支气管痉挛等，应由儿科医生对患儿进行密切监测。替代治疗方法包括使用脉冲染色激光、Nd：YAG（钕：钇铝石榴石）激光、放疗、干扰素 α-2 和口服或注射类固醇激素。[11-12] 只要病变引起了弱视，治疗就要继续进行。手术仅用于药物治疗无效并威胁视力的毛细血管瘤。

12.3.2　海绵状血管瘤

海绵状血管瘤是成人最常见的良性原发性眼眶肿瘤。该肿瘤发病年龄通常为 20 ~ 60 岁，女性发病率高。临床表现为数月至数年内无痛性缓慢进展的突眼。病变由纤维隔膜分隔的大血管组成，周围有假包膜包裹。[4] 这些病变大部分位于眼眶内，但较大的病变可能向眶外延伸。肿瘤通常在进行神经成像时偶然被发现，或者当血管瘤大到足以引起可辨别的突眼、视力障碍或复视时被发现。视力变化可能包括远视、双眼凝视诱发的复视、视神经受压引起的视野缺损、凝视诱发的黑矇或视力丧失。诊断需要眼眶的影像学检查。其在 CT 增强扫描和 MRI 图像中表现边界清楚、广泛的不均匀强化的病变，病灶内可能很少含高密度钙化影。[13] 该肿瘤可以保守观察，除非视力障碍严重到必须通过手术切除肿瘤。[14]

12.3.3　淋巴瘤

淋巴瘤是一种先天性淋巴血管错构瘤畸形，患者通常在 20 岁前出现无痛性渐进性突眼，可能是快速的或潜伏的（图 12.3）。淋巴瘤内出血时可能会突然出现突眼，这可能是创伤后或自发性的。在上呼吸道感染期间肿瘤也可能迅速增大。显著增大可能导致疼痛、伴有复视的眼外运动受限、视神经受压和视力丧失。这种畸形具有浸润性，可以存在于眼内和眼外，并且在浅表可以浸润到眼睑或结膜。检查应包括彻底的系统性检查，因为可能存在多个病变。应进行诊断性眼眶影像学检查，以帮助确诊或明确肿瘤的范围。它在 CT 图像中表现界限不清、不均匀强化的多囊性

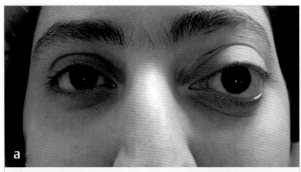
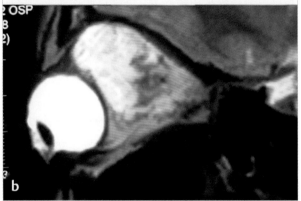

图 12.3 淋巴瘤。a.眼眶淋巴瘤伴眼球向左移位和突出。b.增强 MRI 的矢状位 T$_2$加权像，显示均匀增强的巨大眼眶内肿块在眼眶内外穿行

病变。在 MRI 图像中可表现出液 – 液平面和血液。在尝试通过手术切除时，肿瘤的浸润性和术中大出血的风险增加了手术的困难。最常见的处理方法是保守观察，或介入放射科医生和眼眶外科医生的协作治疗。在文献中已有使用多种硬化剂如博来霉素、OK-432（毕西巴尼）、Onyx 胶、十四烷基硫酸钠、乙醇、多西环素等的报道。在放射线引导下将这些药物直接注射到囊泡中，并用硬化剂诱导囊壁塌陷，这样可以有效地使病变缩小。[15]少数儿童病例也已成功地用口服西地那非治疗，但该方法还需更大规模的研究。[16]由于这些肿瘤可能在术中出血并且有术后进一步扩散的风险，因此一般应谨慎地进行手术。在切除之前可将硬化剂（如氰基丙烯酸酯和乙碘油）注射到选定的病变中以减少术中出血。[17]

12.3.4 静脉曲张

眼眶静脉曲张是先天性的静脉通道扩张，可表现为进行性突眼，也可从出生起就可见并出现在眼睑或眼球表面。这些病变可能导致血栓形成，引起眼眶疼痛和活动受限，极少数情况下还会导致视力丧失。Valsalva 动作和俯卧位会导致病变体积增大和暂时性的突出。检查应包括诊断性眼眶成像。病变在 CT 图像中呈眼眶内高密度、卵圆形或圆柱形，增强不均匀。病变在 T$_1$ 加权像中呈等信号，在 T$_2$ 加权像中呈可变信号，在动态成像中随 Valsalva 动作一起明显增大。[18]处理方法通常为观察。有视觉障碍时，可进行手术引流和切除相结合的治疗方法。[4]在某些情况下，可以尝试血管内栓塞或硬化治疗。[19-20]

其他极其罕见的眼眶血管源性病变包括血管肉瘤、卡波西肉瘤、血管肌瘤和血管内皮细胞瘤。

12.4 泪腺肿瘤

泪腺病变占所有眼眶占位性病变的 10%。其中，20% 是上皮细胞源性，其余 80% 是非上皮细胞源性。原发性上皮泪腺肿瘤大约一半是良性的，另一半是恶性的。[21]恶性上皮性泪腺肿瘤往往发生在年轻人和中年人中，男性和女性的发病率相同。出现的症状可能包括疼痛（如果有骨或神经侵犯时），以及在数月内出现的渐进性突眼、颞下眼球移位、眼球运动受限和上睑下垂。

良性上皮泪腺肿瘤也有突眼和颞下眼球移位的症状，但其病程往往长于恶性肿瘤。

12.4.1 腺癌

原发性泪腺腺癌是一种极为罕见的恶性上皮肿瘤，表现为增大的、坚硬的、非移动的颞上团块。随着团块增大，可能出现上睑下垂、眼球下移、复视和视力改变等症状。神经受累时可能会引起疼痛。这种侵袭性肿瘤可能发生远处转移或区域性侵袭。应进行眼眶 CT 和 MRI 检查，影像学检查会显示泪腺肿块均匀增强，边界不清及泪腺窝骨质重塑。[4]应进行组织活检以确诊，并通过 PET-CT 来评估淋巴结转移或远处转移的情况。治疗方法是边缘扩大切除术或眼眶切除术，以及新辅助治疗或辅助放疗和化疗。然而，这种肿瘤的复发率高，生存预后较差。

12.4.2　腺样囊性癌

腺样囊性癌是泪腺最常见的恶性上皮肿瘤，约占原发性上皮泪腺肿瘤的60%。这种罕见的肿瘤的最常发病年龄通常为40~60岁，并且可能具有双相年龄峰值，另一部分患者年龄常小于25岁，没有性别差异。患者表现为数月内的进行性突眼和眼球下移，并出现由高度的神经侵袭性引发的疼痛。随着肿块增大，可能出现上睑下垂、复视和视力障碍。应进行眼眶影像学检查以确定并进一步定性肿块。应进行CT检查以评估骨质受累和破坏程度。骨质受累经常发生，并且可能会表现为伴有斑点钙化的不规则泪腺肿块（图12.4）。它在增强MRI中显示为边界不规则强化的肿块。应行前侧入路眶切开术将肿块进行活检以确诊，然后迅速转诊给肿瘤科医生进行分期诊断。治疗方式目前颇具争议性，并且由于该肿瘤的预后不良，治疗方案仍在不断改进，其10年存活率约20%。传统方式建议行眼眶切除术，然后进行放疗，尽管没有提高存活率，但这仍然是最常用的治疗方法。最近该方案的修改版受到支持，修改后的方案增加了通过泪道脉管系统施用新辅助动脉内化疗。用该方案治疗的19例患者的10年数据表明，存活率提高到50%~100%。[22]

其他极为罕见的恶性泪腺肿瘤包括黏液表皮样癌、上皮–肌上皮癌、恶性混合瘤、嗜酸细胞瘤、Warthin瘤、肌上皮瘤和低分化癌。

12.4.3　良性混合瘤

良性混合瘤，也称为多形性腺瘤，是泪腺最常见的良性上皮肿瘤。这种肿瘤表现为进行性、无痛性突眼和眼球下移，持续时间通常超过1年。 患者还可能表现出上睑下垂、复视和视力障碍，并伴有质硬的、明显的无痛性包块。发病年龄通常为20~50岁，男性发病率稍高。[4]眼眶CT和MRI图像显示部分或全部泪腺的局限性增大，CT图像可显示泪腺窝的骨性扩张（图12.4）。增强影像可以是均匀强化或非均匀强化的。治疗方法是手术切除，理想情况下假包膜是完整的，因为溢出的肿瘤细胞可能会向周围组织种植转移而导致复发，或恶变为恶性混合肿瘤，10年内恶变率为10%。[4]

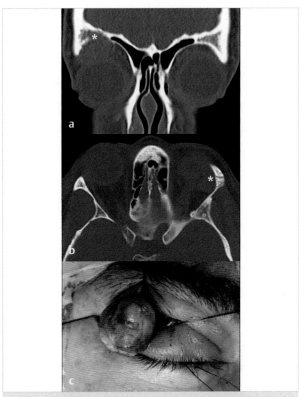

图12.4　平扫CT的骨窗可以帮助区分恶性和良性泪腺肿块。a.右侧泪腺的腺样囊性癌，通过眶上壁（星号）进行骨性侵蚀。b.左侧泪腺的良性混合瘤，具有泪腺窝的特征性扇形（星号）。c.肿瘤表面可见圆形的突起

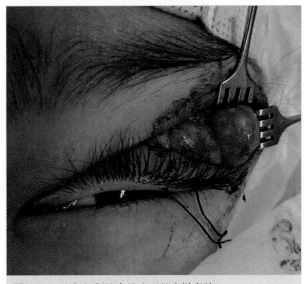

图12.5　左侧额颧缝合处出现的皮样囊肿

12.5　囊性病变：皮样囊肿

皮样囊肿是儿童时期最常见的囊性眼眶病变。它通常表现为皮下缓慢增大的、质硬的、无痛性肿块，

最常见于颞上眼眶（图 12.5）。皮样囊肿往往出现在骨缝线上，最常见于额颧缝，但也可出现在蝶颧缝或额泪缝上。它们可以形成哑铃形双叶结构并延伸到眼眶内。通常依据临床表现来诊断，但如果存在诊断困难或为排除眼眶受累，则可考虑影像学检查。它在 MRI 图像中显示为边缘强化的、边界清楚的病变，病变内部组织密度均匀，经常包绕骨性结构。囊肿在 T_1 加权像中呈低信号，在 T_2 加权像中呈高信号，与玻璃体或脂肪信号相等。[23] 偶尔，皮样囊肿可能因轻度创伤而破裂，并导致病变周围出现明显的炎症。治疗方法是手术切除，如果囊肿内容物暴露于周围组织，术中用生理盐水、水或类固醇激素溶液冲洗以减轻术后炎症反应。

罕见的囊肿可能主要出现在眼眶内，包括单纯的上皮囊肿，其可能是先天性的或在创伤、手术后的继发性的囊肿，角质囊肿以及具有囊肿的畸胎瘤。

12.6 间叶组织肿瘤

12.6.1 孤立性纤维性肿瘤

孤立性纤维性肿瘤（solitary fibrous tumor, SFT）是一种无包膜的良性梭形细胞肿瘤，表现为进展缓慢的无痛性突眼，中年人发病率高，但在各个年龄段均可发病。新型组织病理学技术提高了对该眼眶肿瘤的认识。[24] 临床上，如果病变巨大或位于后方，患者可能会出现眼睑水肿、眼球运动受限、眼球移位或压迫性视神经病变。CT 或 MRI 图像显示肿块边界清楚，在 T_2 加权像中为等信号或低信号，不均匀性强化。[25] CT 中可观察到钙化以及慢性病变中的骨质侵蚀。建议通过手术完整切除肿块，因为报道称极少数病例会发生恶变。由于肿瘤的位置或范围，通常不可能完全将其切除，在这些情况下可以考虑重复减压或质子束放疗。

12.6.2 纤维组织细胞瘤和血管外皮细胞瘤

纤维组织细胞瘤和血管外皮细胞瘤也属于梭形细胞肿瘤，在病理学上可与 SFT 混淆。鉴于它们形态相似性，过去文献中的许多纤维组织细胞瘤已被重新归类为 SFT，有些人认为这些病变应合并为一类。[26] 纤维组织细胞瘤曾被认为是最常见的眼眶间质肿瘤，

但现在不明确。纤维组织细胞瘤和 SFT 一样，被认为由中年人软组织的多能间充质细胞产生的。患者表现为进行性突眼、上睑下垂、眼睑和结膜水肿、眼球运动受限和在某些情况下疼痛。这些肿瘤最常见于鼻外象限，但可以位于眼眶的任何位置。在神经影像学检查中，肿瘤是均匀的、包裹性的、边缘平滑或不规则的、增强扫描后呈现均匀或不均匀的强化。[27] 少数情况下，肿瘤可局部浸润或恶变，因此治疗包含手术切除。恶性肿瘤需要广泛切除。然而，即使良性病变也有复发的倾向，因此可能需要再次切除。

12.6.3 纤维结构不良

纤维结构不良是发生在眶骨内一种错构的先天性病变，最常见于额部，表现为由局部增厚和团块导致的眶内容物和额部膨出。起病可能在儿童期或青年期。患者发现有进展缓慢的面部不对称。由于骨质增厚，眼眶容积会减少，导致上睑下垂、突眼和眼球移位。更严重的后遗症包括伴有角膜暴露的睑裂闭合不全、眶尖压迫，视神经管阻塞引起的视力丧失、鼻泪管阻塞和椎间孔狭窄引起的眼神经、上颌神经和下颌神经损害。在多发性骨异常增生方面，McCune-Albright 综合征可能累及多个骨。应进行眼眶的 CT 检查。在出现进行性突眼或椎间孔阻塞导致视力丧失、感觉丧失、角膜暴露或斜视等临床症状的情况下，需要进行减瘤术。如果鼻泪管阻塞，可能需要进行泪囊鼻腔造瘘术。应避免放疗，因为放疗可能有导致病变恶变为肉瘤的风险增加。[28]

12.6.4 纤维肉瘤

纤维肉瘤是间叶细胞肿瘤，很少原发于眼眶，更常见的是继发于鼻窦处的肿瘤。尽管这一肿瘤最常见于青年和中年，但它可于任何年龄段发病。眼眶区域的放疗易诱发该肿瘤。患者表现为亚急性、经常疼痛的进行性突眼，还可能伴有上睑下垂、眼球运动受限、眼眶疼痛、眼球移位和视力受损。在神经影像学检查中，肿瘤表现为边界清楚的溶骨性区域，伴有侵蚀、坏死和出血。鉴于肿瘤有复发倾向，治疗可选择手术切除伴广泛冰冻阴性切缘的方法。也可以考虑辅助放疗。由于转移率低，局部扩散是首要关注点。

12.6.5　幼年性黄色肉芽肿

幼年性黄色肉芽肿（juvenile xantho granuloma, JXG）是一种良性非朗格汉斯细胞的组织细胞增生，表现为出生后的前几年内出现橙色皮肤结节和包括眼眶在内的身体任何部位的单个或多个肿块。最常见的眼部体征是虹膜结节，但 JXG 病变也可出现在眼眶、结膜、视神经或其他部位。眼眶病变通常位于前部并可触及；应该进行全身检查，因为 5% 的患者的其他部位也可能受累。眼眶肿瘤在神经成像中显示为边界不清、有局部浸润和轻度强化的肿块。对临床症状不明显的患者通常保守观察，因为该肿瘤往往在数年内逐渐消失。对于引起弱视的肿瘤，可以选择类固醇激素或手术治疗。

极少数情况下，脂质间叶组织肿瘤（如脂肪瘤、脂肪肉瘤和黏液纤维肉瘤）原发于眼眶。

12.6.6　横纹肌肉瘤

儿童在数天到数周内发生快速进展性突眼时应考虑横纹肌肉瘤的存在（图 12.6）。这是一种恶性肿瘤，由多能间充质细胞产生，通常出现在 10 岁前。它是儿科最常见的眼眶间叶细胞肿瘤，约占所有儿童眼眶肿块的 4%。[4] 虽然该肿块可以发生在眼眶的任何部位，但最常见于鼻外象限，可导致向肿块相反方向的非轴向发生突眼。临床上，患者可能因有红斑、瘀血和眶周水肿而被误认为是蜂窝织炎。可能伴有机械性上睑下垂、眼外肌活动受限和突眼。病变在神经成像中显示边界清楚的、周边强化的不规则眶外肿块，也可累及眶内。可能伴有周边骨质破坏以及病

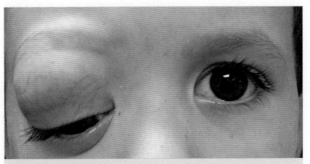

图 12.6　眼眶横纹肌肉瘤最常见于 10 岁前的儿童，出现任何快速进行性突眼时都必须考虑该疾病

灶内出血。CT 检查可以更好地了解骨质受累情况，另外，可能需要通过 MRI 来判断肿瘤的颅内侵犯情况。应进行紧急活检以确诊，并进行全身检查以排除转移。化疗和放疗要立即开始。应尽可能在最初组织活检时进行肿瘤的外科切除，因为这会改变治疗方案。治疗的预后通常非常好，但也取决于肿瘤的亚型和范围。多形性或胚胎性横纹肌肉瘤占肿瘤的绝大多数，也预示着有 90% 的存活率，[4] 但较不常见的小肺泡型预后较差，尤其存在转移性扩散时。

罕见的肌原性/间叶细胞病变包括平滑肌瘤、平滑肌肉瘤、横纹肌瘤和恶性横纹肌瘤。

12.7　神经源性肿瘤

12.7.1　原发性中枢神经系统肿瘤

视神经胶质瘤

视神经胶质瘤是慢性进行性的儿童良性肿瘤。该肿瘤可无痛性增大，引发进行性轴向突眼，最终导致视力丧失和颅内受累。该肿瘤在神经成像中显示为视神经的梭形增大，通常伴有囊性变性和视神经胶质瘤的特征性扭结。大约 20% 的视神经胶质瘤与 I 型神经纤维瘤病相关，[29] 这些患者可能有双侧胶质瘤。应该进行眼眶和颅脑的 MRI 检查来尽可能确定肿瘤的后缘以便动态监测。这些肿瘤的治疗方案取决于它们的生长速度。生长缓慢并且未到达视神经管的肿瘤应通过动态神经成像监测，而那些已经破坏视神经管的肿瘤应通过手术切除（图 12.7）。[30]

视神经脑膜瘤

对于缓慢进展、伴无痛性视力丧失和轴向突眼的中年患者，应考虑视神经脑膜瘤。这些罕见的良性肿瘤起源于视神经脑膜蛛网膜绒毛，与更为常见的颅内脑膜瘤起源方式相同。由于肿瘤不断生长引起视神经受压，患者视力逐渐受损。肿瘤生长缓慢通常会导致视盘上形成视神经睫状分流血管以及视神经苍白水肿。神经影像学可显示肿瘤内的钙化，视神经增粗和"轨道征"，即沿视神经两侧出现平行线性强化影，这是视神经脑膜瘤的特征性标志。不建议对该肿

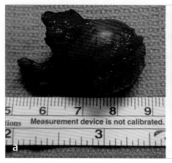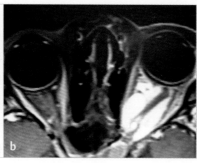

图 12.7 视神经胶质瘤。a. 被切除的包含颅内肿瘤的视神经胶质瘤。b. 相应的轴位 T_1 加权像，显示来源于左侧视神经的巨大梭形肿块延伸到视神经管中

瘤进行组织活检，因为视神经和肿瘤共用同一血供，组织活检可导致严重的视力丧失。因此，治疗方法通常是非手术治疗，包括立体定向放疗。[31-32]

12.7.2 原发性周围神经鞘瘤

神经鞘瘤

神经鞘瘤是起源于周围神经有包膜的良性施万细胞肿瘤，可位于眼眶，在青年人和中年人中多见。它们最常见于眶上和滑车上神经，可能引起疼痛或感觉缺失。如果肿瘤足够大，可能导致眼球移位、运动障碍或视神经病变。其在神经成像中显示为眼眶内外沿周围神经通路走行的对比剂强化的、界限清楚的梭形肿块。肿块内可能有囊内变性或钙化。可通过影像学检查动态监测肿瘤，如果出现症状则应切除该肿瘤。[4,33]

神经纤维瘤

神经纤维瘤是无包膜的良性施万细胞肿瘤，起源于眶内和眶周的周围神经。它是最常见的面部错构瘤。它们有多种类型，可以是局灶性的、弥漫性的或丛状的，并与神经纤维瘤病有关。丛状神经纤维瘤提示潜在的神经纤维瘤病，并且引起典型的眼睑 S 形畸形。临床症状取决于受累区域，但往往伴有复视、上睑下垂、疼痛和突眼。神经纤维瘤是浸润性病变，完全切除几乎不可能。因此，保守观察是首选的治疗方案。如果因眼睑广泛受累而影响视野，或者肿瘤引起闭塞性或散光性弱视，则进行减瘤术。

恶性周围神经鞘瘤

恶性周围神经鞘瘤是一种罕见的肿瘤，可能由神经纤维瘤的恶变引起，特别是在患有神经纤维瘤病的成年患者或眼眶有辐射史的患者中。尽管该肿瘤最常沿眶上神经生长，但它们可沿着任何外周神经或脑神经鞘生长。该肿瘤虽与良性肿瘤具有相似的症状，但它起病急且具有高度侵袭性。它们往往是局灶性的而非浸润性的，具有不规则的梭形外观，并可在颅内扩散或向淋巴结和肺部转移。其在神经成像中可能表现为伴有骨质侵蚀的不均匀增强的肿块。[34]治疗方法是手术切除或姑息性减瘤术，但复发率高，预后较差。[33]

12.8 骨性和纤维骨性肿瘤

12.8.1 骨瘤

骨瘤是鼻窦骨质最常见的肿瘤，较少见于眼眶。多见于青年和中年男性。绝大多数骨瘤仅影响鼻窦，可引起慢性鼻窦炎，但有些原发于眼眶的可引起突眼、复视、眼球运动疼痛、视力丧失或凝视诱发黑矇。最常见的眼球向下移位是由于额窦或筛窦受累。CT 检查最有助于了解肿瘤累及的范围。应评估多发性骨瘤患者是否有 Gardner 综合征（包括腺瘤性结肠息肉、硬纤维瘤或脂肪瘤）。对于出现视力丧失或其他后遗症的患者，需要将肿瘤完整切除或进行减瘤术，另外，应进行眼眶重建。[35]

12.8.2 尤因肉瘤

尤因肉瘤来自神经外胚层细胞，多见于高加索人种低龄男童。它作为原发性肿瘤或转移瘤在眼眶中极为罕见，但可能表现为缓慢进展的有痛性复视、上睑下垂和突眼。CT 图像显示骨质破坏明显。组织活检可以确诊，治疗方法包括化疗、放疗和减瘤术。[4,36]

12.8.3 动脉瘤性骨囊肿

眼眶的动脉瘤性骨囊肿是不常见的良性纤维骨性病变，更常见于长骨或椎骨中，文献报道的眼眶病例不足 30 例。2/3 是原发性眼眶病变，其余为继发性病变。大多数病例在 20 岁之前出现迅速增大的眼眶肿块，引起突眼、眼球运动受限和视力丧失。MRI 和 CT 图像显示病变为不均匀增强的肿块，表现为邻近眶壁的骨质侵蚀，并可累及邻近的鼻窦或颅内组织。这些特征对于与淋巴瘤的鉴别是很关键的，淋巴瘤在影像学检查中显示为液 – 液平面的多囊性病变。动脉瘤性骨囊肿在组织病理学中显示为具有纤维间质分隔的窦状血管的梭形细胞团块，没有恶性特征。检查应排除相关疾病，如纤维结构不良、成骨细胞瘤和 I 型神经纤维瘤病，这些疾病均可加速继发性眶底病变的发展。[37-38]

12.8.4 其他良性和恶性骨肿瘤

罕见的良性骨质病变包括成骨细胞瘤和骨化纤维瘤，两者都涉及眼眶和邻近鼻窦的共用骨。当发现这些病变时，通常需通过手术来完整切除肿瘤，因为它们可能生长迅速并压迫眶内容物，并且如果仅部分切除则可能复发。

骨肉瘤是最常见的恶性眶骨肿瘤，尽管它几乎总是继发于鼻窦肿瘤。它很少转移自远处的原发肿瘤。它也可能偶尔出现在眼眶纤维结构不良的部位，特别是在放疗后。[4] 治疗包括广泛的手术切除、化疗和放疗。

参考文献

[1] Stefanovic A, Lossos IS. Extranodal marginal zone lymphoma of the ocular adnexa. Blood. 2009; 114(3):501–510

[2] Ferry JA, Fung CY, Zukerberg L, et al. Lymphoma of the ocular adnexa: a study of 353 cases. Am J Surg Pathol. 2007; 31(2):170–184

[3] Collina F, De Chiara A, De Renzo A, De Rosa G, Botti G, Franco R. Chlamydia psittaci in ocular adnexa MALT lymphoma: a possible role in lymphomagenesis and a different geographical distribution. Infect Agent Cancer. 2012; 7:8

[4] Black ENF, Calvano C, Gladstone G, Levine M, eds. Smith and Nesi s Ophthalmic Plastic and Reconstructive Surgery.

3rd ed. New York, NY: Springer; 2012

[5] Rasmussen P, Sjö LD, Prause JU, Ralfkiaer E, Heegaard S. Mantle cell lymphoma in the orbital and adnexal region. Br J Ophthalmol. 2009; 93(8): 1047–1051

[6] Rasmussen PK, Coupland SE, Finger PT, et al. Ocular adnexal follicular lymphoma: a multicenter international study. JAMA Ophthalmol. 2014; 132 (7):851–858

[7] Bidar M, Wilson MW, Laquis SJ, et al. Clinical and imaging characteristics of orbital leukemic tumors. Ophthal Plast Reconstr Surg. 2007; 23(2):87–93

[8] Haik BG, Karcioglu ZA, Gordon RA, Pechous BP. Capillary hemangioma (infantile periocular hemangioma). Surv Ophthalmol. 1994; 38(5):399–426

[9] Chambers CB, Katowitz WR, Katowitz JA, Binenbaum G. A controlled study of topical 0.25% timolol maleate gel for the treatment of cutaneous infantile capillary hemangiomas. Ophthal Plast Reconstr Surg. 2012; 28(2):103–106

[10] Semkova K, Kazandjieva J. Rapid complete regression of an early infantile hemangioma with topical timolol gel. Int J Dermatol. 2014; 53(2):241–242

[11] Tawfik AA, Alsharnoubi J. Topical timolol solution versus laser in treatment of infantile hemangioma: a comparative study. Pediatr Dermatol. 2015; 32 (3):369–376

[12] Ni N, Guo S, Langer P. Current concepts in the management of periocular infantile (capillary) hemangioma. Curr Opin Ophthalmol. 2011; 22(5):419–425

[13] Davis KR, Hesselink JR, Dallow RL, Grove AS, Jr. CT and ultrasound in the diagnosis of cavernous hemangioma and lymphangioma of the orbit. J Comput Tomogr. 1980; 4(2):98–104

[14] Harris GJ, Jakobiec FA. Cavernous hemangioma of the orbit. J Neurosurg. 1979; 51(2):219–228

[15] Shiels WE, II, Kang DR, Murakami JW, Hogan MJ, Wiet GJ. Percutaneous treatment of lymphatic malformations. Otolaryngology head and neck surgery: official journal of American Academy of Otolaryngology-. Head Neck Surg. 2009; 141(2):219–224

[16] Gandhi NG, Lin LK, O Hara M. Sildenafil for pediatric orbital lymphangioma. JAMA Ophthalmol. 2013; 131(9):1228–1230

[17] Malhotra AD, Parikh M, Garibaldi DC, Merbs SL, Miller NR, Murphy K. Resection of an orbital lymphangioma with the aid of an intralesional liquid polymer. AJNR Am J Neuroradiol. 2005; 26(10):2630–2634

[18] Magrath GN, Wright HE, Proctor CM. Dynamic MRI of an orbital varix. Ophthal Plast Reconstr Surg. 2015; 31(3):e78

[19] Kumar RR, Singh A, Singh A, Abhishek. Embolization of a deep orbital varix through endovascular route. Indian J Ophthalmol. 2015; 63(3):270–272

[20] Vadlamudi V, Gemmete JJ, Chaudhary N, Pandey AS, Kahana A. Transvenous sclerotherapy of a large symptomatic orbital venous varix using a microcatheter balloon and bleomycin. J Neurointerv Surg. 2016; 8(8):e30

[21] Shields JA, Shields CL, Scartozzi R. Survey of 1264 patients with orbital tumors and simulating lesions: the 2002 Montgomery Lecture, part 1. Ophthalmology. 2004; 111(5):997–1008

[22] Tse DT, Kossler AL, Feuer WJ, Benedetto PW. Long-term outcomes of neoadjuvant intra-arterial cytoreductive chemotherapy for lacrimal gland adenoid cystic carcinoma. Ophthalmology. 2013; 120(7):1313–1323

[23] Jung WS, Ahn KJ, Park MR, et al. The radiological spectrum of orbital pathologies that involve the lacrimal gland and the lacrimal fossa. Korean J Radiol. 2007; 8(4):336–342

[24] Bernardini FP, de Conciliis C, Schneider S, Kersten RC, Kulwin DR. Solitary fibrous tumor of the orbit: is it rare? Report of a case series and review of the literature. Ophthalmology. 2003; 110(7):1442–1448

[25] Yang BT, Wang YZ, Dong JY, Wang XY, Wang ZC. MRI study of solitary fibrous tumor in the orbit. AJR Am J Roentgenol. 2012; 199(4):W506–11

[26] Furusato E, Valenzuela IA, Fanburg-Smith JC, et al. Orbital solitary fibrous tumor: encompassing terminology for hemangiopericytoma, giant cell angiofibroma, and fibrous histiocytoma of the orbit: reappraisal of 41 cases. Hum Pathol. 2011; 42(1):120–128

[27] Dalley RW. Fibrous histiocytoma and fibrous tissue tumors of the orbit. Radiol Clin North Am. 1999; 37(1):185–194

[28] Ricalde P, Magliocca KR, Lee JS. Craniofacial fibrous dysplasia. Oral Maxillofac Surg Clin North Am. 2012; 24(3):427–441

[29] Listernick R, Ferner RE, Liu GT, Gutmann DH. Optic pathway gliomas in neurofibromatosis-1: controversies and recommendations. Ann Neurol. 2007; 61(3):189–198

[30] Shriver EM, Ragheb J, Tse DT. Combined transcranial-orbital approach for resection of optic nerve gliomas: a clinical and anatomical study. Ophthal Plast Reconstr Surg. 2012; 28(3):184–191

[31] Turbin RE, Thompson CR, Kennerdell JS, Cockerham KP, Kupersmith MJ. A longterm visual outcome comparison in patients with optic nerve sheath meningioma managed with observation, surgery, radiotherapy, or surgery and radiotherapy. Ophthalmology. 2002; 109(5):890 899, discussion 899–900

[32] Lesser RL, Knisely JP, Wang SL, Yu JB, Kupersmith MJ. Long-term response to fractionated radiotherapy of presumed optic nerve sheath meningioma. Br J Ophthalmol. 2010; 94(5):559–563

[33] Sweeney AR, Gupta D, Keene CD, et al. Orbital peripheral nerve sheath tumors. Surv Ophthalmol. 2017; 62(1):43–57

[34] Kim HY, Hwang JY, Kim HJ, et al. CT, MRI, and 18F-FDG PET/CT findings of malignant peripheral nerve sheath tumor of the head and neck. Acta Radiol. 2017; 58(10):1222–1230

[35] Wei LA, Ramey NA, Durairaj VD, et al. Orbital osteoma: clinical features and management options. Ophthal Plast Reconstr Surg. 2014; 30(2):168–174

[36] Alfaar AS, Zamzam M, Abdalla B, Magdi R, El-Kinaai N. Childhood Ewing sarcoma of the orbit. J Pediatr Hematol Oncol. 2015; 37(6):433–437

[37] Menon J, Brosnahan DM, Jellinek DA. Aneurysmal bone cyst of the orbit: a case report and review of literature. Eye (Lond). 1999; 13(Pt 6):764–768

[38] Johnson TE, Bergin DJ, McCord CD. Aneurysmal bone cyst of the orbit. Ophthalmology. 1988; 95(1):86–89

13 原发性眼眶肿瘤的开放式治疗

Susan Tonya Stefko, Paul A. Gardner, Carl Snyderman

摘要

肿瘤可能从内部影响眼眶。这些患者的主诉包括突眼、复视和疼痛。在理想情况下，切除肿瘤的手术方法取决于肿块与眼眶重要神经血管结构的关系。外科医生必须能够对眼球赤道前方的肿块进行眼眶前部切开术。截骨术等方法适用于赤道后面且位于视神经侧面、上方或下方的肿块。最重要的是要考虑手术目的（组织活检、减压术或切除术），并以最大的可能性和安全性来规划手术方案。

关键词：眼眶，肿瘤，眼眶切开术

13.1 引言

眼眶的原发性肿瘤包括各种不同的病理类型，并且在儿童和成人之间存在差异。眼眶内的肿瘤与视神经、眼外肌、血管和脑神经的位置可能比肿瘤的病理类型更重要，因为它能决定肿瘤适合开放性手术还是鼻内镜下鼻腔入路。作为外科医生，我们在传统上一直学习本专业的手术方法，这有时会限制我们为患者提供手术方案的选择。我们的患者受益于多学科诊治；基于手术方案，手术团队可能涉及眼科、耳鼻喉科、神经外科、整形外科和颌面外科。

13.2 患者的选择和适应证

成人眼眶肿块中约 1/3 为恶性肿瘤。[1-2] 在儿童中，眼眶恶性肿瘤的发病率略低，约为 1/4。[3] 最常见的肿瘤类型是血管性肿瘤，其中海绵状血管瘤和淋巴管瘤（淋巴静脉畸形）占大多数。海绵状血管瘤可通过其光滑的外表面、延迟强化和缓慢生长来识别。当手术的风险 – 收益比有利时应当切除肿瘤，然而对大部分肿瘤可以保守观察。淋巴瘤畸形是进展非常缓慢的病变，其通常具有多个囊肿并且在 T_2 加权像中呈高信号。肿瘤通常难以通过手术切除，应该用硬化疗法或栓塞疗法。如果有急性出血伴严重疼痛或视神经病变引起的淋巴静脉畸形，可以通过前入路抽吸减压。实际上在成人中，皮样囊肿是最常见的囊性肿块。该肿瘤应被完整切除，无论对于囊肿扩大还是脑膨出，CT 是评估邻近骨质缺损情况的必要方法。

其他常见的原发性眼眶恶性肿瘤包括淋巴瘤、肉瘤和泪腺恶性肿瘤。[4] 在数个病例中，淋巴肿瘤约占眼眶占位性病变的 10% 和泪腺肿块的 50%。许多病例在术前行组织活检以定性泪腺病变，而有些肿块（良性混合肿瘤 / 多形性腺瘤）应通过手术完整切除。组织应被浸泡在福尔马林中并以新鲜标本的形式送去进行细胞分型，并且术者应告知病理实验室临床可疑诊断。成人的转移性肿瘤约占所有眼眶肿块的3%，其中乳腺癌、前列腺癌和肺癌的转移是最常见的。双侧眼眶肿块表明有全身性病变或转移。

13.3 诊断检查

眼眶肿块患者最常见的主诉是突眼和复视。其他症状可能包括眼痛、眼干、有刺激感或流泪。视力下降通常是晚期临床表现。

患者的用药史和手术史必须首先详述，特别是关于自身免疫性疾病和恶性肿瘤的病史。必须评估并注意抗凝血剂的药物。应对眼眶进行全面的检查，最好由经验丰富的眼科手术医生来进行，包括视觉功能、眼后段、有无突眼和斜视的检查。如果需要，应进行头部和颈部检查，特别要注意鼻腔、鼻窦和淋巴结。可能需要鼻和鼻窦的内镜检查。

患者进行的第一项影像学检查通常是眼眶 CT。CT 有助于观察病变的大小和位置，并且 CT 对于评估骨质在病理进程中是否受累以及如何受累也很重要。可能存在骨性畸形或扩张、直接破坏或无骨性改变，这可能对明确诊断具有重要意义。在检查可能的眼眶肿块时，静脉注射对比剂对其定性非常有帮助。

如果患者对对比剂过敏，可以用抗组胺药或类固醇激素进行预处理。眼眶平扫和增强MRI对于显示软组织细节非常有帮助。即使没有对比增强，眼眶脂肪也可以作为其他眼眶结构的自然对比，因此观察脂肪抑制和非脂肪抑制图像非常重要。其他影像学评估请参考本书第3章相关内容。

对于疑似恶性肿瘤（浸润性或破坏性肿块、双侧眼眶肿瘤和淋巴结肿大）或有癌症病史的患者，应对原发肿瘤和转移瘤进行全面评估。检查项目包括颈部、胸部和腹部的CT或PET。任何已知原发性肿瘤相关的血清标志物也可能有帮助。

13.4 与手术相关的解剖学

对于眼眶前半部的肿瘤（眼球赤道前方，眼外肌嵌入的位置），前入路是合适的。对于位于后方的病变，可能需要进行一些截骨术。虽然不去除骨质就能接近后方病变的方法很吸引人，但是眼眶脂肪和其他软组织会遮挡视野并且缩回眼眶深处，使操作空间严重缩小。内侧和下内侧后部的眼眶适合于内镜方法（图13.1）。眼眶的外下侧、外侧和上部需要通过眶侧壁切开术或经眶上开颅术来获得良好的入路。

Kronlein[6]最初描述的眶外侧切开术是泪腺病变的主要术式，适用于侧面、肌锥内下部以及少数眶上病变。手术沿鱼尾纹做切口，该切口美观并且对于面神经颞支是安全的，面神经颞支位于瞳孔水平线的眶

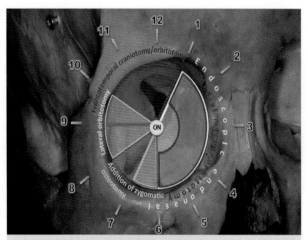

图13.1　眼眶的时钟模型总结了不同方法如何配合和重叠（ON–视神经）[5]

骨外眦向后方至少2.4 cm处。这种截骨术的范围下至颧弓处。颧面神经血管束（仅感觉神经）出现在颧骨外侧颧弓上方。当在该区域内进行眶内手术时，重要的是要记住睫状神经节位于外直肌和视神经之间，在眼球后方约1 cm，并且在一些患者中可能是透明的（图13.2）。

为了到达眼眶后上部，通常行冠状位中间切口或翼点切口的传统眶上开颅术。重要的是要仔细解剖颞肌平面，并进行筋膜间的分离以免损伤支配额肌的运动神经分支。眶上切迹（或眶上孔）通常标记额窦的最外侧范围，并且通常提供足够进入眶上壁的通道。在计划开颅手术时应考虑鼻窦的范围，影像导航除了用于病变的定位外，还可显示鼻窦的范围；避开鼻窦可使重建更简单，并减少感染的可能性。在这种术式中，应尽可能地识别和保护眶上神经血管束。除了标准的眶上开颅术，眉弓入路或眶上锁孔开颅术可提供非常相似的径路，但伴有局部额叶挛缩。

为了接近眼眶内侧的病变，在经颅入路时，必须注意理解泪道引流系统与切口的关系。当切开结膜并解剖到泪腺后部时，泪道引流系统安全地位于前部。下斜肌起自上颌骨的骨膜，位于鼻泪管入口的侧面。下斜肌不应该被切断，而应该在其起始部的骨膜下平面被解剖并提起。同样地，滑车神经应该与其下方的骨膜一起从骨面被提起，它位于在眼眶内上角的眶缘内。在重建时，肌肉不需要缝合或以任何方式固定。在成人的眼眶中，可以在额筛缝水平前泪嵴后方约2.5 cm处看到筛前动脉，可以将其用双极电凝烧灼并在必要时离断。在此结构后约1 cm处可以看到筛后动脉，此处也可以用相同的方式处理。视神经管可能位于0.5 cm内，因此必须非常小心。

13.5 手术技术

13.5.1 眶外侧壁切开术

患者呈仰卧位，以眉弓为中心，上至发际线，下至鼻翼进行铺巾。必要时，可将局部麻醉药和肾上腺素注射于外眦。可以将软膏润滑的角膜保护膜片缝合到眼睑上。使用肌腱剪仔细地进行外眦切开术，并向后延伸约2 cm。外眦韧带下脚松解术（以及有限的

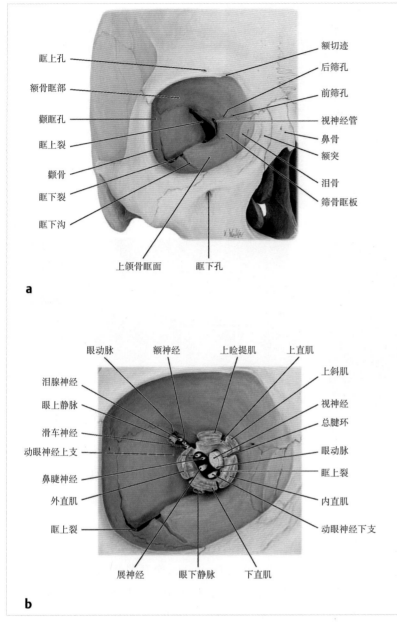

图 13.2 解剖结构示意图。a. 右侧眼眶神经血管结构开口的前视图。b. 眼眶后壁。右侧眼眶总腱环以及通过视神经管和眶上裂的神经血管的位置，前视图，大部分眶内容物被移除（经 Schuenke 等人许可使用，引自文献 Theime Atlas of Anatomy. 1st ed.New York，NY：Thieme，2007.）

外眦韧带上脚松解术）是用镊子分离眼睑，穿过结膜和皮肤（实际上是眶隔）之间的深层组织，并沿着边缘切割直到眼睑完全松解。

钝头牵开器用于牵开皮肤边缘，可延展的牵开器可恰好置于眶缘以保护眶内容物。用低功率的针式电刀沿眶缘表面自上而下将骨膜切开，切口尽可能高于颧额缝并低于颧弓。用 Penfield 1 或 Cottle 剥离子从眶缘的外表面切开骨膜。应将颞面和颞颧部血管烧灼并离断。由于没有良好的骨膜下平面，因此应以烧灼的方法将颞肌从眶壁外表面上剥离下来。平行于皮肤切口的骨膜松解切口将使解剖和重建更容易。之后从眶侧壁内表面解剖眶骨膜，要尽可能保证眶骨膜的完整性。

将宽的牵开器置于眶骨膜和骨之间，小心地牵拉皮肤边缘，使牵开器可以在侧缘形成两个前后方向的切口，一个刚好高于颧弓，另一个刚好高于颧额缝。下切口止于眶下裂。用咬骨钳折断外眦的眶壁，用电刀清除外表面残余颞肌后移除骨质。如果眶壁太厚而不容易折断时，可以用小钻头（例如 M8）钻一个垂直的凹槽。将去除的骨质完好地保存在生理盐水中以备后续更换。可用咬骨钳或钻头向后钻蝶骨，直到获得足够的手术视野。

切开眶骨膜时，切口应尽可能沿前后方向，以避免损伤外直肌。然后切除肿瘤并止血（图 13.3，13.4）。

如果要使用引流管，通常最好在复位外侧壁后放

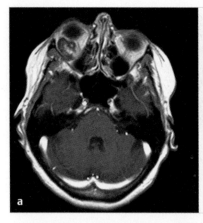
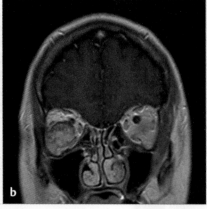

图 13.3　病灶的位置。a. 轴位 T_1 加权像显示眼眶海绵状血管瘤的典型斑片状强化和光滑轮廓。b. 冠状位 T_1 加权像显示 a 中的病变在眶内的位置和延迟强化

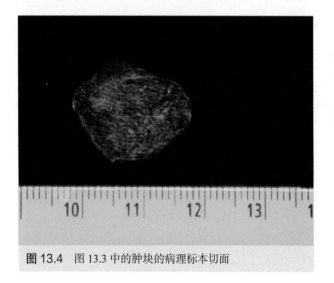

图 13.4　图 13.3 中的肿块的病理标本切面

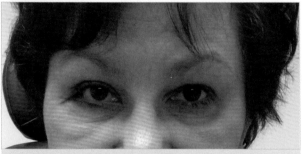

图 13.5　患者行右侧眶切开术切除了图 13.3 和图 13.4 所示的病灶，图为患者术后 1 个月的双眼外观

13.5.2　针对下方病变的经结膜入路

患者呈仰卧位，从额头上方的发际线到下方的鼻翼区域进行铺巾准备。必要时，可在结膜下穹隆注射局部麻醉药和肾上腺素。将软膏润滑后的角膜保护膜放置好，并用 Desmarres 牵开器牵开下睑。助手应该用这个牵开器将眼睑置于下眶缘之前。用可伸缩牵开器牵开眶内容物，用低功率的针式电刀打开下穹隆中的结膜。如果肿块位于骨膜下，则继续向下，直到沿边缘的骨膜可以被电刀划开并向后抬起。如果肿块位于脂肪或视神经管内，则需要在下直肌和下斜肌周围进行小心的钝性分离。神经外科棉球（0.5 英寸 × 3 英寸）通常有助于控制眶内脂肪和眶内剥离时的定向。如果操作预计超过 1 小时，或者在充分暴露时由于下睑边缘而遇到困难，则应进行眦切开术。这可以在手术结束时轻易地重建，并且使精细的眼睑边缘和泪小管免于被过度牵拉。

在进行切除、组织活检或止血后，可以轻柔地将脂肪置于眼眶中。结膜切口可以不封闭。如果需要引流管，可以将 0.25 英寸的 Penrose 或类似物插入手术

置，以免过度牵拉引流管。外侧壁用 2 块小的钛板代替，通常是在颧额缝上方的哑铃式钛板，以及在下方截骨处的"y"形板或箱形板。没有必要重建眶骨膜或后外侧眶壁。外侧壁也可以通过缝线来固定，该缝线穿过骨瓣末端和相邻固定骨成角的钻孔。将 5-0 不可吸收缝线从两侧穿过上睑和下睑的睑板（保持在睑板的平面上）。上睑和下睑可以从 Whitnall 结节附近的侧壁上的钻孔重新被悬吊，但在收紧这些结之前，将水平埋入的 6-0 Vicryl 缝线精确地放置在眼睑的侧向连接处以重新放置它们（在冠状面上）。

包括骨膜在内的外侧深部组织可用深 5-0 可吸收缝线缝合，真皮层用 6-0 可吸收缝线缝合。可用 7-0 可吸收或不可吸收缝线连续缝合皮肤。如果使用引流管（0.25 英寸 Penrose 或类似物），它会从切口脱出，应该用 6-0 尼龙线将其缝合并固定，可在次日早上取下引流管后收紧切口（图 13.5）。

部位并穿出眼睑外表面并缝合，中间留置宽松的引流管缝。如果之前进行了眦切开术，可以6-0可吸收缝线来重新精确悬吊下睑，然后缝合外侧。用7-0可吸收缝线间断缝合皮肤。将下睑拉伸一晚，用一条不可吸收的尼龙线穿过皮肤和肌肉，刚好低于下睫毛，并用胶和胶条贴在眉毛上。第二天将尼龙线与引流管一起移除有助于对齐结膜的切缘，而不会引入任何异物（如缝线）。用吸收性敷料轻轻覆盖眼部。

13.5.3 针对内侧病变的泪阜入路

该入路适用于内直肌内侧或骨膜下的病变。嘱患者呈仰卧位并准备好手术区域（眼球和眼睑）。必要时，在内侧结膜穹隆处注射局部麻醉药和肾上腺素。可以放置用软膏润滑后的角膜保护膜，但通常难以使其保持在适当位置。当助手拉开上睑和下睑时，以针式电刀打开半月皱褶和泪阜之间的沟。使针垂直于眼球小心地进入，并在结膜穹隆中向上、下延伸。将钝性弯肌腱剪以大约45°的角度指向后内侧，再与眼球垂直，朝向泪后嵴（这被视为眼球内侧壁上垂直方向的嵴）。将剪刀向后移动直至泪后嵴，然后用电刀切开骨膜，并根据需要向后、上和下方进行骨膜下剥离。

在颅额筛缝水平，成人眼眶泪前嵴后约2.5 cm处可看到筛前动脉，可以用双极电凝将其烧灼并在必要时分离。在其后约1 cm处可发现筛后动脉，可用相同的方式处理。视神经管可与其相距0.5cm内，因此必须非常小心。大多数筛板水平上的粗糙解剖或牵拉可能会损伤颅底。

在切除病灶和止血后，轻轻地重新放置回眼眶组织并涂抹软膏。不需要缝合关闭，也不需要使用任何敷料。

13.5.4 针对肌锥内病变的结膜入路

大多数情况下，经结膜入路适用于直肌和眼球之间的前部病变。这种入路也适用于视神经鞘开窗术。

放置眼睑窥器，用软膏润滑角膜。外科医生和助手必须保持警惕，定期补充软膏，以防止角膜损伤。于角膜边缘垂直切开结膜，并在其边缘做放射状切口。以Jameson肌肉钩将内直肌、下直肌和外直肌分

离，限制对其周围组织的剥离除了插入Jameson肌肉钩处，以便用周围的结缔组织来牵拉眼眶脂肪。以任何一种斜视缝合法用6-0可吸收缝线固定肌腱。然后用Westcott剪小心地将肌肉从眼球表面分离，并用动脉夹钳夹住缝线。然后沿着肌肉轴线插入可塑性牵开器，将另一个牵开器沿着眼球的外表面插入，轻柔地探查眼球和肌肉之间的区域。小心地用匙形针连续缝合肌肉的肌腱残端而不侵犯巩膜，以促进眼球的侧向收缩。如果发生明显的眶内脂肪疝，可以在远离视神经的情况下进行温和冲洗和双极烧灼，或用湿润的神经外科棉片来加以控制。

当完成组织活检或切除并严格止血后，用局部增厚的巩膜咬切钳将直肌重新附着到眼球表面。注意既不要使肌肉突出也不要使其凹陷，以免引起斜视。在球结膜环状切口的任何一个末端用可吸收缝线反转缝合结膜。

13.6 眶上开颅术

很少有病例需要经颅入路进入眼眶，但对于眶上非常靠近后方的病变（高于视神经），这种入路是不可替代的。可以通过半冠状切口进行大部分眶上开颅术，通过翼点进行更有限的上侧开颅手术，以及通过锁眼、眉弓入路进行微创上侧开颅手术。手术前，应在涂抹软膏后缝合眼部。

为了最大限度地暴露和接近病变处，从对侧颞上线到同侧耳屏前方皮肤皱褶的帽状腱膜向下行半冠状切口。将Rainey夹固定于头皮，然后仔细地从骨膜下提起来自颞肌的各皮瓣，应在前颞肌筋膜间进行解剖以保护面神经的额肌分支。根据所需的眶侧暴露程度，从翼点"锁孔"的简单暴露到整块肌肉的抬高和向下牵拉，进行不同程度的颞肌提起。然后进行标准的额颞部开颅术，视情况行眼眶切开术，通常只有延伸到眼球的病变才需要行眼眶切开术。[7]

眉弓入路或眶上开颅术为类似但略有限制的区域提供了微创锁孔入路，并且通常是大多数眶上病变所必需的。切口位于眉毛上缘的下方，注意切口垂直倾斜约15°，以便平行于毛囊。在保护毛囊的同时也可避免皮下硬结。

然后用针式单极电刀解剖至颅骨外膜。上方解剖深达额肌，内侧和下方解剖至面神经额支。将一块小的、基于下方的"U形"颅骨皮瓣抬高，用于向下方收缩眉毛。用钩状牵开器尽可能将切口的上部向上牵拉。将颞肌从翼点锁孔切开并制成单个钻孔。仔细地解剖硬膜外，并用开颅器行与眶尖齐平的开颅术。这与开颅术相关，与上方皮肤牵拉的最大程度一致。然后将小骨片从硬脑膜上剥离下来。可使入路最大化的争议性步骤是钻除与眶尖齐平的眶缘后皮质。眶缘的切除也可以根据需要作为开颅手术的第一或第二部分。如果有可能，应该小心避免进入额窦，因为修复方案有限。

无论采用哪种入路，之后要将前额硬脑膜从眶尖抬起，使其尽可能位于视神经管后方和（或）眶裂上方。然后用钻头和（或）咬骨钳移除眶尖的骨质以暴露整个眼眶上部。标准的开颅手术可以将眼眶两侧包括在内。

13.7 眼眶切除术与颞肌皮瓣转位术

该手术用于伴失明和（或）伴眼部疼痛的恶性肿瘤（或部分良性病变），以及边缘已侵犯眼球且可能完全被切除的肿瘤。首先标记手术切缘。眼睑缝合术通常很有帮助。切除术是一种保留眼睑的手术，距眼睑边缘数毫米与其平行的切口线应被标记。使用手术刀切开皮肤和眼轮匝肌，然后在睑板前或眶前平面进行钝性分离，直至眶缘水平。切开骨膜，然后按照后文所述进行手术。

如果切除的部分包括皮肤，则切缘应画在眶缘处，距离皮肤病变至少1~2 cm。标记区域可以用局部麻醉药和肾上腺素浸润来帮助止血。用15号手术刀从皮肤切开，直到骨膜。预计眶上血管会出血。使用Cottle或Freer剥离子提起骨膜，从骨质最厚的颞上部眼眶开始。在该平面继续向周边和后部进行解剖，烧灼侧壁的颧面部和颧颞侧血管。在滑车区域（中上部）和眦韧带处可能会发生分离受阻，因此可能需要在这些区域进行锐性分离。应从骨面上抬起内眦韧带的后支，应在泪囊与鼻泪管的交界处将其分开。下斜肌起源于泪囊的外侧，应该与骨膜一起被抬

高。继续朝向眶尖进行解剖。

应特别注意以下区域。必须非常轻柔地分离眶纸板上的骨膜，以免进入筛窦。必须将筛窦血管分开并用双极电凝控制出血。眶尖区域（特别是后内侧的区域）通常很薄或者有明显的开裂。

现在必须分开上、下眶裂和眶尖残端的内容物，可以用弯刀、弯曲的眼球摘除剪或圈套器来完成。将后者收紧至软的止点并在数分钟内逐渐将其收紧以辅助止血。然后完全收紧圈套器以横断眶尖残端，或者可用弯剪在其前方剪断。应立即用纱布包裹眼眶并压迫5~10分钟。然后用吸引器和双极电凝小心地探查眶尖点，以控制出血。

如果要使肉芽来修复眼眶，应以非黏性敷料填充，如Telfa、Xeroform纱布和绒毛纱布包裹，并用绷带包扎。可在眶尖残端上放置一块小的纤维素脱脂棉（止血纱）或其他止血剂。

如果要保留眼睑皮肤，应将其覆盖在眶缘上并尽可能向后展开。眼眶的其余部分可以用肉芽或厚层的皮肤移植物覆盖。如果使用厚层的皮肤移植物，则从大腿或腹部内表面的非毛发区域获取，并且用黏附敷料覆盖供体部位。在贴合之前，移植物的尺寸约为5 cm×10 cm。将移植物小心地盖入眶腔，并小心地确保上皮侧保持在外部。将移植物缝合在边缘处，间断用铬肠线或丝线缝合。然后如前文所述覆盖创面。

当不使用皮瓣重建时，保持敷料压迫3~5天。在此期间，患者应该使用抗生素。此后，轻轻取出压力敷料，并用生理盐水浸润该区域。5~10分钟后，里层（非黏附敷料，如Telfa或Xeroform纱布）可以从下面的组织上被轻轻松解开。在这个阶段应该进行最小程度的清创，因为看起来失活的皮肤区域可能会惊人地愈合。在该区域涂抗生素软膏，并指导患者和家属每天涂抹2次。抗生素软膏也应该应用于放置在眼眶上的轻薄敷料以防止黏附。应避免对该区域进行粗暴的清理。

颞肌（或其前半部）通过眶外侧壁的缺损（通过去除边缘或通过钻穿的眶壁）的转位可产生较浅的腔并为皮肤移植提供更好的表面。如果使用前半部分，则后半部分可以前移以防止颞肌形成空洞。切开右侧半冠状切口，将其延伸至颞上线上方的颅骨，并使其

横在颞肌旁的颞深筋膜浅表处。在颞肌上方抬起颅骨瓣后，可以看到颧弓上方的浅表脂肪垫。切开并提起脂肪垫，可以看到颧骨的根部，使用电刀沿着其上方自前向后切开骨膜，直到眶外侧缘。然后将覆盖颧骨的骨膜提起（超过眶外侧缘）直至颧骨完全暴露。将颞肌从颞窝提起并完全松解。颞肌大致垂直被分成两半，以便保持两侧肌肉近端的血液供应。如果没有切除眶缘，则于眶外侧壁钻窗，以便肌瓣可以进入眼眶。如果肌肉太庞大，则应移除眶缘。将肌肉放入眼眶并使用可吸收缝线固定到位。可将任何眼睑组织覆盖在其上，并以宽松的绷带包扎。暴露的肌肉可以用小块皮肤移植物覆盖。在放置引流管（7 号 Jackson-Pratt 引流管）后，使用 2-0 可吸收帽状腱膜缝线将头皮切口分层闭合。皮肤可以用缝合钉封闭。

13.8 并发症

眼眶手术最令人担心的并发症是意外的术后失明，这通常被认为是由对视神经过度操作或牵拉导致的视神经灌注受损造成的。眼眶手术的视力丧失发生率可能低于 0.5%。[8] 通过严格止血可以最大限度地减少术后血肿和造成视力丧失的筋膜室综合征的风险，必要时，可以在手术后放置引流管，并让患者严格卧床休息和进行 Valsalva 动作等预防措施。最近一次关于眼眶手术的综述显示术后血肿率约为 1%，所有血肿均在术后最初的 6 小时内发生，且均未导致视力下降。[9]

手术的其他并发症包括限制性或麻痹性斜视导致的复视、感染和眼睑错位（眼睑下垂，或眼睑边缘相对于眼球向内或向外翻转）。应让患者消除焦虑，在眼眶手术后，眼部可能会在术后的前几天内肿胀，无需过于担心。仅在有严重疼痛或压迫感、视力丧失或突眼时加以关注即可。

13.9 术后护理

患者在眼眶手术后需整夜观察。如果使用异体材料进行重建，则进行 24 小时的静脉滴注抗生素。大多数患者在入院期间给予类固醇激素（如地塞米松 4 mg 静脉滴注，每 6 小时一次）以控制血管源性水肿。患者需保持卧床休息，床头抬高，并允许沐浴。

第二天早晨取出引流管，给予患者适当的镇痛药物，告知其 3 天内不要弯腰或拉伸，当出现视力下降、严重疼痛或压迫感突然减轻时，应立即返回急诊室。之后患者即可出院。在复查前每天 2 次将抗生素 – 类固醇激素眼药膏涂抹于伤口。5 ~ 7 天后，在门诊取出不可吸收的缝线。

参考文献

[1] Bonavolontà G, Strianese D, Grassi P, et al. An analysis of 2480 spaceoccupying lesions of the orbit from 1976 to 2011. Ophthal Plast Reconstr Surg. 2013; 29(2):79–86

[2] Hassan WM, Bakry MS, Hassan HM, Alfaar AS. Incidence of orbital, conjunctival and lacrimal gland malignant tumors in USA from Surveillance, Epidemiology and End Results, 1973–2009. Int J Ophthalmol. 2016; 9(12): 1808–1813

[3] Kodsi SR, Shetlar DJ, Campbell RJ, Garrity JA, Bartley GB. A review of 340 orbital tumors in children during a 60-year period. Am J Ophthalmol. 1994; 117(2):177–182

[4] Kügel J, Sixta A, Böhme M, Krönlein A, Bode M. Breaking degeneracy of tautomerization-metastability from days to seconds. ACS Nano. 2016; 10 (12):11058–11065

[5] Paluzzi A, Gardner PA, Fernandez-Miranda JC, et al. "Round-the-clock" surgical access to the orbit. J Neurol Surg B Skull Base. 2015; 76(1):12–24

[6] Kronlein R. Zur Pathologic und Behandlung der Dermoidcysten der Orbita, Beitrage zur Klin. Chir.. 1888; IV:149

[7] Seiichiro M, Yoshinori H, Kentaro H, Naokatu S. Superolateral orbitotomy for intraorbital tumors: comparison with the conventional approach. J Neurol Surg B Skull Base. 2016; 77(6):473–478

[8] Bonavolontà G. Postoperative blindness following orbital surgery. Orbit. 2005; 24(3):195–200

[9] Guyot L, Thiery G, Salles F, Dumont N, Chossegros C. Post-operative orbital haematomas over a 12-year period. A description of three cases among 280 orbital procedures. J Craniomaxillofac Surg. 2013; 41(8):794–796

14 原发性眼眶肿瘤的内镜下治疗

Benjamin S. Bleier

摘要

过去，眼眶肿瘤已经通过外部入路得到了解决。内镜下鼻窦和颅底技术已逐步适用于眼眶肿瘤的治疗，它可以提供更好的视野，同时无须回缩眼球。本章讨论了这些入路的历史进展，以及相关的眼眶内侧手术解剖和手术方法。虽然内镜下眼眶手术仍然是一个新兴领域，但它已被证明可以更容易到达内侧眶尖，且与外部入路相关的并发症发病率更低。随着全球手术经验的累积，这种入路的适应证可能会继续扩大。

关键词：内镜下眼眶手术，肌锥内间隙，海绵状血管瘤，内直肌，动眼神经，眼动脉

14.1 引言

眼眶的经典外部入路包括额颞开颅术、眶颧骨切开术、经皮肤或结膜眶切开术和外侧眼眶切开术。[1]尽管选择多种多样，但位于眶尖内侧或下方的病变手术难度较大，因为病变解剖位置较深、光线不足和有眼眶脂肪遮挡，有时还往往需要较大程度的眼球回缩。因此，引入了经鼻窦入路以改善该区域的清晰度和可操作性。不幸的是，这种入路与严重的并发症有关，包括口腔窦瘘、感觉减退和眼球内陷。[2]

内镜下鼻窦手术最早在 20 世纪 80 年代被引入，人们很快就认识到其改善包括眼眶在内的鼻窦周围结构的手术入路的作用。与头灯或双目显微镜相比，内镜提供了放大的、光线充足的视野。Kennedy 等人[3]在内镜下眼眶减压术的早期说明中率先将这些新的内镜技术应用于眶周结构。这些技术的应用范围因更复杂的眶周界面病变得到了解决而继续扩展，如鼻窦肿瘤伴眼眶侵犯和压迫性视神经病变。[4]近年来，内镜技术开始打破眶周边界延伸到内侧眶内和眶外区域，接近原发性眶内肿瘤。因此，目前最先进的内镜下眼眶手术方法已经从开放式技术发展到内镜辅助技术，最终实现了纯粹的内镜技术。

14.2 适应证

眼眶中可能存在各种占位性病变。这些病变发生率为每年每 100 万人中发生 3～5 例，并且在种族或性别上没有明显差异。[5]最常见的病变是血管源性的，约占眼眶肿块的 17%。其中，海绵状血管瘤最常见。其他常见的良性病变包括视神经胶质瘤（4%）和假瘤（8%）。[5]最常见的恶性病变是非霍奇金淋巴瘤（8%），其次是眼眶转移癌。

14.3 诊断检查

所有眼眶肿瘤患者都应该由包括耳鼻喉科医生和眼科医生在内的多学科团队进行评估。神经外科会诊不是强制性的，但如果可能需要辅助开颅手术，则应予以考虑。所有患者都需要进行全面的眼科检查，包括正式的视野检查。患者还应通过高分辨率 CT 检查来评估骨性结构以及 MRI 来对比评估病变性质。此外，增强 MRI 将帮助术者评估眼动脉是否穿过视神经上方或下方。三维重建通常可以帮助显示病变和视神经之间的确切关系；但是，这并不是强制性的（图 14.1）。通常不需要进行血管造影；然而，在某些病例中，血管造影可能有助于区分原发性眼眶病变与眼动脉延长扩张症。

关于内镜入路是否适合特定的肿瘤取决于肿瘤的位置、形态和预期组织结构。内镜入路适用于鼻孔和视神经长轴之间的平面下方或内侧的眼眶病变。从神经侧面延伸但仍然位于该平面下方的病变是内镜入路的适应证之一，因为肿瘤可以在不需要牵拉神经的情况下被清除。

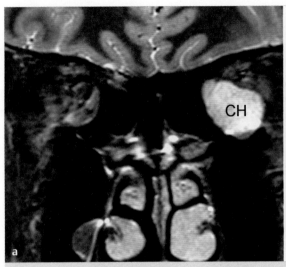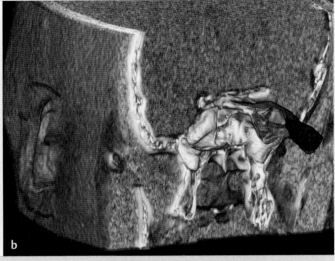

图 14.1　影像检查。a. T₂ 加权像（冠状位）显示左侧眶尖有巨大的眶外海绵状血管瘤（CH）。b. 同一患者的三维重建显示海绵状血管瘤（绿色）、内直肌（红色）和视神经（蓝色）之间的关系

14.4　与手术相关的解剖学

眶纸板将内侧眼眶与鼻窦内容物分开。眶纸板在胚胎学上起源于筛骨，从后方的蝶骨延伸到前方的泪骨。眶纸板外侧紧邻眶骨膜，眶骨膜围绕着眼眶结构，上方有筛窦神经血管蒂穿过。眶骨膜内的眶内空间可以分为肌锥内间隙和肌锥外间隙。肌锥外间隙的内侧由眼眶脂肪组成，其从鼻内视角来看，其外侧是内直肌。除了筛窦神经血管外，该区域相对缺乏重要的神经血管结构，筛窦神经血管在内直肌和内侧眼静脉的上界走行，由外侧穿行到内侧。[6]

肌锥内间隙内侧以内直肌和下直肌为界，包含复杂而丰富的神经血管，这使得在该区域内的手术难度较大（图 14.2）。外界是视神经、眼动脉、鼻睫神经、睫状长动脉和睫状长神经。上界是筛前动脉、筛后动脉、筛前神经和筛后神经。动眼神经进入该区域并几乎立即分支成上支和下支。下支的一个分支沿着内直肌的外 1/3 穿行。类似地，下内侧血管干从眼动脉发出分支并且发出多个小动脉以在蝶骨面前方约 1 cm 处供应内直肌。这些血管蒂将肌锥内间隙的内侧区域分成 3 个手术难度增大的概念性隔室。[6] A 区和 B 区位于下内侧肌束前方，并以划分内直肌肌腹上半部和下半部的假想线来分隔。因此，B 区上方的病变由于接近筛窦血管系统且手术必须在内直肌上方

操作而更难以处理。C 区表示下内侧肌束起始部后方的潜在空间。由于空间狭小且靠近视神经，[6] 该区域的手术最具挑战性（图 14.3）。虽然眼动脉通常在视神经上方穿行，但在 16% ~ 33% 的病例中可能会在视神经下方穿行。[7] 这种变异使动脉更接近 C 区病变，因此眼动脉的走行通常应该在术前影像中确定。

14.5　手术技术

内镜入路首先需开放相邻的上颌窦、筛窦和蝶窦以广泛暴露眶纸板。对于眼球中部和后部的病变，可以保留额窦气房以保护额隐窝免于继发性阻塞。充分的骨质暴露包括完全切除眶纸板以及钻开上段翼管和视神经管，这对于实现充分的双手解剖至关重要。虽然广泛暴露眶骨膜是术者所期望的，但小心地进行病变正前方眶骨膜弯形切口可防止内镜视野中不必要的眶外脂肪脱垂。对于向下方延伸的病变，可以进一步钻除腭骨的眶突以便更好地暴露外侧并更容易剥离下方病变（图 14.4）。

进行单侧还是双侧鼻内入路取决于多种因素，包括肿瘤的位置和大小，以及手术团队的习惯。[8-11] 虽然大多数眶外肿瘤可经单侧鼻孔切除，但眶内病变通常需要更加复杂的剥离，往往需要通过双侧鼻孔、经鼻中隔入路使用 3~4 只手来辅助处理。[12] 这种方法

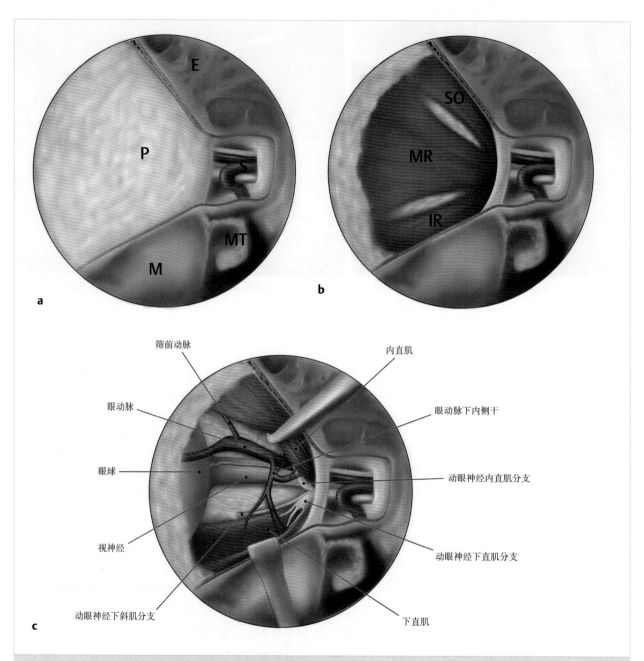

图 14.2　内镜下肌锥内的内侧间隙入路。a. 完全打开鼻窦（E– 筛顶；S– 蝶窦；M– 上颌窦），切除中鼻甲（MT），移除眶纸板以暴露眶骨膜（P）后右侧眼眶的内镜下示意图。b. 去除 a 中的眶骨膜以暴露位于内侧的眼外肌（SO– 上斜肌；MR– 内直肌；IR– 下直肌）后的示意图。c. 去除眶内脂肪和牵拉眼外肌后右侧眼肌锥内间隙内侧神经血管结构的内镜下示意图

能够动态牵拉内直肌和眶内脂肪，并仔细吸除淤积的血液。[12] 另外，由于从对侧入路会增加工作角度，经鼻中隔入路使病变侧面的剥离更容易。

14.5.1　内直肌的牵拉方法

　　内直肌代表肌锥内间隙内侧的门户，因此需要对其进行有效而无创的牵拉。[13-14] 已经有多种外部和内

镜下的方法用于牵拉内直肌。外部方法包括通过结膜切口或外部放置血管环来脱出肌腱。[1,14] 然而，已经报道了数种内镜下的牵拉技术，其提供了进入肌锥内间隙的良好通路，同时也避免了外部切口。这些牵拉术包括使用通过内镜放置在肌肉周围的血管环进行经鼻腔牵拉、[15] 经鼻中隔窗口使用缝线或血管环进行经鼻中隔牵拉、[13] 最后使用诸如双球探针的器械进

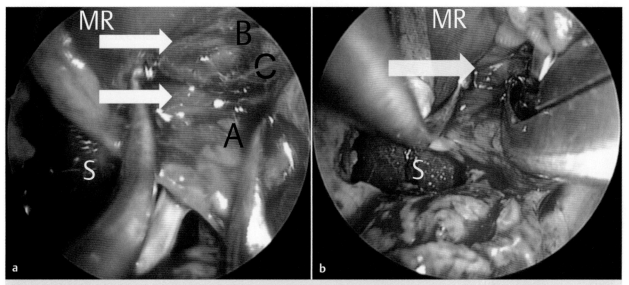

图 14.3 手术内镜下视图。a. 术中左侧肌锥内间隙的内镜下视图（MR– 内直肌；S– 蝶窦），显示穿入内直肌的眼动脉下内侧肌干的数个分支（白色箭头）。如图所示，这些分支将内侧眶内区域分成 3 个概念区域（A、B 和 C）。b. 与 a 中的手术视野相同。可以看到动眼神经（白色箭头）沿着内直肌的外侧走行

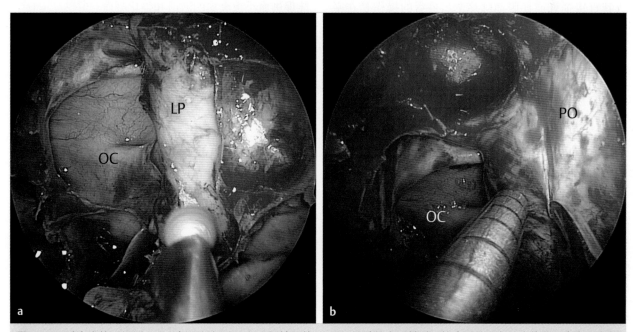

图 14.4 手术内镜下视图。a. 左侧眶纸板（LP）和视神经管（OC）骨质的广泛暴露，钻除腭骨眶突以改善进入病变下方的通路。b. 去除眶纸板后，在肿块前方的眶骨膜（PO）行限制性垂直切口，以尽量减少眶外脂肪脱垂

行经鼻中隔牵拉（图 14.5）。

比较各种牵拉方法时可发现，2 种经鼻中隔的方法都能使肌锥内间隙最大程度地暴露。[16] 双球探针方法比血管环更具优势，因为它可以提供动态牵拉并降低牵拉损伤动眼神经或眼动脉内直肌分支的风险。该方法的潜在缺点包括需要更大的鼻中隔窗口并且在手术期间需要占据 1 只手。

14.5.2 肌锥内病变切除术

确定病变后，可穿过眶周脂肪进行钝性剥离以分离肿瘤。一名外科医生手持内镜，而另一名医生用吸引器和剥离子轻轻地将病变从周围结构中分离出来，同时清除淤血以保证术野清晰。第四只手可在必要时辅助牵拉肿瘤（图 14.6）。应在病变周围约270° 的范围内进行剥离；但是，应该避免在视神经

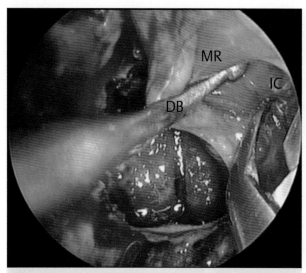

图 14.5 用双球探针（DB）在内镜下经鼻中隔牵拉内直肌（MR）以进入肌锥内间隙（IC）的实例

和肿瘤被膜间进行直接分离，因为操纵神经可能导致其直接损伤或使眼动脉痉挛。最后的操作是在平行于视神经的平面中向前轻轻地牵拉病变，以松解最后的外侧附着部。一些作者提倡使用冷冻探针来抓取病变，尽管也可以使用杯状钳。[17] 如果肿瘤此时不容易被松解，则表明存在牢固的粘连，应该继续进行剥离。

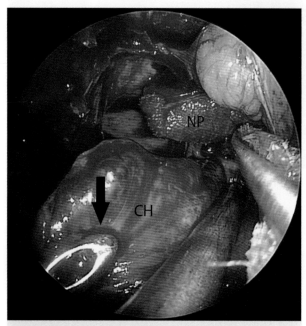

图 14.6 内镜下切除左侧肌锥外海绵状血管瘤（CH）时的四手技术示例。术者使用神外脑棉（NP）和 Frazier 吸引器牵拉眶外脂肪，而第二助手手持内镜经对侧鼻孔用筛窦钳（黑色箭头）牵拉肿瘤

14.5.3　眼眶脂肪平面的止血和处理

或许进行内镜下肌锥内手术最具挑战性的是处理眼眶脂肪脱垂和眶内出血。虽然可以通过双极电凝去除肌锥外脂肪，但这种操作仍然存在争议。相比之下，对肌锥内脂肪既不应烧灼也不应切除。然而，牵拉肌锥内脂肪对于实现肌锥内结构的可视化至关重要。因此，为了防止过度和潜在的创伤性操作，使用经生理盐水浸泡的棉片有助于牵拉脂肪和吸收血液，提供更清洁的剥离平面（图 14.6）。在这些情况下，止血也具有挑战性。电流和热扩散都很容易损伤眼眶结构，因此应避免使用单极电刀。如果绝对必要，可以在肌锥外间隙安全地使用双极烧灼；但是，应尽可能使用最低设置。除了使用经生理盐水浸泡的棉片外，温水灌洗也是辅助控制出血的有效方法，因为它能促进血小板聚集的激活和强化凝血。[18-19]

14.6　术后护理

虽然没有内镜下眼眶手术后眼眶重建的常规标准，但应考虑保留眼眶容积和预防眼外肌运动受限的目标。[20] 对于大部分肌锥内病变笔者赞成眼眶重建，因为广泛的剥离和眶内脂肪暴露后可能出现眼球内陷和继发性复视。各种文献中的重建方法各不相同；但是，由于有眶隔室综合征的风险，应该避免立即进行严格的重建。如果眶内容物在术后出血，液体渗出和眼外肌肿胀时不能扩张，则可能发生眶隔室综合征。笔者优先选择带蒂的鼻中隔黏膜瓣，因为它可以在制作鼻中隔窗口时被提起并且可完全覆盖内侧和下侧的眼眶缺口。而且黏膜瓣允许在术后即刻肿胀和出血，[13] 之后随着时间的推移而可收缩并贴合于眼眶（图 14.7）。

重建该区域后，应避免直接紧贴眼眶的鼻腔填塞，因为这可能会增加眼压并引起缺血性损伤。[17,20-21] 然而，明胶海绵和组织胶可用于鼻内移植黏膜瓣的表面，用来支撑黏膜瓣并尽量降低术后黏膜瓣移位的风险。

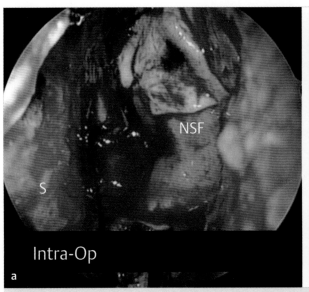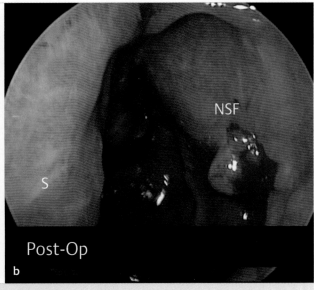

图 14.7　使用鼻中隔皮瓣（NSF）重建左侧眼眶。a. 术中。b. 术后 3 个月（S - 隔膜）。在术后图像中可以看到皮瓣收缩并贴合于眼眶

14.7　效果

与开放式手术一样，最常见的并发症是复视、眼球内陷和视力障碍。关于复视，Dubal 等人[22] 报道术前和术后复视改善分别为 25% 和 15%。在 Bleier 等人分析的肌锥内病变亚组中，[23] 使用动态内直肌牵拉技术似乎可以防止新发复视的出现。同样，在这个队列中没有新发视力损害。针对描述内镜技术的39 篇文章进行的系统文献综述发现，73% ~ 100% 的肌锥内病变和几乎所有的肌锥外部病变均可被完全切除。[1,22-24] Bleier 等人[23] 的研究结果证实了这些结论，并指出与肌锥外病变相比，肌锥内病变切除不全的风险更高，且眼球内陷和复视的发生率更高。这可能由于其需要更大范围的眼眶切开术，以及更大范围的内直肌及其相关神经血管的手术操作。

理论上，与开放式手术相比，内镜下手术的缺点是可能引起鼻腔鼻窦并发症。目前还没有关于原本正常的鼻腔行开眶术后发生后遗症的文献。然而，笔者最近的一项研究分析了 44 名进行了内镜下经鼻腔泪囊吻合术的患者，他们术前没有鼻腔症状，结论是鼻腔手术操作不会导致任何鼻部特异性的生活质量的长期下降。

14.8　结论

迄今为止，由于眼外科和颅底外科医生之间缺乏广泛的合作，内镜下眼眶手术的全球手术经验仍然有限。[23] 然而，这也代表了一个快速发展的领域，因为它提供了一种比现有开放性手术创伤更小的眼眶内侧入路手术。多学科团队合作对于强化患者护理和优化手术效果至关重要。随着外科医生对这些病变获得更多经验，内镜下肌锥内手术的适应证和手术技巧将继续得到完善。

参考文献

[1] Paluzzi A, Gardner PA, Fernandez-Miranda JC, et al. "Round-the-clock" surgical access to the orbit. J Neurol Surg B Skull Base. 2015; 76(1):12–24

[2] OGURA JH, WALSH TE. The transantral orbital decompression operation for progressive exophthalmos. Laryngoscope. 1962; 72:1078–1097

[3] Kennedy DW, Goodstein ML, Miller NR, Zinreich SJ. Endoscopic transnasal orbital decompression. 1990; 32(1):275–282

[4] Lenzi R, Muscatello L. Considerations about endoscopic endonasal optic nerve and orbital apex decompression. Acta Neurochir (Wien). 2015; 157(4):629–630

[5] Shields JA, Shields CL, Scartozzi R. Survey of 1264 patients with orbital tumors and simulating lesions: the 2002 Montgomery Lecture, part 1. Ophthalmology. 2004; 111(5):997–1008

[6] Bleier BS, Healy DY, Jr, Chhabra N, Freitag S. Compartmental endoscopic surgical anatomy of the medial intraconal orbital space. Int Forum Allergy Rhinol. 2014; 4(7):587–591

[7] Perrini P, Cardia A, Fraser K, Lanzino G. A microsurgical study of the anatomy and course of the ophthalmic artery and its possibly dangerous anastomoses. J Neurosurg. 2007; 106(1):142–150

[8] Signorelli F, Anile C, Rigante M, Paludetti G, Pompucci A, Mangiola A. Endoscopic treatment of orbital tumors. World J Clin Cases. 2015; 3(3):270–274

[9] Kingdom TT, Delgaudio JM. Endoscopic approach to lesions of the sphenoid sinus, orbital apex, and clivus. Am J Otolaryngol. 2003; 24(5):317–322

[10] Murray KP, Mirani NM, Langer PD, Liu JK, Eloy JA. Endoscopic transnasal septotomy for contralateral orbital apex venous angioma resection and decompression. Orbit. 2013; 32(1):36–38

[11] Karaki M, Kobayashi R, Kobayashi E, et al. Computed tomographic evaluation of anatomic relationship between the paranasal structures and orbital contents for endoscopic endonasal transethmoidal approach to the orbit. Neurosurgery. 2008; 63(1) Suppl 1:ONS15–ONS19, discussion ONS19–ONS20

[12] Healy DY, Jr, Lee NG, Freitag SK, Bleier BS. Endoscopic bimanual approach to an intraconal cavernous hemangioma of the orbital apex with vascularized flap reconstruction. Ophthal Plast Reconstr Surg. 2014; 30(4):e104–e106

[13] Tomazic PV, Stammberger H, Habermann W, et al. Intraoperative medialization of medial rectus muscle as a new endoscopic technique for approaching intraconal lesions. Am J Rhinol Allergy. 2011; 25(5):363–367

[14] Wu W, Selva D, Jiang F, et al. Endoscopic transethmoidal approach with or without medial rectus detachment for orbital apical cavernous hemangiomas. Am J Ophthalmol. 2013; 156(3):593–599

[15] Felippu A, Mora R, Guastini L, Peretti G. Transnasal approach to the orbital apex and cavernous sinus. Ann Otol Rhinol Laryngol. 2013; 122(4):254–262

[16] Lin GC, Freitag SK, Kocharyan A, Yoon MK, Lefebvre DR, Bleier BS. Comparative techniques of medial rectus muscle retraction for endoscopic exposure of the medial intraconal space. Am J Rhinol Allergy. 2016; 30(3): 226–229

[17] Chhabra N, Wu AW, Fay A, Metson R. Endoscopic resection of orbital hemangiomas. Int Forum Allergy Rhinol. 2014; 4(3):251–255

[18] Bhatki AM, Carrau RL, Snyderman CH, Prevedello DM, Gardner PA, Kassam AB. Endonasal surgery of the ventral skull base: endoscopic transcranial surgery. Oral Maxillofac Surg Clin North Am. 2010; 22(1):157–168

[19] Kassam A, Snyderman CH, Carrau RL, Gardner P, Mintz A. Endoneurosurgical hemostasis techniques: lessons learned from 400 cases. Neurosurg Focus. 2005; 19(1):E7

[20] McKinney KA, Snyderman CH, Carrau RL, et al. Seeing the light: endoscopic endonasal intraconal orbital tumor surgery. Otolaryngol Head Neck Surg. 2010; 143(5):699–701

[21] Castelnuovo P, Dallan I, Locatelli D, et al. Endoscopic transnasal intraorbital surgery: our experience with 16 cases. Eur Arch Otorhinolaryngol. 2012; 269 (8):1929–1935

[22] Dubal PM, Svider PF, Denis D, Folbe AJ, Eloy JA. Short-term outcomes of purely endoscopic endonasal resection of orbital tumors: a systematic review. Int Forum Allergy Rhinol. 2014; 4(12):1008–1015

[23] Bleier BS, Castelnuovo P, Battaglia P, et al. Endoscopic endonasal orbital cavernous hemangioma resection: global experience in techniques and outcomes. Int Forum Allergy Rhinol. 2016; 6(2):156–161

[24] Wang Y, Xiao L, Li Y, Yan H, Yu X, Su F. Endoscopic transethmoidal resection of medial orbital lesions. Zhonghua Yan Ke Za Zhi. 2015; 51(8):569–575

15 累及眼眶的颅底肿瘤的内镜治疗

Raewyn G. Campbell, Richard J. Harvey

摘要

颅底肿瘤很罕见，但在颅底恶性肿瘤中，眼眶受累的情况并不少见，且常表现为晚期病变。颅底恶性肿瘤眼眶受累预示着预后不良。治疗的最终目的是进行肿瘤全切伴有阴性切缘，以及适当的辅助治疗所达到的最佳局部控制。内镜入路通常适用于视神经内侧和下方的肿瘤，与开放式入路相比，可提供良好的美容效果。本章将介绍常见的病理类型、患者临床表现、检查、手术解剖、适应证和禁忌证，同时介绍经内镜入路切除这类肿瘤的步骤和术后处理。

关键词：眼眶肿瘤，恶性肿瘤，颅底，内镜，肿瘤，眼眶保留

15.1 引言

颅底肿瘤较罕见，但在颅底恶性肿瘤中，眼眶受累的情况并不少见。颅底恶性肿瘤通常症状模糊，容易与良性病变（如鼻窦炎）有关。因此，这些肿瘤患者往往有迟发和（或）诊断延迟的情况，且被发现时病变常处于晚期。[1]这可能是因为肿瘤在引起症状之前可以在大的鼻腔空间中不受阻碍地扩张。因此，患者的病变经常累及周围的重要结构（如眼眶）。良性肿瘤也常因体积较大引起眼眶受累和眼球移位，但很少引起复视或视力丧失的临床症状。这种适应由肿瘤生长缓慢且无侵袭，以及缺乏临床症状导致（图 15.1）。

眼眶侵犯是指肿瘤侵犯或累及眶骨膜。这类肿瘤在很大程度上是由起源部位和肿瘤的组织学决定的。眼眶受累可由周围区域（如鼻腔、鼻窦、下颌骨、颅腔或颅底）的肿瘤直接侵犯引起，或由肿瘤转移引起。腺癌和鳞状细胞癌是最常见的类型。[2]沿神经周围扩散是另一种肿瘤扩散模式。鳞状细胞癌和腺样囊性癌有沿神经向周围扩散的倾向，[3-4]鳞状细胞癌有局部高复发的倾向，[5]鳞状细胞癌和未分化癌的预后最差。[6]

眼眶受肿瘤累及预示着预后较差，眼眶软组织受肿瘤累及是生存的独立危险因素。[7-10]眼球摘除术的指征存在争议，目前还没有统一的眼眶受累程度的标

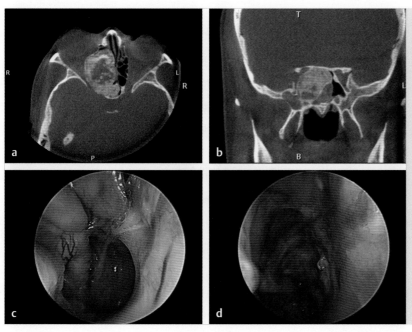

图 15.1 骨化纤维瘤。a.眼眶移位的程度足以引起突眼和面部畸形。b.眶尖受压，视神经管移位。c.先前在别处进行的部分切除术仅改善了鼻腔气道，导致持续性鼻窦功能障碍。d.外科医生需要准备好使用可靠的固定标志物而不是"鼻窦"来完成切除

准来指导必须摘除或保留眼球。Ianetti 等人[11] 设计了一个眼眶侵犯分级系统——1 级，眼眶内侧壁被侵蚀和（或）破坏；2 级，肌锥外的眶周脂肪被侵犯；3 级，内侧直肌、眼球、视神经和（或）被覆皮肤被侵犯。[5] 目前，3 级眼眶侵犯是最被普遍接受的眼球摘除标准。[12-13] 然而，其他作者也使用肌锥内脂肪或眶尖受累作为眼球摘除的指征。[5,12] 眼眶切缘阳性是局部复发的另一个危险因素，可能需要考虑摘除眼球。[5] 本质上，保留眼眶需考虑所保留眼眶的功能和肿瘤切除的效果。

内镜入路对位于视神经内侧和下方的肿瘤通常是合适的，因为内镜入路可直接到达眼眶内侧壁。这些入路包括内镜经鼻入路和内镜辅助入路，如经泪阜入路、经结膜入路、[14-15] 经眼睑入路、[16] 经眶入路[17] 和经眶上入路。当肿瘤向眶上和眶外侧蔓延时，前外侧开放入路更合适。本章将重点介绍经鼻内镜入路。

15.2 常见的病理学分型

15.2.1 良性

- 纤维性骨病变。
  - 纤维性结构不良。
  - 骨瘤。
  - 骨化性纤维瘤。
- 侵袭性真菌病。
- 内翻性乳头状瘤。
- 血管病变。
  - 血管瘤。
  - 血管外皮细胞瘤。
- 脑膜瘤。
- 异物。

15.2.2 恶性

- 鳞状细胞癌。
- 神经外胚层肿瘤和神经内分泌肿瘤。
  - 嗅神经母细胞瘤。
  - 黏膜黑色素瘤。
  - 鼻腔未分化癌。
- 横纹肌肉瘤。

- 淋巴瘤。
- 唾液腺型癌。
  - 腺样囊性癌。
  - 腺癌。
  - 黏液表皮样癌。

15.3 患者的选择和手术适应证

15.3.1 患者的临床表现

颅底肿瘤累及眼眶者，常伴有鼻塞、鼻漏、鼻出血、头痛、面部疼痛、嗅觉减退（失嗅）和泪溢等隐匿症状。随着疾病的进展，患者可能会表现出突眼、眼球异位、结膜水肿、面部肿胀、颊部肿块、面部感觉异常、视野缺损、复视、视力下降或视力丧失。角膜感觉丧失表明鼻睫神经受累，可表现为干眼和角膜混浊，最终导致视力丧失。海绵窦受累可能会因海绵窦内的动眼神经、滑车神经、展神经或交感神经受累而引起复视、眼球运动受限或瞳孔大小改变。视神经较少受累，[18] 因此瞳孔传入神经缺损在没有眶尖受压或侵犯的情况下不常见，而复视或眼球固定更常见（图 15.2）。

15.3.2 手术适应证

内镜眼眶手术适用于任何位于视神经（神经轴）内侧和（或）其下方的病理类型。

15.3.3 禁忌证

内镜下眼眶手术有如下禁忌证。
- 肿瘤明显位于视神经外侧或上方。
- 恶性肿瘤累及眼球、眼外肌和眼睑。
- 肿瘤侵犯视神经。

15.3.4 诊断检查

- 由多学科肿瘤委员会提出。
- 眼科评估时有如下 4 项内容需要考虑。
  - 传入视觉功能（视力、色觉、瞳孔反应或传入缺陷、自动视野检测）。
  - 眼部运动（可用棱镜测量有无斜视）。
  - 泪道流出功能（临床性泪溢，泪道冲洗）。

○ 容貌（突眼度测量，上睑下垂情况和眼睑位
置测量）。

• 考虑术前通过放疗和（或）化疗缩小肿瘤以避
免或减少对重要结构的损伤。[19]

15.3.5 影像学检查

• CT。

○ 预测眶纸板受累的敏感度为91%，特异度为
55%。[20]

○ 预测泪腺系统受累的敏感度为100%，特异

度为45%（图15.3）。[20]

• MRI。

○ 确定眶骨膜受累的敏感度为93%，特异度为
81%。[20]

○ 眶骨膜厚度小于2~3 mm通常不是真正受
侵犯的征象（图15.2，15.3）。[21]

○ 考虑影像导航、立体定向、神经成像导航和
术前应用类固醇激素，有时还使用抗生素
（图15.4）。

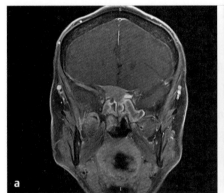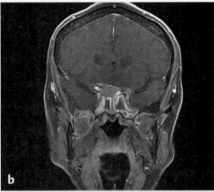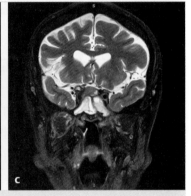

图15.2 鳞状细胞癌（眼眶后方受累范围至关重要）。a. MRI显示右侧蝶窦和蝶窦顶壁受累。b. 肿瘤与颈内动脉毗邻，但颈内动脉视神经外侧隐窝无病变。c. 视神经及其正下方眼动脉的起源处清晰可见。切除肿瘤并对该区域进行术后放疗。此处没有邻近的外周边缘，只能从蝶骨壁外侧磨除骨质。切除蝶骨平台上方的硬脑膜直至游离边缘。患者术后4年死于沿动眼神经周围扩散至脑桥的肿块，局部没有明显病变

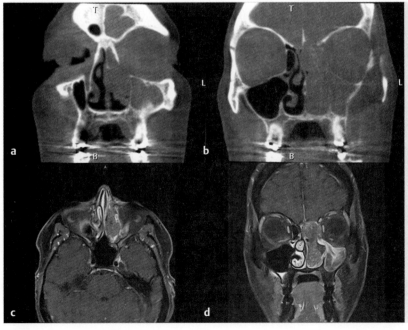

图15.3 鳞状细胞癌：CT对评估与恶性肿瘤相关的骨质侵蚀至关重要。a. 泪道和泪囊周围的骨质已被侵蚀。b. 眶内壁、筛顶和鸡冠的骨质也已受累。c. MRI证实了肿瘤向前方延伸。d. 延伸的肿瘤推挤边缘，病理学上证实硬脑膜而非眶骨膜受累。硬脑膜和眶骨膜均被切除，除此之外无其他明显病变

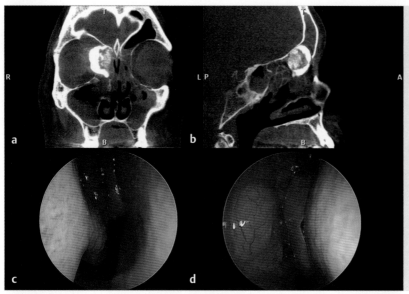

图 15.4 骨瘤。a. 典型的额筛部骨瘤很少导致面容畸形，更可能表现为鼻窦功能障碍。b. 处理额窦，上部入路很重要。c, d. 为右侧鼻腔和中鼻道处肿瘤周围的炎症，可术前应用类固醇激素治疗，以改善手术视野并有利于术后止血

15.4 与手术相关的解剖学

眼动脉最初在视神经管内的视神经的内下方走行，当其走向眼眶并穿出硬脑膜时旋转至外下侧缘（图 15.2）。[22-23] 视神经管中段内侧壁的骨质最薄。

滑车附着在距离眼眶内上缘后方数毫米的额骨眶面的滑车窝或棘突上。了解这些结构很重要，因为损伤这些结构是额部外入路术后复视的常见原因，[24] 切除该区域的骨质将导致上斜视的功能丧失和垂直性复视。筛前动脉（anterior ethmoid artery, AEA）从眼眶内的眼动脉分支，穿过上斜肌和内直肌之间向前内侧走行，并从眼眶穿过筛顶到达筛板外侧板。当出现筛泡上隐窝时，它在筛泡后方或在额隐窝内走行。43% 患者的 AEA 走行于颅底下方的系膜中。[25] 筛后动脉（posterior ethmoid artery, PEA）也是眼动脉的分支，大约位于 AEA 后方 11 mm 处和视神经前方约 7 mm 处。[26] PEA 比 AEA 的走行更平，路径更多变。[26] 它走行于上斜肌上方，在蝶筛角处蝶窦前壁前方数毫米处穿过筛窦。[26]

15.5 外科技术

15.5.1 设备

- 标准内镜下鼻窦手术的器械。
- 0° 内镜（尽可能避免使用带角度的内镜）。
- 带角度的 Beaver 刀、直的和右弯的角膜刀或 DCR 刀。
- 4 ~ 5 mm 长的 15° 金刚砂钻头（DCR 钻头在肿瘤病例中很少使用）。
- 双极电凝。
- Cottle 剥离子。

15.5.2 手术步骤

1. 进行全静脉麻醉以达到最佳黏膜止血效果。[27]
2. 用含 1∶1 000 ~ 1∶2 000 肾上腺素的罗哌卡因浸泡后的脑棉片和（或）棉纱条收缩鼻腔。
3. 在鼻腔外侧壁和中鼻甲腋部注射含 1∶100 000 肾上腺素的 1% 罗哌卡因。
4. 切除钩突，充分开放上颌窦口，以确保上颌窦顶壁 / 眶底及眶下管易被识别。以上颌窦顶壁作为解剖标志可使操作安全地保持在颅底以下并可安全地进入蝶窦。[28]
5. 至少需要行改良的上颌窦内侧壁切除术以增加进入眶底和颞下窝的通道并控制颌内动脉。
6. 行全蝶筛切除术。识别蝶筛顶作为颅底的标志、蝶筛外侧壁作为视神经管 / 眶尖的标志。如果有 Onodi 气房可能需要进行剥离。
7. 在蝶窦外上壁（或 Onodi 气房）识别外侧的视神经颈内动脉隐窝、颈内动脉和视神经管。

8. 如果肿瘤接近 AEA 则需开放额隐窝；如果肿瘤延伸到 AEA 前则需行 Draf Ⅲ 手术。

9. 如果需要进一步暴露眶上壁上方的外侧区域，则用双极电凝暴露并结扎 AEA 和 PEA（解剖结构参见前文）。

10. 清除眶纸板上的黏膜。

11. 用带冲洗功能的金刚砂钻磨除视柱或结节（眼眶内侧壁和蝶窦外侧壁的连接处）。

12. 在切开眶纸板之前进行视神经减压术，以避免眼眶脂肪溢出遮挡视野，同时避免对眶内容物造成意外损伤。

    a）这是针对延伸至视神经管内侧的肿瘤的操作。

    b）切开视神经鞘膜时，必须考虑眼动脉的位置（参见前文）。在内上象限切开鞘膜，使眼动脉损伤的风险降到最低[22]。

13. 如果肿瘤累及鼻泪管，可将其随肿瘤切除，并将残管结扎。如果累及泪囊，则进行正式的 DCR 并切除泪囊。泪囊的内侧部分用游离的黏膜瓣重建，在黏膜瓣中央为泪总管留孔，然后放置支架，并使用明胶海绵（商品名 Gelfoam，Pfizer Inc., New York, NY）贴敷固定移植物。如果累及泪总管，则需将其切除并放置 Jones 管。

14. 切除眶纸板。

    a）切除范围向上可达眶上壁，向内下方可达眶下神经内侧。

    b）如果眶骨膜完好无损，则可以轻易地切除一个半眶壁且无须重建。

    c）可以使用 Freer 剥离子剥离和切除眶纸板。

15. 切除肿瘤累及的眶骨膜。

    a）眶骨膜为良性疾病的一个重要屏障，应加以保护以防止眶内病变复发。

    b）当眶周受累和（或）有恶性疾病时，应切除眶骨膜。

    c）使用弯的海狸刀（beaver blade）、DCR 刀或角膜刀从眶尖后方和下方做切口。

    d）以眶尖为顶点做 2 个呈 "V" 形的切口。

    e）抓持眶尖切口处的眶骨膜并向前取出。

16. 用球头探针挑出眼眶脂肪，必要时用双极电凝消融。眶内容物体积变小会导致眼内炎。

17. 识别内直肌。这可能需要影像导航和（或）眼整形外科医生协助，从外部拉动肌肉以便在内镜下定位。

18. 切除病变。

19. 使用低功率的双极电凝进行止血，以避免对重要结构（如视神经）产生损害。

20. 在眶内侧壁上放置薄（0.51 mm）的软硅胶片。

    硅胶片可以呈倒 "U" 形被放置在中鼻道，这也有助于防止中鼻甲的外移。

21. 游离黏膜瓣可用于覆盖暴露的骨质。

22. 在鼻腔/中鼻道放入可吸收的止血材料，并考虑用可吸收缝线将中鼻甲缝合到鼻中隔以防止其外移。

    避免放置体积大、不可吸收的填塞材料，因为它们存在进入眶内或在眶内移位的风险。

15.6 术后护理

如果眶骨膜完好无损，术后第 1 天开始可使用大量生理盐水低压冲洗。这样做可以防止粘连和结痂，促进愈合。如果眶骨膜被切开或切除，术后第 5~7 天开始用大量生理盐水冲洗。在 3~6 周后将硅胶片从眶骨膜/中鼻道中取出。口服抗生素 10 天，如果对泪道系统进行了手术，则使用含地塞米松和抗生素的滴眼液。如果没有切除硬脑膜，术后第 1 天可出院；若切除，则术后 5~7 天出院。

术后 3 周和术后 3 个月对患者进行内镜检查评估。

术后 12 周进行眼科评估（发生并发症时则应早期评估）。

15.7 并发症

15.7.1 术中并发症

• 眼外肌和（或）肌腱损伤。

- 滑车损伤。
- 脑神经损伤。
- 球后出血。
- 视神经损伤。
- 肿瘤切除不完全。
- 脑脊液漏。

15.7.2 术后并发症

- 视力减退。
- 眼眶蜂窝织炎。
- 眼眶周围瘀斑。
- 突眼。

15.8 预后

保留眼的功能可分为以下3级：1级功能无损伤；2级功能有损伤；3级无功能。[12]特别要考虑眼球位置不正（如眼球内陷、眼球下陷和有限的眼球运动）导致的复视和泪溢等后果。在设计治疗方案时，还必须考虑辅助治疗尤其是放疗对眼部的影响，因为眼眶保护措施不一定保证治疗结束时眼部功能的完整性。因此，在患者术前咨询时必须考虑到这一点。

累及眼眶的鼻腔和上颌窦肿瘤患者长期生存率较高，而筛窦肿瘤患者生存率最低。[29]许多研究表明，与眼眶保留相比，眼眶切除患者生存率并无提高。[10,12]Imola 和 Schramm 发现在66例鼻腔恶性肿瘤侵犯眼眶的患者中，眼眶保留组局部复发率为30%，而切除组局部复发率为33%。[12]然而，一项对至少随访4年的220例患者的回顾性研究支持进行眼眶切除术，他们发现实际上行眼眶切除手术的患者的局部控制率为79%，而保留眼眶的局部控制率为14%（P=0.03）。[6]然而，该研究也发现肿瘤累及眼眶与预后不良无关。这两个发现似乎互相矛盾，有待进一步讨论。有研究表明最佳的局部控制结果源于切缘阴性的肿瘤全切术和恰当的辅助治疗。[5,20]最近的一项荟萃分析，包含接受了颅颌面切除术同时伴或不伴眼眶切除术的443例眼眶受累的鼻窦肿瘤患者。结果表明，尽管证据不充足或不明确，眼眶保留与切除术相比提供了更高的5年生存率。然而，这种作用可

能仅限于鳞癌或腺癌患者。

15.9 结论

内镜入路治疗累及眼眶的鼻腔和鼻窦肿瘤时，为解剖学、肿瘤学和病理学研究提供了良好的手术视野，并可进行定向冷冻病理切片活检。这可以避免更具侵袭性的开放式手术，并提供更好的美容效果、更短的住院时间和更快速的康复。内镜入路也可作为开放式入路的辅助，在提供较小切口的同时可处理复杂病变。

参考文献

[1] Breheret R, Laccourreye L, Jeufroy C, Bizon A. Adenocarcinoma of the ethmoid sinus: retrospective study of 42 cases. Eur Ann Otorhinolaryngol Head Neck Dis. 2011; 128(5):211–217

[2] Reyes C, Mason E, Solares CA, Bush C, Carrau R. To preserve or not to preserve the orbit in paranasal sinus neoplasms: a meta-analysis. J Neurol Surg B Skull Base. 2015; 76(2):122–128

[3] Catalano PJ, Sen C, Biller HF. Cranial neuropathy secondary to perineural spread of cutaneous malignancies. Am J Otol. 1995; 16(6):772–777

[4] Goepfert H, Dichtel WJ, Medina JE, Lindberg RD, Luna MD. Perineural invasion in squamous cell skin carcinoma of the head and neck. Am J Surg. 1984; 148(4):542–547

[5] Rajapurkar M, Thankappan K, Sampathirao LM, Kuriakose MA, Iyer S. Oncologic and functional outcome of the preserved eye in malignant sinonasal tumors. Head Neck. 2013; 35(10):1379–1384

[6] Dulguerov P, Jacobsen MS, Allal AS, Lehmann W, Calcaterra T. Nasal and paranasal sinus carcinoma: are we making progress? A series of 220 patients and a systematic review. Cancer. 2001; 92(12):3012–3029

[7] Suarez C, Llorente JL, Fernandez De Leon R, Maseda E, Lopez A. Prognostic factors in sinonasal tumors involving the anterior skull base. Head Neck. 2004; 26(2):136–144

[8] Ganly I, Patel SG, Singh B, et al. Craniofacial resection for malignant paranasal sinus tumors: report of an International Collaborative Study. Head Neck. 2005; 27(7):575–584

[9] Patel SG, Singh B, Polluri A, et al. Craniofacial surgery for malignant skull base tumors: report of an international collaborative study. Cancer. 2003; 98(6): 1179–1187

[10] Lund VJ, Howard DJ, Wei WI, Cheesman AD. Craniofacial resection for tumors of the nasal cavity and paranasal sinuses: a 17-year experience. Head Neck. 1998; 20(2):97–105

[11] Iannetti G, Valentini V, Rinna C, et al. Ethmoido-orbital tumors: our experience. J Craniofac Surg. 2005; 16(6):1085–

1091

[12] Imola MJ, Schramm VL, Jr. Orbital preservation in surgical management of sinonasal malignancy. Laryngoscope. 2002; 112(8, Pt 1):1357–1365

[13] Weizman N, Horowitz G, Gil Z, Fliss DM. Surgical management of tumors involving the orbit. JAMA Otolaryngol Head Neck Surg. 2013; 139(8):841–846

[14] Pillai P, Lubow M, Ortega A, Ammirati M. Endoscopic transconjunctival surgical approach to the optic nerve and medial intraconal space: a cadaver study. Neurosurgery. 2008; 63(4) Suppl 2:h:204–208, discussion 208–209

[15] Sillers MJ, Cuilty-Siller C, Kuhn FA, Porubsky ES, Morpeth JF. Transconjunctival endoscopic orbital decompression. Otolaryngol Head Neck Surg. 1997; 117(6):S137–S141

[16] Knipe TA, Gandhi PD, Fleming JC, Chandra RK. Transblepharoplasty approach to sequestered disease of the lateral frontal sinus with ophthalmologic manifestations. Am J Rhinol. 2007; 21(1):100–104

[17] Locatelli D, Pozzi F, Turri-Zanoni M, et al. Transorbital endoscopic approaches to the skull base: current concepts and future perspectives. J Neurosurg Sci. 2016; 60(4):514–525

[18] Ableman TB, Newman SA. Perineural spread of head and neck cancer: ophthalmic considerations. J Neurol Surg B Skull Base. 2016; 77(2):131–139

[19] Zheng JW, Qiu WL, Zhang ZY. Combined and sequential treatment of oral and maxillofacial malignancies: an evolving concept and clinical protocol. Chin Med J (Engl). 2008; 121(19):1945–1952

[20] Christianson B, Perez C, Harrow B, Batra PS. Management of the orbit during endoscopic sinonasal tumor surgery. Int Forum Allergy Rhinol. 2015; 5(10): 967–973

[21] McIntyre JB, Perez C, Penta M, Tong L, Truelson J, Batra PS. Patterns of dural involvement in sinonasal tumors: prospective correlation of magnetic resonance imaging and histopathologic findings. Int Forum Allergy Rhinol. 2012; 2(4):336–341

[22] Chou PI, Sadun AA, Lee H. Vasculature and morphometry of the optic canal and intracanalicular optic nerve. J Neuroophthalmol. 1995; 15(3):186–190

[23] McMinn RM, ed. Last's Anatomy, Regional and Applied. 9th ed. Edinburgh, UK: Churchill Livingstone; 2003

[24] Lund VJ. Superior oblique palsy following ethmoidal surgery. J R Soc Med. 1991; 84(11):695

[25] Başak S, Karaman CZ, Akdilli A, Mutlu C, Odabaşi O, Erpek G. Evaluation of some important anatomical variations and dangerous areas of the paranasal sinuses by CT for safer endonasal surgery. Rhinology. 1998; 36(4):162–167

[26] Monjas-Cánovas I, García-Garrigós E, Arenas-Jiménez JJ, Abarca-Olivas J, Sánchez-Del Campo F, Gras-Albert JR. Radiological anatomy of the ethmoidal arteries: CT cadaver study. Acta Otorrinolaringol Esp. 2011; 62(5):367–374

[27] Wormald PJ, van Renen G, Perks J, Jones JA, Langton-Hewer CD. The effect of the total intravenous anesthesia compared with inhalational anesthesia on the surgical field during endoscopic sinus surgery. Am J Rhinol. 2005; 19(5): 514–520

[28] Harvey RJ, Shelton W, Timperley D, et al. Using fixed anatomical landmarks in endoscopic skull base surgery. Am J Rhinol Allergy. 2010; 24(4):301–305

[29] Chu Y, Liu HG, Yu ZK. Patterns and incidence of sinonasal malignancy with orbital invasion. Chin Med J (Engl). 2012; 125(9):1638–1642

16 经眶入路到达鼻窦、颅底和颅内

Darlene E. Lubbe, Kris S. Moe

摘要

　　内镜经眶手术涉及一组目标明确的入路，以到达位于眶内、邻近鼻窦和颅底以及颅内的病变。这些入路为进入眼眶各个象限提供了通道，在这些以前难以到达的区域中，传统入路可通过附带损伤造成显著的并发症。本章将重点介绍用破坏性最小的内镜下经眶入路来解决这些问题，以及这种入路的最新概念、相关解剖结构和外科病理学内容。

　　关键词：内镜，经眶入路，眼眶，颅前窝，颅中窝，前颅底，微创，多入路

16.1 引言

　　内镜下经眶手术处理眼眶和颅内结构是一个相对较新的外科领域，5 年前才开始有大量的经验报道。[1-2] 其发展较晚的原因不是缺乏技术，而是外科专业的划分。美国眼科和耳鼻喉科学会（成立于 1896 年）在 1979 年的前内镜时代，分成两个独立的学院。从那时起，眼科医生和耳鼻喉科医生将注意力集中在不同的解剖区域，内镜手术主要在耳鼻喉科医生中普及。同样，神经外科医生的注意力集中在颅内。因此，目前在内镜下的眼眶手术和经眶手术中进行的许多手术操作都跨越了以往按专业划分的解剖界限。外科培训和合作的最新进展促进了内镜下眼眶手术和经眶手术的发展，这些手术多集中在以前尽可能避免的区域。

　　最近，在经鼻、上颌窦、颞下窝和眶上入路之外又增加了经眶入路，多个入路用于治疗特定目标病变已成为常见现象。因此，手术入路的选择变得越来越复杂。虽然这最终取决于外科医生的偏好，但入路的选择应主要受病变位置和重要神经血管结构的位置的影响。最重要的也许是手术入路应具有最小的破坏性，造成最少的附带损害。破坏性最小的手术入路造成的并发症、功能丧失和瘢痕最少，住院时间最短、康复最快，同时对患者生活方式的改变最小。为实现这一点，手术入路应尽可能短且直接，同时对重要结构造成最低的风险。[3] 此外，手术入路必须为使用多个器械提供足够的空间，并提供适当的接近目标的角度和清晰的手术视野，以允许术者舒适地进行器械操作。

　　虽然扩大经鼻入路可以很好地到达大部分颅底区域，但 80% 的颅前窝（anterion cronial fossa, ACF）和大部分颅中窝（middle cranial fossa, MCF）被眼眶占据。[1] 眼眶可能会与经鼻入路中的一些颅底目标相冲突。经眶入路具有直接进入这些区域的位置优势。此外，经眶入路通常不需要使用有角度的器械或内镜，可以直接进行操作。

　　除了有许多可接近目标的入路外，我们还可以同时使用多个不相邻的入路来处理病变（多入路技术）。[4] 通过单个入路或成对的相邻入路（例如通过 2 个鼻孔）可能会因手术器械阻挡视野，或因内镜占据一定的空间而使器械操作很困难。此外，血液和分泌物会从器械流到内镜上，进一步使视野模糊。通过多个不相邻的入路进行操作可以避免这些问题，并增加了器械和手之间的工作空间以及额外的视角（图 16.1）。

　　涉及眼眶的内镜手术包括 2 个主要入路：经眶入路（通过经皮或经结膜眼眶切开术入路）和经鼻入路。经眶手术可分为探查眶内的手术（例如内镜下眼眶手术）、与眼眶毗邻的手术（例如内镜下经眶手术）和以眼眶旁的神经为目标的手术（例如神经内镜经眶手术）。根据所涉及的眼眶各象限，经眶入路可进一步分类（图 16.2，16.3）：上方入路（通常通过眼睑成形术切口）、内侧入路（经结膜、泪阜前和经泪阜）、下方入路（经结膜下穹隆）和外侧入路（经外眦后或外侧眼睑成形术）。本章将重点介绍经眶入路而非经鼻入路到达眼眶。

　　虽然这些入路适用并且常用于治疗眼眶、视神经、大脑和邻近结构的创伤，但是内镜经眶创伤手术的相关内容超出了本章的范围。

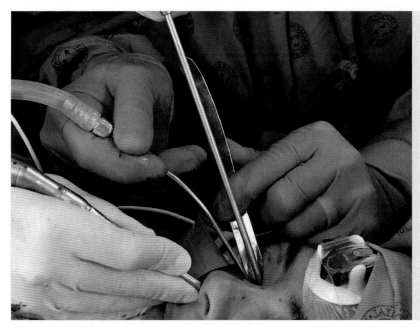

图 16.1 采用经泪阜前和经鼻前入路进行视神经减压术

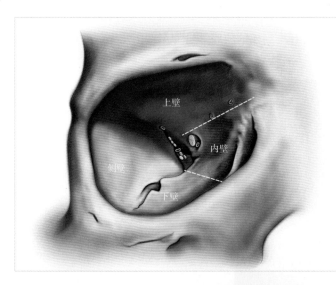

图 16.2 眼眶 4 个象限的骨性解剖

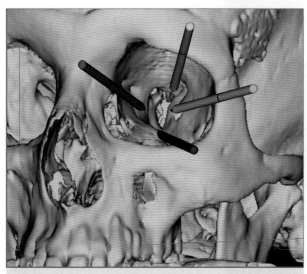

图 16.3 眼眶 4 个象限的入路轨迹

16.2 患者的选择和适应证

内镜下经眶入路适用于眶内、邻近眶旁鼻窦、上颌、颞下窝和邻近 ACF 与 MCF 的病变。病变必须可用内镜或内镜辅助入路处理。对于侵犯颈内动脉等大血管的恶性肿瘤，应考虑开颅手术以控制近端和远端血管。经眶入路可以单独使用，也可以与其他内镜下入路联合使用，或者作为传统开颅手术的辅助入路。近期外伤导致眼球破裂或前房积血是经眶入路的禁忌证。对于过去 6 个月内进行过眼内手术、近期眼眶感染或炎症尚未完全缓解的患者，应谨慎地使用这些方法。[5]

16.2.1　上方入路

　　上方和外侧入路是接近 ACF 和 MCF 的主要入路。这 2 种入路的结合使我们能够到达眶上和眶外侧更广泛的区域，以处理涉及 ACF、MCF、眼眶和邻近眶上裂（如海绵窦和麦氏腔）的病变。上方入路独自提供了处理眼眶、额窦和 ACF 病变的良好入口和清晰视野。在额窦底部打开眶上壁，可以到达通过内镜下 Lothrop 手术难以触及的侧方病变，尤其是骨瘤和骨纤维发育不良等病变。因此，上方入路在多入路手术或联合经鼻入路中处理延伸至额窦或 ACF 的较大病变时是有用的。对侧额窦和额窦间隔气房的内侧面也可以通过这种入路到达，需要时可以切除窦间隔。眶上壁在额窦后部很薄，硬脑膜很容易被暴露于 ACF 病变或复杂的鼻窦炎导致的颅内聚集物。上方入路提供了广泛的直到眶尖和眶上裂的入口。与需要移除眶上壁才能到达眼眶后上病变的传统的开颅术相比，内镜显示眼眶后方和上方更为方便，破坏性更小。这条入路可以帮助神经外科医生、眼科医生和耳鼻喉科医生接近眼眶病变，缩小了治疗眼眶病变方面的差距。笔者用内镜通过上方入路成功地治疗了眼眶海绵状血管瘤、神经纤维瘤、包虫囊肿和脑膜膨出。

16.2.2　外侧入路

　　外侧入路为眼眶外侧、颞下窝、MCF、蝶骨大翼和蝶骨小翼、三叉神经节 / 海绵窦外侧[6-7]和蝶窦外侧[8]提供了广泛的手术路径。需要通过外侧经眶入路处理的最常见病变是蝶骨翼脑膜瘤。可以通过这种入路来处理眼眶外侧壁的骨质增生，避免了传统翼点入路需要切除眶缘的缺点（图 16.4）。切除眼眶外侧壁可以暴露颞肌（图 16.5），进入颞下窝。对于血管纤维瘤或脑膜瘤等延伸至颞下窝上部的病变可使用

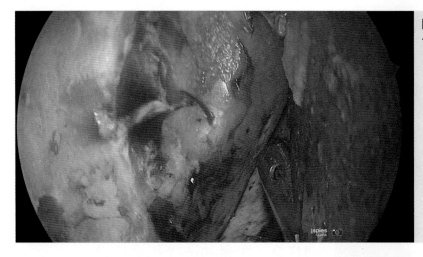

图 16.4　外侧入路显示蝶骨翼脑膜瘤旁的骨质增生

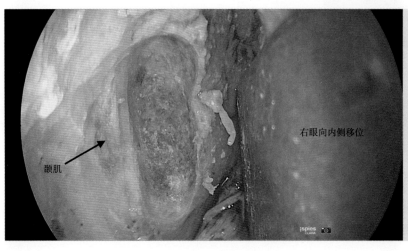

颞肌

右眼向内侧移位

图 16.5　外侧入路显示颞肌（箭头）和右眼眶骨膜之间的通道

外侧入路作为多入路手术中的辅助手段。切除蝶骨大翼后，创造一条到达 MCF 和眶上裂的广泛的手术路径以处理这些区域的病变。当 TED 患者需要进行双侧眶壁减压时，外侧入路是有用的，可以与鼻内入路或泪阜前入路的内镜下内侧眶壁减压术相结合。使用内镜可以保留眶缘，在外侧减压时可以切除骨质直达眶下裂和眶上裂。可以通过此入路到达位于眼眶外侧的病变和外直肌。在治疗眼眶囊性病变或脑膜膨出的手术中使用内镜是有用的，因为在通常无血且无脂肪疝入的术腔内可以看到病变的后部与周围重要结构的附着情况。

16.2.3 内侧入路

内侧入路可用于多种病变的处理，如内镜下结扎筛前动脉、筛后动脉和筛窦副动脉，修复复杂的脑脊液漏，[9] 治疗眼眶和额筛黏液囊肿，眼眶和视神经减压，清除异物，以及切除眼眶、ACF、筛窦和蝶窦处的肿瘤。对于累及筛窦和眶间 ACF 的肿瘤，我们倾向于使用该入路，因为它能够在切除实际的肿块前监测眶内容物和硬脑膜的组织侵犯程度。利用多入路技术进行肿瘤切除时，可以先定位重要的神经和血管，

然后再向鼻腔和鼻窦方向进行操作。我们相信这比通过从鼻腔开始先切除肿瘤再进入眼眶和颅内更加安全。对侧泪阜前入路可以很好地直达气化良好的蝶窦外侧以修复 Sternberg 管（外侧颅咽管）缺损和脑脊液漏（图 16.6，16.7）。

16.2.4 下方入路

下方经眶入路通过经结膜深穹隆入路可到达眼眶下部。根据需要，切口可向外延伸至外眦后入路、外眦切除术的入路或外眦松解术的入路；切口同样也可向内延伸至泪阜前入路。单独的下方入路常被用来治

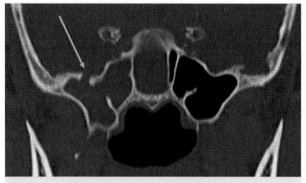

图 16.6 蝶窦外侧的 Sternberg 管缺损

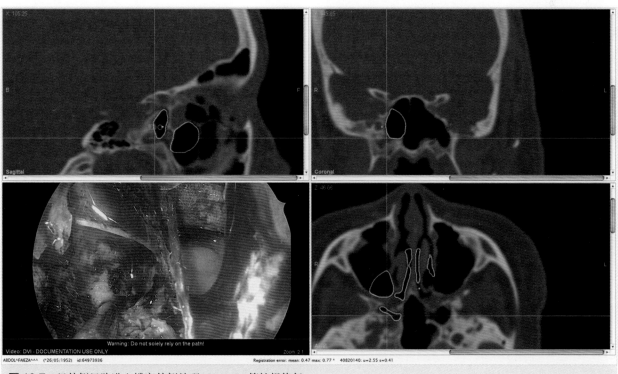

图 16.7 经外侧经路进入蝶窦外侧处理 Sternberg 管缺损修复

疗眼眶下部内容物或眶下神经的病变。此外，在多入路技术中下方入路还可联合经鼻和经上颌窦入路，用于治疗上颌广泛的病变（如青少年鼻咽血管纤维瘤）。这项技术通过各个单独的入路可方便器械操作和保持手术视野清晰，扩大了器械之间的操作空间，移动器械时不妨碍病变的暴露。

16.3 诊断检查

应用经眶入路治疗眼眶、鼻窦或颅内病变时，需要一个多学科团队。应在有眼科、神经外科、耳鼻喉科和神经放射科医生代表参加的肿瘤会议上进行病例讨论。应使用导航软件来规划并比较单独与联合经鼻、经眶、经上颌窦和开放入路，以确定最佳手术方案。累及多个区域的大型复杂病变可能需要多个入路或分期手术。对于可能需要辅助放疗或化疗的病变，应有肿瘤学家在最初决策治疗方案时提供意见。

16.3.1 眼科检查

应该完善眼科检查，因为大多数需要经眶手术的患者有一定程度的视力减退、脑神经副作用或突眼。因此，术前必须准确记录眼科检查结果，如视力、视野、有无相关的瞳孔传入缺损、眼球运动、视神经萎缩程度和突眼的情况。从耳鼻喉科医生的角度来看，有必要根据拟使用的手术入路来评估邻近眼眶的鼻窦的解剖结构和大小。应测试眶上和眶下神经支配区域

的感觉。应在术前评估所有的脑神经特别是动眼神经、滑车神经、眼神经和展神经，因为肿瘤有侵入眶上裂的风险，也有可能在手术中发生牵拉损伤。任何颅内肿瘤患者都需要进行全面的神经系统检查。

16.3.2 实验室和影像学评估

血液检查项目取决于患者的年龄和并发症等因素。对于突眼的患者，应进行甲状腺功能检查以排除TED。所有病例都需要进行眼眶、鼻窦和大脑的CT检查以及伴或不伴增强的MRI检查，以明确肿瘤的范围和评估骨质的浸润程度。应根据引导方案进行CT和MRI检查。为了选择暴露最充分且并发症最小的最佳入路，使用导航和术前手术入路规划非常重要。在一些情况下，可能需要血管造影和栓塞来评估和处理供血的血管。

16.4 与手术相关的解剖学

将眼眶解剖结构分为4个象限是很有用的，这是我们在以手术目标为中心的手术计划中对手术入路进行分组的依据。每个象限都有进入它的主要入路，在规划该区域的手术入路时需要考虑其独特的解剖结构（图16.8）。

上象限位于泪腺和上斜肌滑车之间。上方入路沿着眶隔至眶缘，向深部解剖至眼轮匝肌。眶隔深处是腱膜前脂肪，它提供了一个缓冲区，在解剖过程中保

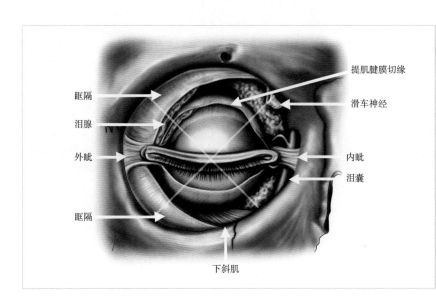

眶隔
泪腺
外眦
眶隔

提肌腱膜切缘
滑车神经
内眦
泪囊

下斜肌

图16.8 以象限为中心进入眼眶的路径。在眼眶深部，外侧入路与上入路和下入路分别由眶上裂和眶下裂分开

护提肌筋膜和肌肉。在眼眶上缘，识别并保护眶上和滑车上神经血管蒂，然后进入眶骨膜和眶骨之间的平面（图16.9）。眼眶上部由ACF与眶纸板的交界处的筛前、筛后神经血管束构成内侧界。筛前孔和筛后孔处于一个平面上，据此平面可向后追踪到神经位置。视神经是上象限眶尖部分的内侧边界。眶尖组成部分的外侧边界是眶上裂，脑神经通过眶上裂进入眶骨膜包膜（图16.10）。因此，眶尖位于内侧的视神经和外侧的眶上裂之间。眶骨膜在这些结构周围的延伸在手术中起着解剖标志和保护层的作用。

内象限由上方的上斜肌滑车和下方的下斜肌滑车（这些结构在入路中通常不被暴露）围成。内象限的切口是在泪阜和内眦之间创建的。上、下泪小管穿过内眦韧带前、后肢之间的睑板到达泪囊。这些结构位于解剖平面的浅层。沿着内眦韧带后肢的深处进行解剖并返回到其在泪后嵴的附着处，在那里打开并进入眶骨膜下方的解剖平面。眶纸板为解剖的内侧边界，眶骨膜为外侧边界，眶纸板与ACF（含上述筛前动脉和筛后动脉）的交界处为上方边界，纸板与眶底的交界处为下方边界。内象限中的重要结构是视神经，它在眼眶内侧壁的后上部向内上方走行并进入视神经管。当解剖视神经时建议应用导航系统，当对筛后动脉和最终的视神经管进行解剖时，可注意到眶纸板更大的弯曲度。切除眶纸板后部可有助于在蝶窦内的视神经管内侧继续解剖。

下象限位于内侧下斜肌附着处与外侧眶底与眶外侧壁连接处之间。解剖结构类似于上象限，下睑缩肌的功能类似于上睑提肌。然而，该入路更直接，当在眼眶下缘做切口时应横向切断下睑缩肌，在眶缘处进入眶骨膜和眶底之间的平面。随着解剖继续向后进行，应注意识别眶下神经，它常常位于眶底或低于眶底的骨管内，朝向眶尖方向进入眼眶，横行穿过眶下裂的后面进入圆孔。向后解剖时外侧被眶下裂限制。然而，与眶上裂不同的是眶下裂主要含有纤维血管组织，如果需要扩大入路或离开眼眶外侧部分，可在其不丧失功能的情况下将其横向切断。解剖的内侧边界是眶纸板。在下象限的眶尖处毗邻眶下裂的后方，该结构的内侧是眶骨膜附着处，该处位于眼眶后部内上方的视神经下方。

外象限位于上方的泪腺和眶外侧壁与眶底内侧连接处之间。可通过经结膜外眦后入路进入，无论伴或不伴外眦切开术、外眦韧带下脚松解术或外延切口的上睑成形术。外眦韧带附着于眶外侧壁内面距眶缘1 mm处，额颌缝正下方。如果该结构受到干扰，必须在手术结束时对其进行重建，以防止眼睑错位。进入眶缘深面的眶骨膜下平面后，继续向后，于上方的眶上壁和下方的眶下裂的界限内进行剥离。如前文所述，可根据暴露需要将眶下裂横向切断。在眶内深入解剖时，入路会随着眶上裂和眶下裂的汇聚变得越来越窄。保护好这些结构可防止损伤内侧的视神经。外侧眶骨将眶内容物与颞下窝和颞肌的前部分开，向后增厚至蝶骨大翼，其后是MCF和颞叶硬脑膜。

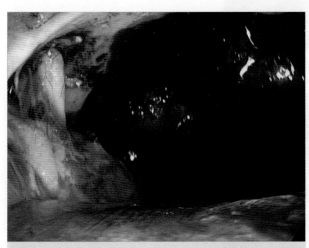

图 16.9　上方象限内的眶上和滑车上神经血管带

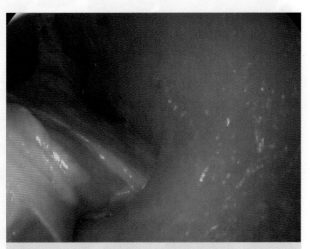

图 16.10　通过上方象限观察到的眶上裂

16.5 手术技术

16.5.1 麻醉和术前准备

　　麻醉和术前准备在这4种入路中是相同的。患者头部的位置可能因使用的入路和手术的眼睛不同而有所不同。我们建议不要固定头部，可以使用马蹄形头枕，以便在术中调节头部的位置。笔者更倾向于使用全静脉麻醉（total intravenous anesthesia, TIVA）的方式，以获得低心率和正常血压。进行气管插管并将其固定在患者左侧口角处，以使鼻部和眼部前方的区域保持清晰，进而便于右利手医生站在患者的右侧操作器械和内镜。患者的头部位置需要根据目标区域和使用的入路确定。在某些情况下可能需要针固定，但在术中（尤其是在多入路的手术中）能够调整患者头部位置是有益的。为进入额窦和额窦正后方ACF的前面，头部通常需要伸展（或后屈15°）以获得最佳的内镜位置和入路。在手术开始阶段，外科医生手持内镜并操作动力器械创建手术路径。手术团队可能有所不同，可由耳鼻喉科医生、神经外科医生或眼科医生组成，他们同步协作进行手术。除非使用专门的牵开器和多功能器械，否则通常需要2名助手来协助术者。单手持具有3种功能的器械（如具有冲洗和吸引功能的电钻）可以代替3只手操作从而减少1名助手。颅内手术与经蝶垂体手术类似，耳鼻喉科医生操控内镜以保持手术视野清晰，便于神经外科医生进行双手操作。

16.5.2 一般入路

　　如前文所示，手术入路应根据目标的位置来确定。适当的入路通常与病变主要涉及的象限相对应；有时同步使用2种经眶入路（例如内侧和下方入路），或可在多入路技术中联合经眶和经鼻入路，[4,10-11]以改善器械操作入路和术野可视性。我们发现，术前用计算机分析和制订计划在手术预案中具有很大作用[12]。如图16.11所示，应考虑采取针对每个目标的多种入路。本例为侵入眼眶、上颌和鼻腔的未分化癌，开始时采用眶下和眶内侧入路以确定肿瘤与眶内结构的附着处，并经过正常组织解剖至眶间的颅底。肿瘤切除前应检查一下硬脑膜，如有颅内肿瘤浸润，应测定其侵犯程度。确定累及的邻近结构范围后开始切除肿瘤。剥离时应从重要结构向外侧进行，从眶内容物到鼻窦鼻腔，从硬脑膜下方进入鼻腔。随后采用经鼻入路切除鼻内的肿瘤。经眶入路解剖时，可以不经过肿瘤，从精细结构向外移动到不太重要的区域，以确保眶内容物和脑组织的安全。经鼻入路进入这些结构时需要对肿瘤进行剥离，这可能很危险，尤其是当肿瘤和重要结构之间的边界模糊时。术前可用计算机辅助手术预案帮助外科医生确定手术入路的最佳数

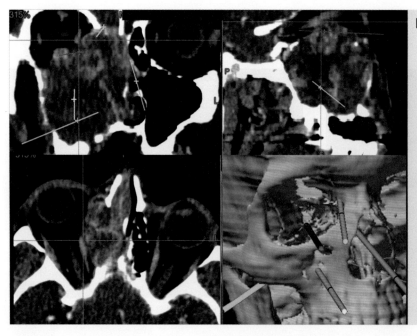

图16.11　术前规划和轨迹分析

量和位置，以及确保成功切除目标病变的适当入路。

16.5.3 上方入路

切口和解剖

上方入路切口与第 10 章中的上睑成形术切口相似。但根据手术目标的不同，切口位置可能会略有不同；对于位于更靠近前上方的手术目标（如额窦病变），切口位置更高将会更加有利，这样可以减少邻近眶缘的上部皮瓣的皮肤量。然而，所做切口应位于眉毛以下，从而避免明显的瘢痕。切开皮肤和皮下组织将暴露轻薄的眼轮匝肌，用锋利的虹膜剪剪开眼轮匝肌后可以识别眶隔，解剖应保持在这一层的浅面，以防止脂肪疝出以及上睑提肌和其腱膜的损伤。继续向上进行锐性解剖直到眶缘。在眶缘处切开眶骨膜，用 Freer 剥离子在眶骨膜下平面继续解剖，这样可以暴露从外侧的泪腺到内侧的额窦流出道之间的整个眼眶上部。

从外侧面来看，可以上抬泪腺后将其从骨质分离，因为它位于眶骨膜的眶侧。内侧面看，不突破眶骨膜下平面可以预防滑车损伤（滑车与眶骨膜一并提起的情况通常不可见，除非使用肌锥内入路）。当抬起眶上缘骨膜时，必须识别和保存眶上和滑车上神经血管束。神经牵拉是可能发生的，但如果神经束位于骨管内则可能需要磨除神经束周围的骨质，特别是在处理额窦骨瘤或纤维发育不良时。眶上壁开颅手术的位置取决于病变的情况。额窦病变在额窦气化良好和患者头部延伸的情况下更容易处理。对于 ACF 病变，硬脑膜暴露后，神经外科医生即可与耳鼻喉科和眼科医生合作继续进行手术。以后方的眶上裂为限制，可通过剥离的方法进入蝶骨小翼前的 ACF。通过该入路可以观察并电凝筛前动脉、筛窦副动脉和筛后动脉，但为了更好地到达位于内侧（颅内和鼻内）的结构，该手术应联合泪阜入路。发生任何脑脊液漏时都需要使用标准技术进行修复，修复材料包括脂肪、阔筋膜或其他合适的移植材料。通常不需要重建眶上壁，除非有大的颅骨切除术，可使用聚二恶烷酮（polydioxanone, PDS）补片或有固定螺钉的眶板在眶后缘进行重建。患者刚开始可能会感觉到硬脑膜

在眼眶上的搏动，但这种感觉通常会在术后数周内消失。当处理眼眶病变时，上方入路可以很好地到达位于眼眶后方的肿瘤。首先在骨质表面进行骨膜下分离和术中影像导航，这对于浅表且与眶骨关系密切的病变很有用。对于眼眶深部病变影像导航的帮助较小，超声可用于确定病变的确切位置和眶骨膜切口的位置。切开眶骨膜后，可用一个 Freer 剥离子在脑棉片上牵制眼眶脂肪并剥离病变。

手术的难点、经验和教训

在眶隔表面进行剥离，避免损伤上睑提肌筋膜非常重要。使用外科手术放大眼镜非常有助于进行正确的平面剥离。重要的是不要用力牵拉上睑，避免对上睑提肌造成损伤。如果在手术早期暴露了眼眶脂肪，解剖可能会更困难。特别注意的是，应防止眼眶脂肪被卷入钻头，否则可能会对直肌造成损伤。应备有特殊的钻头，钻头头端露出钻杆不超过 2 mm。超声骨刀能够在无钻头旋转的情况下同时切除骨质、吸引并冲洗，在眼眶深处手术时特别有用，可替代电钻。重要的是要记住，超声骨刀手柄可能会变热，必须小心使用，避免其对眼周围的皮肤造成热损伤。

16.5.4 外侧入路

切口和解剖

3 种不同手术切口的选择取决于所进行的术式和暴露的需要。采用外眦后切口可以依次增加暴露的程度，外眦后切口可以被扩大到如松解外眦的外眦切开术中的切口一样，并最终扩大成如第 10 章所述的上睑折痕切口。

如果需要在眼眶外侧、颞下窝或进入蝶骨大翼、MCF 进行活检或切除，外眦后切口 [13] 和外眦切开术切口是理想的切口。这 2 个切口都能很好地进入眼眶外侧，如果使用带状牵开器将眼球牵向内侧，则眼眶边缘的通道近端的宽度为 1 cm。[6] 根据需要，切口可以通过结膜延伸以增加暴露程度，但必须小心，不要损伤上方的上睑提肌腱膜的外侧角。然而，眼眶上部的解剖可能是有限的，尤其是在为了获得足够的通道以到达蝶骨翼脑膜瘤等病变时，此类病变中的骨质

增生往往累及眼眶外侧壁和上壁。为了通过更宽的通道获得更佳的入路，可做一个保留外眦的眼睑折痕切口向外侧延伸（图16.12）。保留外眦可增加患者术后的舒适度，使伤口更快愈合。这个切口是本章第一作者的首选，用于所有眶上壁受累的眶外侧切除术。扩大的上睑皮肤折痕切口始于上睑边缘上方8~10 mm处，切口延伸至外眦上方和眶外侧缘上方的自然折痕处。通过剥离下层的眼轮匝肌进入腱膜前间隙，在眼轮匝肌下的袋状间隙进行钝性解剖，直至眶上缘。打开眶隔会导致眼眶脂肪疝出，使下一步的解剖变得困难。在眶缘上方10 mm处切开眶上缘骨膜，然后用Freer剥离子沿着眶上壁和眶外侧壁的骨膜下平面向后进行剥离。眶上神经血管束刚好位于眶上缘中点的内侧，应注意识别并保护它。从眶外缘剥离并抬起外侧面的眶骨膜。使用多功能的器械（如带吸引和冲洗装置的钻或超声骨刀）可为内镜和器械操作留出足够的空间。使用带状牵开器将眼球牵向内侧，可以使用长度为18 cm、直径为3 mm或4 mm的0度内镜和2~3个其他器械在宽阔的外侧通道中进行手术。磨除眶外侧壁直到颞肌暴露，从而形成足够的空间，注意保持至少5 mm的眶缘完整以达到美容目的。没有专门的牵开器和多功能器械时需要2名助手。同样，如果使用旋转的磨钻时必须小心，勿损伤眼眶脂肪。在蝶骨大翼的松质骨上钻出一条骨性通道，留下一层较薄的骨壁以保护外侧的颞肌和内侧的眶骨膜。在治疗蝶翼脑膜瘤时，必须磨除所有增生的骨质和骨质内脑膜瘤。暴露后部的颞肌并磨除蝶骨大翼，可在后方和外侧到达颞叶硬脑膜。切除眶上壁可暴露上方的ACF硬脑膜。眶上裂限制了向后剥离，眶下裂限制

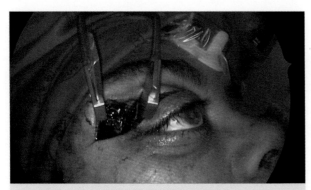

图16.12　眼睑皱襞切口横向延伸，保留外眦

了向下剥离。在眶上裂附近操作时需要小心，因为在该区域过度操作和牵拉可能导致眶上裂综合征或动眼神经、滑车神经、眼神经和展神经受损。

暴露出ACF和MCF处的硬脑膜后，可以用四手技术切除颅内肿瘤，让助手持内镜并处理手术视野，以便神经外科医生用双手进行手术。肿瘤通过眶上裂扩散、包绕大脑中动脉或侵袭海绵窦时，肿瘤全切通常是不可能的。

当处理硬膜内病变时，通常会产生大量的脑脊液漏。可使用脂肪、阔筋膜和（或）合成硬脑膜修复缺损，尽管前者是笔者的首选。通常不放置腰池引流管。眶外侧壁不重建。需要外侧入路手术的患者在大多数情况下有突眼的表现，切除眶外侧壁可改善其外观。如果外直肌暴露、担心形成瘢痕或外直肌与眶骨粘连时，可垫上一层较薄的PDS片。

手术的难点、经验和教训

避免早期暴露眼眶脂肪是手术成功的重要因素。在正确的手术平面仔细剥离是必要的。先在外侧眶缘进行剥离，然后在内侧眶缘的骨膜下平面进行剥离，这样可以避免早期暴露眼眶脂肪。如果眼眶脂肪暴露，可用硅胶片或神经外科的脑棉片来垫衬于带状牵开器下方防止脂肪膨出。手术期间必须间断检查瞳孔大小或形状的变化。瞳孔扩大或不对称表明眼内压升高，应取出所有牵开器和器械直到瞳孔恢复。外科医生和麻醉师应注意有无眼心反射（表现为眼外肌受牵拉或眼球受压引起的血压变化或心动过缓）。眼心反射由三叉神经中的眼神经通过睫状神经节介导，然后通过迷走神经副交感神经纤维传至心脏窦房结，从而降低心输出量。如果出现这种情况，可能需要静脉注射毒蕈碱型乙酰胆碱受体拮抗剂（如阿托品或格隆溴铵）。当骨质增生或肿瘤侵犯导致正常剥离受干扰时，影像导航特别有助于确定眶上裂的位置。

16.5.5　内侧入路

泪阜前入路是一种功能多且并发症少的手术入路，用于进入内侧象限，[14]处理眶纸板内及其邻近结构（包括鼻窦上部、筛动脉、颅底、上方的神经结构和视神经）的病变。该入路与手术平面和解剖结构

共面，可减少对角度内镜和角度仪器的依赖。可根据需要向上延伸，注意避免损伤上睑提肌腱膜；也可向下延伸联合经结膜入路到达眼眶下象限。

泪阜前入路已在第 10 章中介绍过。继续向后剥离，在骨膜下平面以适当的方向到达目标。通常在眶纸板与颅底的交界处有一个可见的凹槽或轮廓，筛前动脉和筛后动脉（有时可见大脑副中动脉）位于其中。用双极电凝仔细烧灼并切断这些神经血管束。应在烧灼筛后动脉前确定视神经的位置，因为两者间距离可能很小且不可预测。[15] 在此处可通过开颅术进入内侧 ACF 的额骨、筛骨和蝶骨区域，或向后进行眶尖和视神经减压。我们发现通过内侧经眶入路进行视神经减压非常有效，不仅因为有共面的几何结构，而且可在直视视神经管内神经的情况下，背离而非朝向神经将骨质从视神经处剥离或磨除。

手术结束时应根据缺损的性质进行重建。如果进行了硬膜切开术，则应使用移植物和纤维蛋白胶重建相应结构，特别是当这部分结构由眶内容物支撑时。如果硬膜缺损延伸至鼻窦，则应根据脑脊液漏的流量和压力考虑使用带蒂的鼻中隔黏膜瓣。

同时还应考虑眶纸板的重建，否则内直肌疝入缺损可导致眼球内陷或复视。虽然很难预测多大尺寸的眶纸板缺损会引起眼球内陷，但我们发现手术结束时水肿通常会导致 1～3 mm 的突眼。在关闭术腔前可以测量突眼的程度，如果小于 2 mm，强烈建议进行骨性重建。

重建时可以使用可吸收性或永久性植入物。眶纸板的缺损可使眶内容物疝入筛窦，这会造成有迟发性阻塞的风险，所以我们只对小的缺损使用可吸收性植入物。对于较大的缺损，我们更喜欢使用薄的钛网进行原位重建，方法如前文所述。然后我们用薄的（0.25 mm）PDS 片衬于钛网内作为滑动层。关闭泪阜前切口不是必需的。

手术难点、经验和教训

在做泪阜前入路切口到达眶纸板时，不损伤泪小管至关重要。可在剥离前放置泪道探针以防止泪小管被横向截断，有经验者无必要。做一个充分的结膜切口很重要；当切口最初位于泪阜内侧时，可根据需要

很容易地向下延伸。确认筛动脉很重要；通常有 3 条或以上的筛动脉，必要时可烧灼切断。

16.5.6 下方入路

我们推荐的下眼眶入路采用和第 10 章 [1] 所述的下睑成形术或眶底骨折修复术一样的经结膜切口。该入路可完全到达眶底、眶内容物、上颌骨和下眶尖。眶下神经是一种从皮肤和上颌到大脑常见的转移路径。外侧眶底有眶下裂，为病变从颞下窝和翼腭窝向眼眶转移提供了路径。因此，下眼眶是疾病从多个区域扩散的一个共通点，在手术切除病变时需要进入下眼眶。在骨膜下剥离时，注意不要损伤眶下神经。眶下神经可能在眶底以下或眶内的骨管中走行，在进入圆孔前向后走行至眶尖。用带状牵开器抬起眶内容物，并可在眶内容物上放置一张薄硅胶片，以保护眶内容物并防止其在手术期间疝出。术中可根据需要切除相应的骨质。

手术完成后，如前文所述，进行眶底重建，通常使用钛网和薄的 PDS 片滑动层。因为有持续负重的需要，我们很少在这个区域单独使用可吸收植入物。如果病变未累及眶底，则在眶底骨质切除前用与眶底轮廓精确匹配的塑形板进行重建。如果病变侵犯眶底，则使用镜像覆盖引导创建植入物。[16]

手术难点、经验和教训

在做切口时避开睑板是很重要的，我们也喜欢在眶隔后面进行剥离。因此，切口应至少低于睑板 3 mm。充分牵开眶内容物对解剖至关重要。这可以单独配备各种尺寸的可延展带状牵开器，或者配备一层薄的透明硅胶片来保护眼眶脂肪。

16.6 并发症及处理

通过适当的手术技术和仔细剥离，内镜下经眶手术的并发症非常罕见。[7] 术后眼睑可能发生肿胀，其程度取决于手术部位和持续时间。术中静脉注射类固醇激素，术后短疗程使用类固醇激素，以及术后 48 小时冰敷可以控制眼睑肿胀。如果在手术结束时有明显的结膜水肿或突眼，可以放置一个临时的眼睑缝

线，并将其留在原位 3 ~ 5 天，直到肿胀消退。

在剥离眼眶病变的过程中，需要详细了解眼眶的解剖学知识，以避免对肌锥内血管、神经和眼外肌造成损伤。如果术中发生脑脊液漏，可以用前文中使用纤维蛋白胶固定移植材料的方法来解决。然后对切口进行水密封，以防止脑脊液从伤口漏出。只要没有出口（如通过眶纸板进入鼻腔），脑脊液漏就不会成为问题，并随着眶骨膜与邻近骨骼的重新附着而终止。

眼眶上方入路中过度牵引眶上或滑车上神经血管蒂可导致前额长期麻木。在将器械置入眼眶时应注意避免对这些结构造成损伤。虽然上睑提肌或腱膜的严重收缩可导致术后上睑下垂，但根据我们的经验，随着时间的推移，这种情况可自行缓解。对于某些病变（如突出眶上壁的骨瘤），上睑提肌或眼外肌实际上可能受病变累及，需要将其移位以切除肿瘤；在这些病例中，无论采用何种手术入路，都可能出现暂时性上睑下垂和（或）复视，但通常会及时恢复。

角膜擦伤也是一种并发症，尽管这可以通过精细的手术技术减轻。也可以使用润滑过的角膜保护膜，但这需要经常将其移除以监测有无眼压过高的体征——瞳孔扩大或变形。我们倾向于在内侧或外侧角膜缘处临时留置睑板缝线，这样可以充分保护角膜，同时外科医生可以轻松地将眼睑分开，以便检查瞳孔。虽然我们没有发生术后出血的病例，但出血时需要进行眼科评估和眼压测量并重新打开切口，必要时进行血肿清除术、外眦切开术或外眦切除术。

下象限入路的并发症很少。最常见的并发症之一是术后下睑退缩，这是由过度牵拉或剥离造成的下睑损伤引起的。我们强烈建议直接经结膜而不是经皮或经眶隔前入路，因为这样会在眼睑上留下一层较薄的脂肪保护层，并且不太可能损伤眶间隔。

下斜肌眶底附着点随眶内容物一起在向骨膜深层剥离时被抬起。在这一区域的眼眶脂肪内剥离有损伤下斜肌和随后引起复视的风险。该入路或任何眼眶入路引起的结膜水肿（球结膜水肿）可能会比较棘手。

与内侧入路本身相关的并发症较罕见。如前文所述，用单极电凝烧灼泪小管区域可导致瘢痕和术后泪溢。切除了眶纸板且不进行重建，可能会导致眼球内陷、筛窦炎或黏液囊肿，偶尔可能导致复视。在外科

医生对入路感到满意之前，可在建立入口时放置上、下泪腺探针以防止泪小管损伤。

16.7　结果

内镜下经眶手术是一个新兴的、快速发展的外科领域。迄今为止，大多数出版物都报道了数量相对较少的病例，[11,17-19] 但也有较多的病例报道。我们早期的前瞻性研究包括 107 名接受经眶手术的患者，证明了经眶入路对治疗各种眼眶、鼻窦和颅内病变的有效性和安全性。[2] 在该研究中，没有与手术入路或使用内镜相关的并发症，也没有视力丧失的病例。我们最近报道了 45 例经眶神经内镜下切除颅底病变的研究结果，这些病变包括颅内和眼眶肿瘤、脑脊液漏和鼻窦源性感染引起的颅内并发症。所有手术均成功，并发症仅限于 1 例暂时性上睑下垂，1 例患者不能察觉到的轻度眼球内陷，以及 1 例术后 2 个月出现并经 DCR 治愈的泪溢。在这些病例中没有发生失明、复视、脑卒中或死亡的病例。

眼眶手术和内镜下经眶手术的安全性和有效性记录非常令人鼓舞，并且进一步的报道扩大了其应用范围，如机器人 [20] 和脑深部手术 [21] 的出现频率越来越高。随着这些手术的前沿技术进展和新技术的应用，进一步的研究将有助于描述这些新技术的应用效果。

16.8　结论

现在可以在内镜下通过这 4 条手术入路（眼眶的每个象限各 1 条）以最小破坏性处理眼眶、视神经、鼻旁窦、海绵窦、颅前窝、颅中窝和颅内的病变。经眶入路可单独使用，也可与经鼻、经上颌、经颞下窝和经眶上入路联合使用以进入邻近结构。与传统入路相关的术后并发症在很大程度上是由于附带地破坏了大量的正常组织，而现在可以通过使用经眶入路来避免这些破坏，且后者的手术视野也更佳。

以 4 个象限为中心的内镜下入路可以处理既往难以到达的眼眶病变。尽管这种手术在传统上属于眼科的范畴，但经眶入路在耳鼻喉科和神经外科也受到欢迎，为多学科团队提供了新的手术解决方案和治疗选

择。一个包含 3 个不同学科的外科团队通常可以处理以前认为不可通过手术治疗的病变。

参考文献

[1] Moe KS, Bergeron CM, Ellenbogen RG. Transorbital neuroendoscopic surgery. Neurosurgery. 2010; 67(3) Suppl Operative:ons16－ons28

[2] Balakrishnan K, Moe KS. Applications and outcomes of orbital and transorbital endoscopic surgery. Otolaryngol Head Neck Surg. 2011; 144(5): 815–820

[3] Bly R, Moe KS. Transorbital Endoscopic Skull Base Surgery. In: Lalwani A, Pfister M, eds. Recent Advances in Head and Neck Surgery, 2nd ed. New Delhi: Jaypee Brothers Publishing; 2013

[4] Ciporen JN, Moe KS, Ramanathan D, et al. Multiportal endoscopic approaches to the central skull base: a cadaveric study. World Neurosurg. 2010; 73(6): 705–712

[5] Ellenbogen RG, Moe KS. Transorbital neuroendoscopic approaches to the anterior cranial fossa. In: Snyderman C, Gardner P, eds. Master Techniques in Otolaryngology— Head and Neck Surgery: Skull Base Surgery. Philadelphia, PA:Wolters Kluwer; 2014

[6] Bly RA, Ramakrishna R, Ferreira M, Moe KS. Lateral transorbital neuroendoscopic approach to the lateral cavernous sinus. J Neurol Surg B Skull Base. 2014; 75(1):11–17

[7] Oxford R, Bly R, Kim L, Moe KS. Transorbital neuroendoscopic surgery of the middle cranial fossa by lateral retrocanthal approach. J Neurol Surg B Skull Base. 2012; 22 Suppl 1:68

[8] Moe KS, Ellenbogen RG. Transorbital neuroendoscopic approaches to the middle cranial fossa. In: Snyderman C, Gardner P, eds. Master Techniques in Otolaryngology— Head and Neck Surgery: Skull Base Surgery. Philadelphia, PA:Wolters Kluwer; 2014

[9] Moe KS, Kim LJ, Bergeron CM. Transorbital endoscopic repair of cerebrospinal fluid leaks. Laryngoscope. 2011; 121(1):13–30

[10] Alqahtani A, Padoan G, Segnini G, et al. Transorbital transnasal endoscopic combined approach to the anterior and middle skull base: a laboratory investigation. Acta Otorhinolaryngol Ital. 2015; 35(3):173–179

[11] Dallan I, Castelnuovo P, Locatelli D, et al. Multiportal combined transorbital transnasal endoscopic approach for the management of selected skull base lesions: preliminary experience.World Neurosurg. 2015; 84(1):97–107

[12] Bly RA, Su D, Hannaford B, Ferreira M, Jr, Moe KS. Computer modeled multiportal approaches to the skull base. J Neurol Surg B Skull Base. 2012; 73(6) B6:415–423

[13] Moe KS, Jothi S, Stern R, Gassner HG. Lateral retrocanthal orbitotomy: a minimally invasive, canthus-sparing approach. Arch Facial Plast Surg. 2007; 9(6):419–426

[14] Moe KS. The precaruncular approach to the medial orbit. Arch Facial Plast Surg. 2003; 5(6):483–487

[15] Berens A, Davis G, Moe K. Transorbital endoscopic identification of supernumerary ethmoid arteries. Allergy Rhinol (Providence). 2016; 7(3): e144－e146

[16] Bly RA, Chang SH, Cudejkova M, Liu JJ, Moe KS. Computer-guided orbital reconstruction to improve outcomes. JAMA Facial Plast Surg. 2013; 15(2): 113–120

[17] Lubbe D, Mustak H, Taylor A, Fagan J. Minimally invasive endo-orbital approach to sphenoid wing meningiomas improves visual outcomes – our experience with the first seven cases. Clin Otolaryngol. 2017; 42(4):876－880

[18] Ramakrishna R, Kim LJ, Bly RA, Moe K, Ferreira M, Jr. Transorbital neuroendoscopic surgery for the treatment of skull base lesions. J Clin Neurosci. 2016; 24:99－104

[19] Lim JH, Sardesai MG, Ferreira M, Jr, Moe KS. Transorbital neuroendoscopic management of sinogenic complications involving the frontal sinus, orbit, and anterior cranial fossa. J Neurol Surg B Skull Base. 2012; 73(6):394－400

[20] Bly RA, Su D, Lendvay TS, et al. Multiportal robotic access to the anterior cranial fossa: a surgical and engineering feasibility study. Otolaryngol Head Neck Surg. 2013; 149(6):940－946

[21] Chen HI, Bohman LE, Loevner LA, Lucas TH. Transorbital endoscopic amygdalohippocampectomy: a feasibility investigation. J Neurosurg. 2014; 120(6):1428–1436

17 鼻窦炎的眼眶并发症和处理

Rodney J. Schlosser, Elliott Mappus, Zachary M. Soler

摘要

感染性和炎性鼻窦炎可能累及眼眶和眼球，因为它们之间的屏障很薄。感染性并发症可以是急性的或慢性的，由细菌或真菌感染的直接扩散引起。早期发现的这些并发症可以用药物治疗，晚期并发症可能需要手术治疗。在感染性病因中，主治医师必须了解潜在的免疫缺陷的危害和治疗方法。非感染性病因可由炎性疾病引起，如黏液囊肿、变应性真菌性鼻窦炎或隐匿性鼻窦综合征，非感染性病因通常出现在免疫功能正常的患者中。这些疾病是慢性的，由压力效应以及眶底、内侧壁和眶上壁的骨质重塑造成。严重到足以引起骨质重塑的非感染性病因对药物治疗反应较差，为了避免发生永久性眼眶并发症，通常需要对累及的鼻窦病变进行手术减压。由于解剖结构发生了改变，黏膜经常发生急性炎症，加上需要保护眼眶功能，任何眼眶并发症的外科治疗都比常规的鼻窦手术更加困难。鼻窦炎的眼眶并发症患者的正确治疗，需要耳鼻喉科、眼科、神经外科、放射科和其他科室的医学专家的密切合作。

关键词：骨膜下脓肿，眼眶脓肿，眶周蜂窝织炎，眼眶侵蚀

17.1 引言

考虑到眼眶与鼻窦的距离较短，鼻窦的感染性和炎性疾病可累及眼眶。值得庆幸的是，药物和（或）手术治疗继发性鼻窦炎对大多数眼眶并发症有效，且不会导致永久性视力损害。其涉及的时间范围、感染源和相关炎症过程差异很大。全面了解患者的人口统计学、潜在的宿主免疫状态和涉及的解剖部位的差异对于及时治疗这些患者和避免长期后遗症至关重要。

17.2 眼眶并发症的类型和临床表现

眼眶并发症可分为细菌或真菌感染直接蔓延至眼眶引起的感染性并发症（表 17.1），以及由邻近鼻窦病变对眼眶产生的正 / 负压力作用导致骨质重塑和解剖改变引起的非感染性并发症（表 17.2）。

17.2.1 急性细菌性鼻窦炎

急性细菌性鼻窦炎（acute bacterial rhinosinusitis, ABRS）可扩散至邻近眼眶，是鼻窦炎最常见的眼眶感染性并发症。这种情况最常见于无任何鼻窦病史和免疫功能正常的儿童患者（图 17.1）。发病可能非常迅速，常令人担忧。Chandler 已将鼻窦炎的急性细菌性并发症分为以下几类。[1]

- 眶隔前蜂窝织炎：仅眼睑水肿，眼外肌运动正常，眼球运动时无疼痛，视力正常。解剖学上感染位于纤维眶隔浅表处，不包括眶内容物。
- 眼眶 / 眶隔后蜂窝织炎：表现为进行性水肿，可累及眼球，伴有结膜水肿、眼外肌运动疼痛或受限，罕见情况下视力发生改变。解剖学上感染位于纤维眶隔深层，可累及眶内容物。
- 眶骨膜下脓肿：脓液在眶骨（眶纸板最常见）和眶骨膜之间积聚。患者可有眼外肌运动受限和突眼的症状，且有眶隔后蜂窝织炎的整体临床表现；因此影像学检查对诊断至关重要。
- 眼眶脓肿：脓液在眶骨膜深面的眼眶内积聚，患者可出现眼肌麻痹。
- 海绵窦血栓形成：表现为伴有脑神经麻痹、发热和头痛的颅内感染。

17.2.2 急性侵袭性真菌性鼻窦炎

急性侵袭性真菌性鼻窦炎发生在免疫抑制的患者中，例如血液恶性肿瘤、HIV 感染、糖尿病酮症酸中毒和因移植或其他疾病服用免疫调节药物的患者（图 17.2）。免疫系统受到极度抑制（如骨髓移植

表 17.1 鼻窦炎的感染性眼眶并发症

	急性细菌性鼻窦炎	急性侵袭性真菌性鼻窦炎	慢性侵袭性真菌性鼻窦炎
眼眶受累概率	5% 鼻窦炎住院患者眼眶受累[1] • 眶隔前蜂窝织炎占 50% • 眶隔后蜂窝织炎占 35% • 眶骨膜脓肿占 15% • 眶内脓肿 <1%[9]	73.5% 的急性侵袭性真菌性鼻窦炎患者眼眶受累	89.9% 的 CIFS 和肉芽肿性侵袭性真菌性 CRS 患者眼眶受累[10,11]
人口特征	儿童更常见 • 眶隔前：3~9 岁 • 眶隔后：7.5 岁[12]	糖尿病、血液恶性肿瘤、系统性化疗、使用免疫抑制药物、AIDS 和接受慢性激素治疗的患者更常见[3,11,13]	使用免疫抑制剂、糖尿病、AIDS 和接受慢性激素治疗的患者更常见[3,11,13]
免疫状态	正常[11]	低下	正常[11]
常见的病原微生物	金黄色葡萄球菌，肺炎链球菌，流感嗜血杆菌，厌氧菌（消化链球菌，梭杆菌，类杆菌）[1,9]	曲霉属，接合菌纲（根霉，毛霉，根毛霉）[11]	CIFS：烟曲霉[4] 肉芽肿病变：黄曲霉[11]
好发部位	眶内壁或眶上壁[9,14]	眶内壁[10]	眶内壁，眶尖[4]
药物治疗	感染发生于眶隔前可口服抗生素；感染发生于眶隔后可静脉注射抗生素；抗生素的抗菌谱包括厌氧菌和 MRSA；[1,9] 使用鼻减充血剂；抬高床头；进行系列检查[9]	静脉注射抗真菌药；纠正免疫低下状态（如输注白细胞）；糖尿病患者控制血糖；[4] 中断激素治疗[15]	长期口服抗真菌药；[16] 糖尿病患者控制血糖；[4] 终止激素治疗[15]
手术治疗	通常满足下面一个或多个情况[1,9] • 发生视力损害 • 有较大脓肿（在 CT 图像中直径 >10 mm） • 合理药物治疗无效	紧急清创直到出血并出现健康组织边缘，[17] 可能需要切除眼眶[13]	清创至健康组织[4]
预后	早期效果极好，但海绵窦受累者的死亡率高达 30%[1]	常常复发，[4] 死亡率为 50%~80%[3]	与受侵袭程度呈负相关[4]

注：AIDS–获得性免疫缺陷综合征；CIFS–慢性侵袭性真菌性鼻窦炎；CRS–慢性鼻窦炎；MRSA–耐甲氧西林金黄色葡萄球菌。

表 17.2 鼻窦炎的非感染性眼眶并发症

	黏液囊肿	AFRS	隐匿性鼻窦综合征	鼻窦扩张性气化
眼眶受累概率	20% 鼻窦黏液囊肿患者眼眶受累[5]	差异很大，20%~93% 的 AFRS 患者眼眶受累[18]	该病 100% 累及眼眶[7]	罕见
人口特征	多为老年人（平均 53.1 岁），CRS 和有鼻窦外伤既往史的患者更常见[5,19]	年轻人、非裔美国人、男性[20] 和生活在湿度较高的地区的人更常见[6]	中年人（平均 30~50 岁）更常见[7]	特发性疾病、脑膜瘤和纤维骨性疾病患者更常见[8]
免疫状态	正常	特应性[6]	正常	正常
常见的病原微生物	无	曲霉属（可能不存在真菌孢子）[6]	无	无
好发部位	额窦、[17] 眶内壁或眶上壁[5]	眶内壁[21]	眶底[7]	最常见于额窦、蝶窦、上颌窦和筛窦[8]
药物治疗	通常无效果[19]	口服和局部应用激素	通常无效[7]	通常无效[8]
手术治疗	针对占位效应进行减压[5]	针对占位效应进行减压，[21] 突眼可恢复正常，可能无须眼眶重建[2]	内镜下上颌窦口开放术[7]	扩大鼻窦窦口缓解眼症状[8]
预后	症状缓解，25% 合并眼眶并发症者复发	通过药物辅助治疗、规律随访和检测复发，疾病可控	鼻窦未闭时效果极佳	术后症状缓解

注：AFRS–变应性真菌性鼻窦炎；CRS–慢性鼻窦炎。

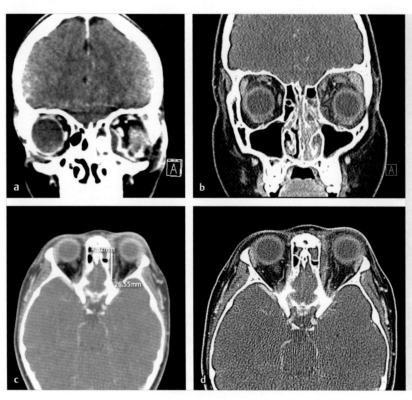

图 17.1 软组织冠状位 CT 图像。a. 一位儿童患者的眶内侧壁有眶骨膜下脓肿。b ~ d. 冠状位和轴位 CT 图像显示另外一名儿童患者的眶纸板有小缺损（箭头）。全身性抗生素治疗无效。内镜下鼻窦手术引流脓肿后，临床症状迅速缓解（感谢南卡罗来纳医科大学鼻科提供这些影像学图片。下同）

后）的患者，其临床进展可能相当迅速；免疫功能较低的患者（如长期服用免疫抑制药物的患者），临床表现呈隐匿性，易被误诊为常规的病毒感染或鼻窦感染。

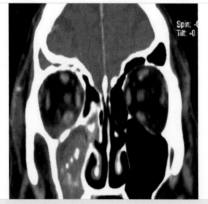

图 17.2 一位移植患者表现出 2 ~ 3 周的鼻窦症状，随后出现眼外肌运动受限。全身性抗生素治疗后症状无改善。软组织冠状位 CT 图像显示，起初为上颌窦真菌球但最终成为侵袭性真菌性鼻窦炎伴眼眶受累。内镜下鼻窦手术将相关病变组织切除至眶骨膜，术后进行抗真菌治疗，很快取得了疗效

17.2.3 慢性侵袭性真菌性鼻窦炎

慢性侵袭性真菌性鼻窦炎最常见于免疫系统正常或轻微免疫抑制的患者。病程进展缓慢，常被误认为是对规范的抗生素和类固醇激素治疗不敏感的慢性鼻窦炎（chronic rhinosinusitis, CRS）。其通常在眶尖周围有轻微的炎症变化，甚至有人认为这是常规治疗不能缓解的 CRS 而对患者进行内镜下鼻窦手术（图 17.3）。

17.2.4 黏液囊肿、鼻息肉、变应性真菌性鼻窦炎和鼻窦扩张性气化

黏液囊肿、鼻息肉、变应性真菌性鼻窦炎（allergic fungal rhinosinusitis, AFRS）和鼻窦扩张性气化可以在没有病变直接侵入眼眶的情况下引起眶周骨质侵蚀。黏液囊肿最常位于额窦或筛窦内（图 17.4）。据报道，AFRS 与其他息肉亚型相比，骨质侵蚀的发生率更高。它主要发生在年轻患者中，在非裔美国人中更常见（图 17.5）。鼻窦扩张性气化是一种罕见的疾病，被认为由鼻窦窦口阻塞引起，但不会导致鼻窦混浊（图 17.6）。在患者出现突眼或外观改变之前，这些扩张性疾病通常无法被发现。

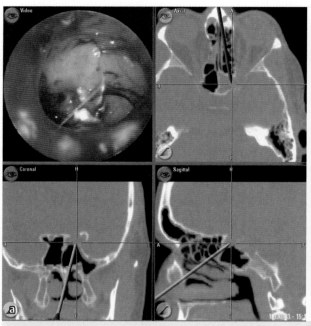

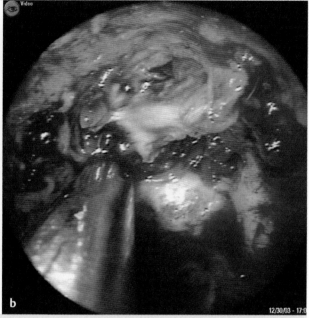

图 17.3　这位老年患者既往未发现免疫抑制，出现经全身性抗生素和标准鼻内镜手术治疗无效的眼眶疼痛、视力丧失和鼻窦症状。a. CT 图像显示视神经受累。b. 眶尖内镜下显示视神经受累。患者视力没有恢复，但是长期口服抗真菌药物阻止了疾病的进一步发展

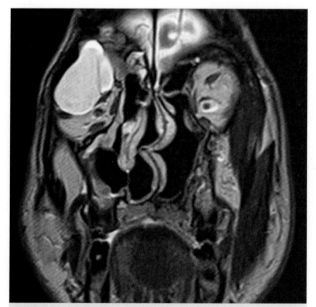

图 17.4　T_2 加权像显示黏液囊肿导致眶上壁和眶外侧的扩张性改变。鼻内镜下鼻窦手术和黏液囊肿"造袋术"改善了临床状况

17.2.5　隐匿性鼻窦综合征

　　隐匿性鼻窦综合征是另一种罕见的影响眼眶的鼻窦疾病。隐匿性鼻窦综合征与正压导致突眼的扩张过程不同，它由上颌窦的负压引起，可导致眼球内

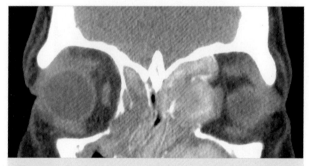

图 17.5　软组织冠状位 CT 图像显示 AFRS 伴眶内侧壁骨质侵蚀的典型密度差异。内镜下鼻窦手术缓解了该患者的突眼症状

陷（图 17.7），偶尔可引起复视。

17.3　诊断检查

17.3.1　病史和体格检查

　　耳鼻喉科医生对任何可能出现眼眶并发症的患者的初步评估应包括完整的病史、头颈部检查和鼻内镜检查。病史将有助于确定患者潜在的免疫状态、疾病的进程和先前的治疗效果。头颈部检查可识别眼部异常、脑神经病变和鼻窦病变向上腭、眼眶或颅底的潜

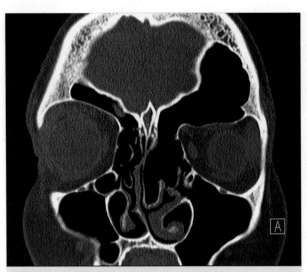

图 17.6 骨质冠状位 CT 图像显示一名鼻窦扩张性气化患者并发眶上壁受侵袭和突眼

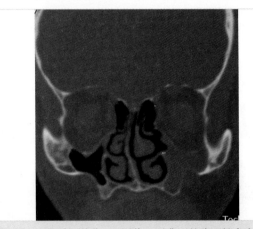

图 17.7 骨质冠状位 CT 图像显示典型的隐匿性鼻窦综合征伴上颌窦发育不良，注意钩突向眶内侧壁塌陷

在蔓延情况。鼻内镜检查有诸多好处。在 ABRS 的病例中，真菌培养将有助于指导治疗。在急性或慢性侵袭性真菌性鼻窦炎的病例中，内镜检查可用于识别缺血（白色）或坏死（黑色）的鼻窦组织，这些组织通常是无感觉的。如果对诊断有疑问，可以进行冰冻切片病理活检，以便在有指征的情况下能够快速进行手术干预。切下的组织也应该被送去进行真菌培养。扩张性病变（如黏液囊肿和鼻窦扩张性气化）患者的内镜检查结果通常是正常的，但仍必须进行内镜检查以排除包括肿瘤在内的其他病变。对于 AFRS 引起的眼眶侵蚀，内镜检查还可识别鼻息肉。内镜检查在隐匿性的鼻窦病例中可以发现钩突的轻微不张或后向的回缩，但结果也可能是正常的。

17.3.2 影像学检查

影像学检查对有眼眶并发症的患者的治疗至关重要。非增强 CT 检查可用于骨质重塑但不直接累及眼眶的病变检查，如黏液囊肿、AFRS、鼻窦扩张性气化或隐匿性鼻窦综合征。CT 增强扫描是 ABRS 的首选检查，它有助于鉴别眶隔前和真正的眶隔后蜂窝织炎，并可以确定眶骨膜下或眶内是否存在分离性脓肿。如果临床上怀疑海绵窦受累，通常用含特殊扫描序列的增强或非增强 MRI 检查，如用磁共振静脉成像来评估海绵窦的血流情况。

17.3.3 眼科评估

建议对所有可能出现眼眶并发症的患者进行眼科评估，具体包括视力（包括色觉变化）、瞳孔反应、眼部运动、眼压和对视神经外观的评估。患者通常会出现严重的眶隔前水肿，但只要视力、眼压和眼外肌运动正常，就可根据潜在的病理情况采取保守治疗。无论采用何种方法，系统的眼科评估对于确保疾病不会发展到视力受损的程度至关重要。

17.3.4 其他多学科会诊

是否需要其他多学科会诊取决于疾病的病理情况和严重程度。神经外科评估有助于了解是否有颅内或颅底受累。纠正潜在的免疫系统疾病可能需要血液肿瘤学、传染病学或内分泌学专家参与。

17.4 药物治疗

17.4.1 急性细菌性鼻窦炎

最常见的致病菌见表 17.1。如果能对患者进行密切随访，可经验性地嘱其口服广谱抗生素以治疗简单的眶隔前蜂窝织炎。如果怀疑有鼻窦炎引起的眶隔后并发症，那么患者通常会住院进行抗生素静脉注射、一系列眼科检查和 CT 增强扫描。内镜引导下的细菌培养可以帮助指导正确使用抗生素。与眼眶蜂窝织炎相关的金黄色葡萄球菌感染中有 1/3 ~ 1/2 涉及耐甲氧西林的金黄色葡萄球菌，因此这一点尤为重要。对无视力损害的眶蜂窝织炎或眶骨膜下小脓肿患者，一般采取严密观察和药物治疗。几项研究表明，对体积不超过 1250 mm³ 的小脓肿，通常可进行药物治疗，避免手术。如果视力不受影响且稳定，这一点尤其正确。然而，对于那些影响视力的或经药物治疗仍进行性加重的体积更大的脓肿的患者，通常建议进行手术。眼眶脓肿和海绵窦血栓形成时通常需要紧急手术。

17.4.2 急性侵袭性真菌性鼻窦炎

纠正免疫功能低下状态对患者预后至关重要。这可能需要对糖尿病患者进行胰岛素静脉滴注，对白血病或其他恶性肿瘤导致免疫抑制的患者进行血液科会诊。在感染危及生命的情况下，器官移植接受者可能不得不做出艰难的决定，停止免疫抑制药物并牺牲移植物。由于真菌培养通常需要数周才能完成，通常治疗开始时就经验性地静脉注射抗真菌药。

17.4.3 慢性侵袭性真菌性鼻窦炎

建议纠正免疫抑制状态。考虑到该病的慢性性质，通常推荐长期口服抗真菌药物，并根据培养结果进行用药指导。

17.4.4 黏液囊肿

由于鼻窦完全阻塞以及黏液囊肿的非感染性质，药物治疗通常无效。如果由于黏液囊肿的发展而发生急性变化，全身性抗生素和类固醇激素治疗可有助于解决继发性细菌感染，并可能快速缓解这种情况，从而使外科手术更具选择性。

17.4.5 变应性真菌性鼻窦炎

口服类固醇激素通常能缩小鼻息肉，缓解对眼眶的压迫。鼻窦手术前局部使用类固醇激素通常无效，因为鼻腔内的息肉和真菌阻塞导致鼻窦内药物分布受限。

17.4.6 隐匿性鼻窦综合征

由于窦口完全被堵塞，药物治疗通常无效。

17.4.7 鼻窦扩张性气化

药物治疗通常是无效的。

17.5 手术解剖和技术

任何导致眼眶并发症的鼻窦病变的手术治疗方法与常规鼻内镜手术治疗 CRS 的方法相似。当有严重的炎症或感染时，可以应用全身性抗生素对 ABRS 患者进行预处理，用全身性类固醇激素预处理 ABRS 或 AFRS 患者，可优化手术视野。全身性类固醇激素不用于侵袭性真菌病的病例，因为有进一步的免疫抑制导致疾病恶化的可能。外用肾上腺素有助于缓解鼻窦炎黏膜充血，改善手术视野。这对 ABRS 的病例尤其有效，因为鼻腔炎症可能很严重，而黏膜充血导致的活动性渗血会使常规鼻窦手术变得困难。

ABRS 最常导致沿眶内侧壁的骨膜下脓肿，并有可能延伸至眶上壁。手术的主要目的是打开相关的鼻窦，清除脓液，允许定向取材培养，并确保未来的脓液不会在压力较大时积聚。通常采用内镜下入路以扩大并开放上颌窦窦口、开放全组筛窦、开放蝶窦和偶尔开放额窦。上颌窦开放术和蝶窦、筛窦切除术完成后，手术入路的其余步骤类似于眼眶减压。眶纸板从前方最薄、最远离内直肌和视神经等重要结构的地方开始被移除。通常这是最容易执行的，使用球头探针或 Freer 剥离子以避免无意中突破眶骨膜。然后从前向后切除眶纸板，直到完全减压。如果是位于上方的脓肿，可用橄榄头吸引器在眶骨膜和骨性眶上壁之间穿过以引流脓肿。对于未累及内侧筛窦部分的孤立的上部脓肿，通过眉下切口或眼睑成形术切口进行外部入路手术可以方便地切开引流。除非发展成眶内脓肿，否则眶骨膜是完整的。在这种情况下，影像导航有助于确定减压的理想位置。如果眶骨膜完好无损，术后出现复视的可能性很低。

急性和慢性侵袭性真菌性鼻窦炎的手术目标包括获得足够的活组织以确诊（具有特殊真菌染色的组织病理学检查），获取真菌特异性培养所需的组织，以及清除缺血或坏死组织直至出现出血的健康组织。因此，手术切除的范围取决于每位患者的病情。术中也有可能切除中鼻甲或下鼻甲、上颌窦内侧壁、鼻中隔和常规 CRS 病例中不切除的其他结构。慢性侵袭性真菌性鼻窦炎常累及眶尖，清除真菌碎片可能需行视神经减压术。侵袭性真菌性鼻窦炎的最初手术通常试图保护眼球、眶骨膜和硬脑膜，这些也是真菌传播的天然屏障，必要时应及时进行抗真菌药物静脉注射和免疫系统支持治疗。通常情况下，避免切除颅底和颅内组织，因为真菌直接扩散到中枢神经系统的情况通常是致命的。手术切除眼眶的目前是有争议的，因为缺乏高水平的数据证明积极的切除能给生存带来好处。至少在最初的干预下，对眼眶的处理似乎有更保守的倾向。需要通过 MRI 和（或）眼部检查对眶内或颅内扩散情况进行密切监测，如果有病变扩散进展的征象或眼眶受到明显不可逆的影响（如眼肌完全麻痹和失明）时，则应立即进行更积极的手术（如眼眶切除术）。

扩张性病变包括黏液囊肿、AFRS 和鼻窦扩张性气化，通常需要行切除术或"造袋术"以终止扩张的进程，需认识到眼眶的解剖结构可能严重变形。影像导航在这些情况下是有益的。处理了扩张病变后，眶内容物通常会随着时间的推移返回到它们的原始位置。

隐匿性鼻窦综合征是一种独特的负压现象，会导致眼眶内侧壁的钩突不张。切除钩突时需小心，避免进入眼眶，因为后者常常有缺损。最好用球头探针将钩突向内侧翻折，然后用反张咬钳和手用器械逆向切除。最好避免使用或至少要非常小心地使用镰状刀进行顺向切除。

一般来说，在发生鼻源性并发症和（或）扩张的情况下，在眼眶周围使用动力系统时应极其小心。由于眶纸板变薄或被破坏，这些操作可导致眼眶并发症。当这些天然屏障消失或受损时，眼眶损伤的可能性将增加。

17.6 并发症

所有眼眶感染性并发症都可导致视力丧失、复视和脑神经病变，尤其是在海绵窦受累时。在侵袭性真菌性鼻窦炎的病例中，这些并发症通常是永久性的。颅内扩散常常是致命的。感染也可以传播到邻近的其他组织，如颊部和上颌前的软组织、软腭、硬腭、咽鼓管和鼻咽。

非感染性眼眶并发症通常因进展缓慢而不会导致

视力损伤或脑神经病变。黏液囊肿、AFRS 和鼻窦扩张性气化的病例中可出现突眼。隐匿性鼻窦综合征由于有潜在的负压，常导致眼球内陷和复视。在这些非感染性病例中，成功治疗潜在的鼻窦疾病通常可以在避免额外的眼眶手术的情况下恢复眼球异位[2]。

17.7 术后护理

标准的术后护理与常规 CRS 病例相似，通常包括生理盐水冲洗和定期的内镜下清创。对侵袭性真菌性鼻窦炎患者，应进行临床随访，以了解患者对药物和手术治疗的反应。内镜检查和系统的影像学检查可能有助于监测药物和（或）外科治疗的效果。如果眶纸板被手术切除或在潜在的疾病过程中遭到破坏，建议患者至少 2 周内避免擤鼻涕以防止空气进入眼眶导致眶周结构突然出现令人担忧的皮下气肿。所有病例都要进行系统的眼科检查以确保潜在并发症得以解决。

17.8 效果

ABRS 病例早期进行抗生素治疗往往有效。早期脓肿对外科引流反应良好。一旦 ABRS 发展成海绵窦血栓，死亡率将高达 30%。[1]

急性侵袭性真菌性鼻窦炎患者由于有潜在的免疫功能低下，其预后很差。在一些病例中复发是常见的，死亡率高达 80%。[3] 然而，其他新病例的死亡率低很多。对于任何特定的患者，死亡率很可能受到诊断时病变累及程度和潜在的免疫功能低下是否可逆的影响。那些病变局限和（或）具有可逆性免疫缺陷的患者是可治愈的，而判断那些颅内疾病和（或）有不可逆的免疫缺陷的患者的预后时应更加谨慎。

慢性侵袭性真菌性鼻窦炎相对隐匿，脑神经病变通常不会恢复，生存率与侵袭的严重程度有关。[4]

黏液囊肿的治疗成功率通常很高，但那些眼眶受累的患者复发率似乎更高，在一些研究中高达 25%。[5]

AFRS 的眼眶并发症预后很好，但是潜在的息肉样病变经常复发，除非患者进行彻底的手术并在术后

持续使用包括类固醇激素冲洗在内的药物治疗。[2,6]

如果上颌窦仍然未闭，针对隐匿性鼻窦综合征的手术效果很好。[7]

如果鼻窦未闭，鼻窦扩张性气化也有很好的眼眶结局。与 AFRS 不同，其通常没有潜在的炎性成分。[8]

17.9　总结

鼻窦炎的眼眶并发症可以从急性到慢性，从细菌性到真菌性，甚至黏液囊肿或息肉的占位效应不等。对引起眼眶并发症的鼻窦疾病进行药物和手术治疗通常可以治愈所有眼眶病变，但详细了解每个患者潜在的免疫疾病至关重要。这对手术与药物治疗的时机、手术技术、手术目标和外科医生可能遇到的相关解剖结构有指导意义。

参考文献

[1] Chandler JR, Langenbrunner DJ, Stevens ER. The pathogenesis of orbital complications in acute sinusitis. Laryngoscope. 1970; 80(9):1414–1428

[2] Stonebraker AC, Schlosser RJ. Orbital volumetric analysis of allergic fungal sinusitis patients with proptosis before and after endoscopic sinus surgery. Am J Rhinol. 2005; 19(3):302–306

[3] Trief D, Gray ST, Jakobiec FA, et al. Invasive fungal disease of the sinus and orbit: a comparison between mucormycosis and Aspergillus. Br J Ophthalmol. 2016; 100(2):184 –188

[4] Deshazo RD. Syndromes of invasive fungal sinusitis. Med Mycol. 2009; 47 Suppl 1:S309–S314

[5] Scangas GA, Gudis DA, Kennedy DW. The natural history and clinical characteristics of paranasal sinus mucoceles: a clinical review. Int Forum Allergy Rhinol. 2013; 3(9):712–717

[6] Marfani MS, Jawaid MA, Shaikh SM, Thaheem K. Allergic fungal rhinosinusitis with skull base and orbital erosion. J Laryngol Otol. 2010; 124(2):161–165

[7] Annino DJ, Jr, Goguen LA. Silent sinus syndrome. Curr Opin Otolaryngol Head Neck Surg. 2008; 16(1):22–25

[8] Adams W, Jones R, Chavda S, Pahor A, Taifa K. Pneumosinus dilatans: a discussion of four cases and the possible aetiology.

Paper presented at the 16th Congress of the European Rhinologic Society, Ghent, Belgium; September 8–12, 1996

[9] Bedwell J, Bauman NM. Management of pediatric orbital cellulitis and abscess. Curr Opin Otolaryngol Head Neck Surg. 2011; 19(6):467–473

[10] Chandrasekharan R, Thomas M, Rupa V. Comparative study of orbital involvement in invasive and non-invasive fungal sinusitis. J Laryngol Otol. 2012; 126(2):152–158

[11] Chakrabarti A, Denning DW, Ferguson BJ, et al. Fungal rhinosinusitis: a categorization and definitional schema addressing current controversies. Laryngoscope. 2009; 119(9):1809–1818

[12] Botting AM, McIntosh D, Mahadevan M. Paediatric pre- and post-septal periorbital infections are different diseases. A retrospective review of 262 cases. Int J Pediatr Otorhinolaryngol. 2008; 72(3):377–383

[13] Parikh SL, Venkatraman G, DelGaudio JM. Invasive fungal sinusitis: a 15-year review from a single institution. Am J Rhinol. 2004; 18(2):75–81

[14] Soon VTE. Pediatric subperiosteal orbital abscess secondary to acute sinusitis: a 5-year review. Am J Otolaryngology. 2011; 32(1):62–68

[15] Simmons JH, Zeitler PS, Fenton LZ, Abzug MJ, Fiallo-Scharer RV, Klingensmith GJ. Rhinocerebral mucormycosis complicated by internal carotid artery thrombosis in a pediatric patient with type 1 diabetes mellitus: a case report and review of the literature. Pediatr Diabetes. 2005; 6(4):234–238

[16] Dooley DP, Hollsten DA, Grimes SR, Moss J, Jr. Indolent orbital apex syndrome caused by occult mucormycosis. J Clin Neuroophthalmol. 1992; 12(4):245–249

[17] Epstein VA, Kern RC. Invasive fungal sinusitis and complications of rhinosinusitis. Otolaryngol Clin North Am. 2008; 41(3):497–524, viii

[18] Ghegan MD, Wise SK, Gorham E, Schlosser RJ. Socioeconomic factors in allergic fungal rhinosinusitis with bone erosion. Am J Rhinol. 2007; 21(5): 560–563

[19] Devars du Mayne M, Moya-Plana A, Malinvaud D, Laccourreye O, Bonfils P. Sinus mucocele: natural history and long-term recurrence rate. Eur Ann Otorhinolaryngol Head Neck Dis. 2012; 129(3):125–130

[20] Ghegan MD, Lee FS, Schlosser RJ. Incidence of skull base and orbital erosion in allergic fungal rhinosinusitis (AFRS) and non-AFRS. Otolaryngol Head Neck Surg. 2006; 134(4):592–595

[21] Nussenbaum B, Marple BF, Schwade ND. Characteristics of bony erosion in allergic fungal rhinosinusitis. Otolaryngol Head Neck Surg. 2001; 124(2): 150–154

18 医源性眼眶损伤的治疗

Joanne Rimmer, Valerie J. Lund, Geoffrey E. Rose

摘要

内镜下鼻窦手术的眼眶并发症很少见，可以通过细致的术前评估和精细的手术操作将风险降至最低。常见的并发症包括眶纸板和眶骨膜的损伤、手术性眶气肿、眶内出血、眼外肌损伤、视神经损伤和鼻泪系统损伤。本章将探讨提示眼眶损伤的临床症状并提出相关并发症的处理方案，包括为防止视力丧失可能采取的紧急措施。

关键词： 眼眶损伤，内镜下鼻窦手术，眶内出血，眶纸板，眼外肌，复视

18.1 引言

在所有内镜下鼻窦手术的病例中，眼眶并发症（包括一系列损伤，从眶纸板损伤到视神经损伤和视力丧失）的发病率为 0.2% ~ 2.1%。[1-2] 预防很关键，但如果已经发生眼眶并发症，应及时识别并采取适当的处置措施，以防出现严重后遗症。

18.2 预防

18.2.1 术前注意事项

全面系统地询问病史有助于识别出可能引起眼眶损伤的因素，如术前眶纸板解剖结构异常。病史主要包括有无眼眶外伤史或手术史、鼻腔或鼻窦肿瘤、严重的鼻息肉病变或如鼻窦黏液囊肿膨胀样生长的病变。询问患者有无视力下降、弱视或斜视手术史也很重要，这不仅可以为后期眼眶评估提供参考，也能提示术者考虑潜在的问题。眼科症状与后续事件密切相关，例如意外接触经鼻拟交感神经药物（如可卡因或肾上腺素）可引起瞳孔扩张。[3] 在全身麻醉苏醒期，正常的潜伏性斜视由于肌松药的使用可能更加明显，甚至引起外科医生不必要的担心。

眼科检查有助于了解有无眼眶症状（如突眼、眼球体非轴向位移和眼球运动受限），或确认是否存在明显的鼻腔和鼻窦疾病，应详细记录术前所有的异常情况。

内镜下鼻窦手术前，患者必须接受鼻窦薄层 CT 检查，否则，外科医生不应进行手术。CT 图像不仅可以评估病变的严重程度、既往手术效果和眶纸板的情况，而且能识别可能增加眼眶并发症发生风险的解剖结构变异，例如上颌窦发育不良、系膜内筛前动脉（图 18.1a）和 Onodi 气房（图 18.1b，表 18.1）。

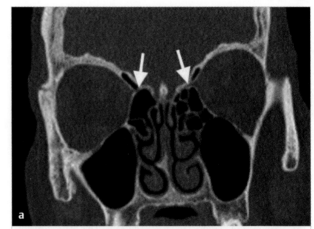

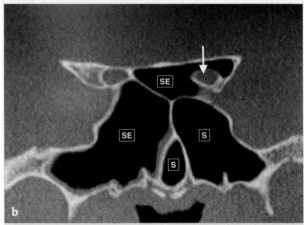

图 18.1　冠状位 CT 图像。a. 双侧筛前动脉（系膜型，箭头）。b. 双侧蝶筛气房（SE），视神经走行于左侧蝶筛气房（箭头）。"S"表示蝶窦

表 18.1 术前 CT 检查的部位和风险	
检查部位	风险
上颌窦	眶下气房发育不良（Haller 气房）
眶纸板	开裂
筛前动脉	位于系膜内
蝶窦	Onodi 气房，视神经在侧壁或 Onodi 气房内开裂
颅底	脑脊液漏

18.2.2 术中注意事项

手术视野不良时更容易出现并发症，局部用肾上腺素、联苯卡因（Co-Phenylcaine）喷雾剂或 Moffett 溶液（肾上腺素、可卡因、生理盐水和碳酸氢钠的混合溶液）对鼻部进行充分处理，这样可以有效地收缩鼻腔黏膜血管。[4] 控制性低血压麻醉伴心动过缓可进一步改善手术视野；此外，通过抬高手术台头部或将其倾斜至抬头仰卧位可以减少静脉渗出。[5] 还可将含肾上腺素的局部麻醉药注射到中鼻甲或腭大孔，但也有研究发现动脉痉挛所致的视神经缺血，或注射液从鼻腔逆流到视网膜动脉引起的失明。[6-7]

进行鼻内镜手术时，应将患者的眼部暴露在外，并滴注润滑剂以防止角膜病变；外科医生和器械护士可监测患者眼球在术中发生的运动（如由不慎牵拉内直肌引起），亦可监测眼眶内出血所致的急性突眼。眶纸板的骨裂程度应在眼球直视状态下进行评估。

18.2.3 手术技巧

鼻内镜能清晰地暴露手术视野，手术器械的头端应始终保持可见。目前鼻内镜下鼻窦手术中常用动力器械（如微型切割吸引器和钻头），若其意外通过开裂或完整的眶纸板进入眼眶，将引起严重的损伤。[8] 微型切割吸引器可吸入眼眶脂肪和眼外肌，钻头以高达 5000 r/min 的速度进行切割。同样，动力器械在蝶窦或 Onodi 气房中的不恰当使用也会导致视神经损伤。因此，此类器械的头端应始终保持可见，并且应当与眼眶保持一定的角度，以避免意外地吸入眼眶骨膜或眶内容物。

经中鼻道开窗可看见眶底，眶壁骨性结构可作为解剖标志以避免意外损伤，应及早识别眶纸板结构。

既往研究证实右侧眼眶损伤可能与术者多为右利手有关，当然双侧眼眶都应予以同等程度的关注。[9-10]

18.3 眼眶损伤的处理

18.3.1 眶纸板损伤

眶纸板损伤是内镜下鼻窦手术最常见的眼眶并发症。眶纸板可能因病变（图 18.2a）、先前手术或外伤而出现骨质不连续（图 18.2b）。这类异常并不妨碍手术进行，但可提示术者在整个手术过程中提高警惕，尤其是避免动力器械使用时操作不当导致眼眶骨膜意外损伤。如果眶纸板骨质发生破坏，应记录其损

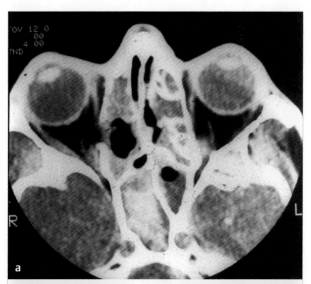

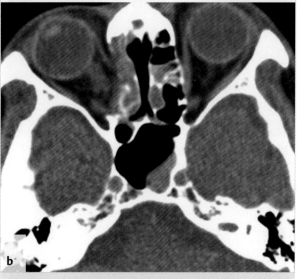

图 18.2 术前轴位 CT 扫描视图。a. 右侧眶纸板因嗜酸性真菌性鼻窦炎引起的破坏。b. 外伤引起的破坏

伤程度，通常手术可以继续进行且不会造成进一步的损害。眶纸板骨质损伤最常见于前组筛窦切除术或钩突切除术，尤其是存在上颌窦发育不良（图18.3a）或与钩突偏移相关的鼻甲气化（图18.3b）时。

眶周瘀斑和结膜下巨大血肿可在术中眼眶出血后出现（图18.4a），因此术后应早期多次复查患者视力。除告知患者术后7~10天内不擤鼻涕外，术后常不需要其他特殊处理。应向患者介绍眼眶（图18.4b）或眶周区域发生皮下气肿的风险，如果出现眼眶周围软组织肿胀、疼痛或相应的视觉症状，应立即就诊。

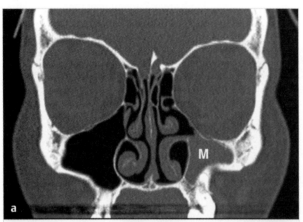

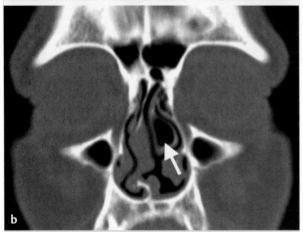

图18.3 鼻内镜手术中易发生眼眶损伤的解剖结构变异。a. 冠状位CT图像显示左侧上颌窦发育不全（M）伴钩突偏移；b. 与中鼻道狭窄相关的左侧鼻甲气化（箭头）

18.3.2 与手术相关的气肿

大多数情况下，术后气肿（图18.4b）多由眶纸板损伤导致。如果确定气肿能在数日内自行消退，则不需要特殊处理。如果发现气肿范围进一步扩

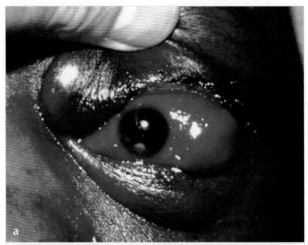

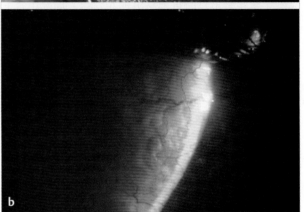

图18.4 其他并发症。a. 术后眼眶血肿，其特点是伴有眼眶肿胀、眼球运动受限和后部不可见的结膜下大出血。b. 裂隙灯显微镜观察，由擤鼻涕诱发的筛板骨质断裂，出现多处结膜下气肿（"气泡"）

大，建议检查视力并到眼科就诊。

眶纸板可能存在隐匿性破坏，或在年轻人及老年人中存在先天性骨质缺失。这种情况下，禁止在术腔中使用油性软膏，以防止其进入邻近的眼眶软组织，从而引起外观明显但很难以治疗的炎性肉芽肿或肌小球疾病。

18.3.3 眶骨膜断裂

眼眶骨膜断裂时可见眶内脂肪，脂肪可脱垂至鼻腔和鼻窦，这常与眶周挫伤有关。应用肉眼检查患者双眼，观察鼻外侧壁运动情况和（或）眶内容物在鼻内的脱垂情况。大多数情况下，少量的脂肪脱垂并不会干扰手术的进行，可在骨膜断裂处放置外科补片，避免进一步损伤。若担心继续手术将导致进一步的眼眶损伤，则应停止该侧的手术。

手术结束时，可在暴露的眼眶组织上放置止血剂，可根据损伤程度考虑使用鼻腔填塞物（可吸收材质或其他材质），以避免手术相关的气肿并预防眼球内陷。术后早期应进行系统的眼科检查。告知患者在术后 7~10 天内禁止擤鼻涕。如果眼眶周围发生肿胀、疼痛或出现视觉症状，应建议他们立即就诊。通常，受损的眼眶骨膜愈合迅速，无远期后遗症。

18.3.4 眶内出血

鼻内镜手术所致的筛前动脉破裂出血是最常见的医源性眶内出血。筛后动脉走行于蝶骨前壁前方，常穿行于颅底骨质处，加上该区域内黏膜不易剥离，因此很少被损伤。筛前动脉在约 60% 的鼻窦中走行于颅底，因此相对安全（图 18.5a）；当其位于系膜内时，其破裂风险更大（图 18.5b）。[11] 眶内动脉出血会引起疼痛，然后迅速出现突眼和眼内压升高的症状，进而可能引发视神经缺血。视神经缺血可能与其受到压迫和牵拉相关，如未被及时发现并治疗，则会导致失明。有动物研究提示眼动脉缺血 90 分钟后就会发生永久性视力丧失，但有临床研究称在眼动脉缺血 1 小时内会发生永久性视力丧失。[8-9]

眼眶内亦可发生静脉出血，如眶纸板受损或过度切除眶内脂肪导致眼眶静脉破裂。[7] 静脉出血进展较慢，常伴有术后肿胀、眶周瘀伤和偶发性复视等症状，具有相对无痛和自限性的特点。尽管静脉来源的出血非常罕见，但应密切监测此类患者的视力受损情况。[6]

如果在手术中发现眼眶出血（如第 7 章所述），应立即行经鼻内镜下眶内减压术，用双极烧灼可见的相关血管。然而，应避免长时间搜寻不明显的出血点，以尽量减少对眼眶结构的进一步损伤。如果手术完成后发现存在眼眶出血，应将患者头部朝上，移除鼻腔内填塞物，并要求眼科会诊。若患者眼压仅轻微升高（＜30 mmHg），应持续监测眼眶症状、视力和有无相对传入性瞳孔障碍。

若眼压持续升高超过 40 mmHg，一旦引发相对传入性瞳孔障碍，则应进行紧急干预。在眼底镜检查中，随着视网膜循环的变化，眼部血流受损可能变得可见：在灌注正常的情况下，当对眼球施加压力以使

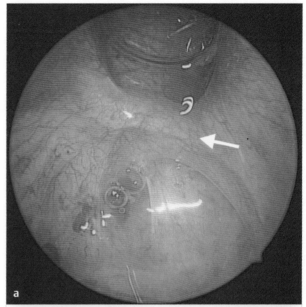

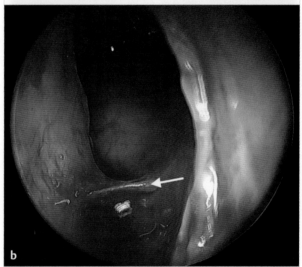

图 18.5 筛前动脉。a. 正常的颅底筛前动脉（箭头）。b. 系膜内筛前动脉（箭头）

眼压高于舒张压时，会看到视网膜动脉"闪烁"。如果眼压高于收缩压，"闪烁"现象则消失，需立即进行处理。

在局部麻醉状态下完成外眦切开术和松解术后回病房，若再次眶内出血，需要返回手术室进行最终处理。这种处理会破坏眼眶间隔结构并暂时缓解眼内压，从而恢复视神经和眼球灌注。用局部麻醉药浸润外眦和外眦中缝水平至骨性眶缘（图 18.6a）区域。然后用眼科剪沿眶缘内侧将内眦韧带和隔膜的上、下缘分离约 1 cm，使眶内容物脱出（图 18.6b）。

静脉注射类固醇激素（地塞米松，每 8 小时 8~

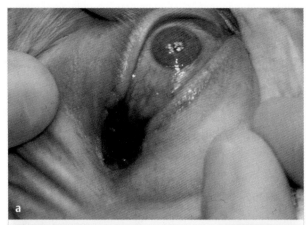

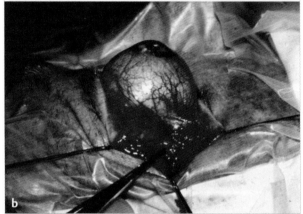

图 18.6　外眦切开术。a. 最初切口。b. 外眦切开术和减压完成

10 mg)、乙酰唑胺（500 mg）和（或）甘露醇（20%，每 30 分钟 1 ~ 2 g/kg）有助于降低眼压，局部使用替莫洛尔也可以降低眼压。[9]

来自筛前动脉和（或）筛后动脉的出血通常会自行停止，若出血持续存在，或经紧急治疗后眼压仍持续升高，则应结扎相应血管。通常选择在内镜下用双极电凝筛动脉。若效果不佳，则可采用经外部入路（Lynch 切口）的方法干预。Lynch 切口长 2 ~ 3 cm，位于鼻背和眶内眦之间，包括眉弓内侧缘至内眦下缘。切口向内可延伸至骨性结构，用 Freer 剥离子将骨膜抬高至泪前嵴；筛前动脉、筛后动脉和视神经孔位于前泪嵴后方平均 24 mm、12 mm 和 6 mm 处（供参考）。[11] 继续在该范围内进行骨膜下剥离，当发现走行于眶纸板处的血管时，即可对其进行结扎或烧灼。

18.3.5　眼外肌损伤

眼眶内任意结构的损伤均可引起眼眶穿透性病变，其中毗邻眶纸板的内直肌是最常受损的眼外肌（图 18.7a）。[12] 有研究报道，每 735 例患者中就有 1 例存在内直肌损伤。[13] 其余依次为下直肌和上斜肌。[14] 内直肌损伤有 4 种类型，分别为肌内挫伤或血肿、完全或接近完全的肌腹横断、肌肉或眼眶脂肪被夹住和动眼神经损伤。[13] 如果发生肌肉损伤，或怀疑术后存在复视、眼部运动受限或外斜视（图 18.7 b, c），应立即评估眼眶是否合并其他损伤并监测眼压，同时立即进行眼科会诊。如果眼眶出血导致眼部血运障碍，应紧急行眦切开术和减压术。

当眼部处于安全状态时，应立即处理肌肉损伤，因为眼外肌受损可能产生严重的长期影响。手术修复的主要目的是重建独立的双眼视野。[12,15] 虽然肌肉的

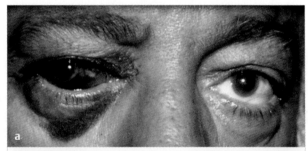

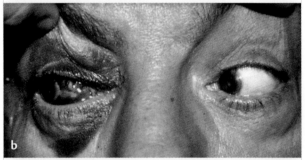

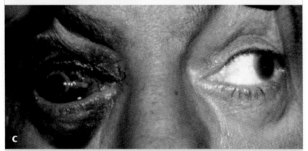

图 18.7　眼外肌损伤。a. 同侧内镜下筛窦切除术中眶内容物部分剥离后出现右侧突眼、眼周瘀血和发散斜视。b, c. 在向右和向左注视时，右眼水平运动明显受限

临床功能状态是治疗的主要决定因素，但影像学资料有助于制订治疗计划。钆增强磁共振成像在评估急性损伤（包括眼眶脂肪受损和眼外肌水肿）程度方面比CT更敏感。[16] 由于缺乏运动伪影，薄层CT通常具有更好的结构分辨率。如果肌肉完全分离，或临床和影像学上出现断裂征象，则需进行眼眶探查，因为早期干预可能改善患者预后。[12] 如果有临床证据表明肌肉功能正常、有中度斜视和内收力生成，并且影像学检查显示肌纤维完整，即可以观察到患者在受损后数周内出现改善。[15,17] 如果存在大角度外斜视或损伤处仅残存少量完整肌纤维，应考虑使用肉毒毒素麻痹同侧外直肌。[15,17]

与微型切割器相关的损伤会导致严重的肌肉缺失，这种情况常常难以修复，可能需要"桥接"缝合，一般预后不佳。[8] 使用肌肉转位技术[14,17]对这种情况引起的斜视进行晚期修复，通常伴有持续性顽固复视。

18.3.6 视神经受损

视神经穿过 Onodi 气房（图 18.8a）或暴露于蝶窦侧壁（图 18.8b）时最容易受损。如果筛窦切除术中出现严重的眼眶损伤（图 18.8c），也可能会伤及眶内的视神经。[17] 如果视神经直接受损或被截断，视力丧失是不可避免的。视神经减压在直接医源性损伤中的作用还没有被证实。

18.3.7 鼻泪系统损伤

内镜下鼻窦手术中，位于眼眶内侧壁前部的泪囊和泪囊窝偶尔也会受损。[18] 向前扩大上颌窦开口时，鼻泪管损伤在连续切除钩突附着处前端的骨时更常见；因此在常规鼻窦手术中应避免切除此类骨，但在更复杂的情况下（如切除鼻窦肿瘤时），可能无法避免。在鼻内镜下上颌窦内侧壁切除术中，可将鼻泪管暂时回缩以避免受损。大多数鼻泪管损伤都可以愈合而不出现泪溢，这种伤口愈合可能是自发性的，也可能通过引流到中鼻道或窦口中而愈合（图 18.9）。[18-19] 术后建议按摩泪囊区，以促进鼻泪管恢复功能。

如果存在持续性泪溢，眼科检查至关重要，通常包括染料排空试验、泪道冲洗、泪囊造影和（或）泪

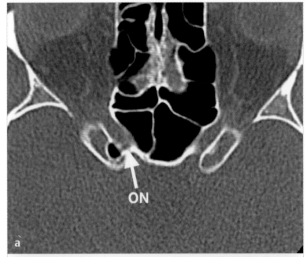

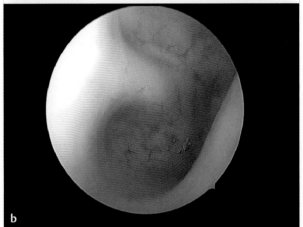

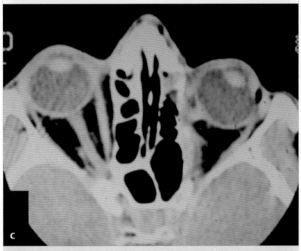

图 18.8 视神经。a. 轴位 CT 图像显示视神经（ON）管穿过右侧蝶窦。b. 内镜下，右侧视神经穿过蝶窦。c. 内镜下筛窦切除术中左侧内直肌和视神经断裂后的轴位 CT 图像

闪烁显像检查等（参见本书第 3 章和第 5 章）。持续性鼻泪管阻塞可通过旁路手术来处理，这是一种可以通过鼻外或鼻内入路进行的泪囊鼻腔吻合术（参见本书第 5 章）。

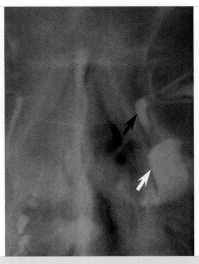

图 18.9 左侧鼻腔造口术中，鼻泪管损伤后的泪囊造影显像。对比剂从萎缩的左侧泪囊（黑色箭头）进入左侧上颌骨中的大空腔（白色箭头）。鼻腔和鼻窦内实变非常明显

18.4 结论

细致的术前评估和精确的手术可避免鼻内镜下鼻窦手术所导致的眼眶损伤。如果损伤已经发生，及时识别和正确处理对于避免严重的并发症（如失明或顽固性复视）非常重要。并发症发生后应进行密切的术后监测，包括眼球运动和视力的评估，病情严重时应要求眼科会诊。

参考文献

[1] Hopkins C, Browne JP, Slack R, et al. Complications of surgery for nasal polyposis and chronic rhinosinusitis: the results of a national audit in England and Wales. Laryngoscope. 2006; 116(8):1494–1499

[2] Dalziel K, Stein K, Round A, Garside R, Royle P. Endoscopic sinus surgery for the excision of nasal polyps: a systematic review of safety and effectiveness. Am J Rhinol. 2006; 20(5):506–519

[3] Badia L, Lund VJ. Dilated pupil during endoscopic sinus surgery: what does it mean? Am J Rhinol. 2001; 15(1):31–33

[4] Benjamin E, Wong DK, Choa D. "Moffett's" solution: a review of the evidence and scientific basis for the topical preparation of the nose. Clin Otolaryngol Allied Sci. 2004; 29(6):582–587

[5] Amorocho MC, Fat I. Anesthetic techniques in endoscopic sinus and skull base surgery. Otolaryngol Clin North Am. 2016; 49(3):531–547

[6] Han JK, Higgins TS. Management of orbital complications in endoscopic sinus surgery. Curr Opin Otolaryngol Head Neck Surg. 2010; 18(1):32–36

[7] Stankiewicz JA, Lal D, Connor M, Welch K. Complications in endoscopic sinus surgery for chronic rhinosinusitis: a 25-year experience. Laryngoscope. 2011; 121(12):2684–2701

[8] Graham SM, Nerad JA. Orbital complications in endoscopic sinus surgery using powered instrumentation. Laryngoscope. 2003; 113(5):874–878

[9] Ramakrishnan VR, Palmer JN. Prevention and management of orbital hematoma. Otolaryngol Clin North Am. 2010; 43(4):789–800

[10] Sohn JH, Hong SD, Kim JH, et al. Extraocular muscle injury during endoscopic sinus surgery: a series of 10 cases at a single center. Rhinology. 2014; 52(3): 238–245

[11] Lund VJ, Stammberger H, Fokkens WJ, et al. European position paper on the anatomical terminology of the internal nose and paranasal sinuses. Rhinol Suppl. 2014; 24:1–34

[12] Bleier BS, Schlosser RJ. Prevention and management of medial rectus injury. Otolaryngol Clin North Am. 2010; 43(4):801–807

[13] Huang CM, Meyer DR, Patrinely JR, et al. Medial rectus muscle injuries associated with functional endoscopic sinus surgery: characterization and management. Ophthal Plast Reconstr Surg. 2003; 19(1):25–37

[14] Thacker NM, Velez FG, Demer JL, Wang MB, Rosenbaum AL. Extraocular muscle damage associated with endoscopic sinus surgery: an ophthalmology perspective. Am J Rhinol. 2005; 19(4):400–405

[15] Hong JE, Goldberg AN, Cockerham KP. Botulinum toxin A therapy for medial rectus injury during endoscopic sinus surgery. Am J Rhinol. 2008; 22(1):95–97

[16] Bhatti MT, Schmalfuss IM, Mancuso AA. Orbital complications of functional endoscopic sinus surgery: MR and CT findings. Clin Radiol. 2005; 60(8):894–904

[17] Rene C, Rose GE, Lenthall R, Moseley I. Major orbital complications of endoscopic sinus surgery. Br J Ophthalmol. 2001; 85(5):598–603

[18] Cohen NA, Antunes MB, Morgenstern KE. Prevention and management of lacrimal duct injury. Otolaryngol Clin North Am. 2010; 43(4):781–788

[19] Bolger WE, Parsons DS, Mair EA, Kuhn FA. Lacrimal drainage system injury in functional endoscopic sinus surgery. Incidence, analysis, and prevention. Arch Otolaryngol Head Neck Surg. 1992; 118(11):1179–1184

19 内镜下眼眶手术的麻醉技巧

Henry P. Barham, Raymond Sacks

摘要

微创技术的应用是当代外科的发展趋势。现在，经鼻内镜手术已成为治疗慢性鼻窦炎以及鼻窦、眼眶和前颅底肿瘤的有效方法，也为眼眶减压术、眶内侧壁骨折修复术和视神经管减压术奠定了坚实的基础。内镜的使用极大地改进了适用于眼科医生和耳鼻喉科医生的眼部手术，包括内镜下 DCR 和内镜下提眉术。研究证实鼻内镜在泪道手术和鼻泪管探查的围手术期评估中有用。对于麻醉师来说，使用最新的药物和技术是一个有趣的挑战，可以在降低手术风险的同时提供最佳的手术视野，保证患者的安全并提高满意度。一些新的药物，如瑞芬太尼已被证明可以以最小的副作用减少出血并改善手术视野。随着光学技术和照明设备的不断改进，以及先进仪器和影像导航的引入，技术的进步对于推动内镜外科手术至关重要。止血材料和设备对于协助管理手术视野和术腔同样重要。

关键词：内镜，鼻窦，鼻科学，眼眶，泪囊鼻腔吻合术，麻醉

19.1 引言

微创技术不仅能达到更好的美观效果，还能降低由广泛组织分离导致的并发症。内镜手术现已被普外科医生、妇科医生和耳鼻咽喉科医生积极推广。

然而，鼻内镜眼眶手术尚处于起步阶段，主要由耳鼻咽喉科医生经鼻入路进行。经鼻内镜入路已经在眼眶减压术、眶内壁骨折修复术和视神经减压术中广泛使用。此外，经上颌窦入路或鼻内镜入路在眶底骨折修复术中也得到了很好的应用。眼科医生主要通过内镜下 DCR 和内镜下提眉术熟练掌握内镜技术。鼻内镜在泪道手术和鼻泪管探查的围手术期评估中被证明同样具有价值。其在眼整形外科中的其他应用包括经泪管内镜和内镜辅助下的整容及筋膜获取。

不良事件大多与鼻窦、眼眶和大脑邻近相关，但极少发生。主要并发症有硬脑膜破裂、脑脊液漏、脑膜炎、眼眶与视神经损伤和广泛出血。[1-2] 选择在全身麻醉下进行手术具有很多优势，因此麻醉师在其中起到关键作用。

19.2 麻醉技巧

经典的鼻内镜下鼻窦手术最初在局部麻醉的状态下完成，以便患者能够感受到疼痛或不适并及时反馈给医生，尽量减少创伤和并发症。[3-4] 目前，随着外科技术的发展，医生倾向于更大范围的手术切除。

全身麻醉能够提供固定的手术视野、有效的气道保护、充分的镇痛和患者的舒适感。目前，局部麻醉仍被认为适用于部分小手术，大多数情况下，为了满足更具挑战性的手术需求，全身麻醉依然是首选。[5] 维持正常体温对于血小板和相关凝血因子的功能至关重要。[6-7]

麻醉深度对于能否避免患者在轻度麻醉期间产生咳嗽或紧张至关重要，因为咳嗽或紧张会导致胸膜腔内压增加，从而影响头部静脉回流并增加术中出血量。肌松剂的使用也能有效地避免术中出现上述情况。调整间歇正压通气，使气道压力保持在最低水平。避免使用呼气末正压也有助于防止胸膜腔内压升高。[8-9]

挥发性麻醉药可引起平滑肌松弛，从而降低全身血管阻力。血管舒张和组织灌注量增加亦可导致出血。

初步研究表明，与挥发性药物相比，异丙酚 TIVA 可减少术中出血。[10-13] 然而，最近多项研究认为在排除同时使用瑞芬太尼的影响后，二者对术中出血的调控作用没有显著差异。[14-16] 使用异丙酚的优点是可以通过轻微降低全身血管阻力来降低收缩压。

术中和术后止血对鼻内镜手术的成功至关重

要。[1,17] 但是，对于血供丰富的鼻窦肿瘤和鼻息肉，术中出血仍然是经鼻内镜下鼻窦、眼眶和颅底手术中的常见问题。尽管内镜下双极电凝、抽吸烧灼和新技术（如射频联合）对于术中止血是必不可少的，但各种局部使用的药物也能有效控制广泛出血，在一些情况下，对术后止血也有益处。

预防出血是最好的方式。预防出血的 3 个方法分别为固定患者体位、恰当的手术技巧以避免剥离黏膜和使血管收缩。将患者头部置于正中位后进行TIVA，使手术床保持 15°～20° 的头高足低位。正确的手术技术对于避免恶性出血至关重要。黏膜剥离导致的出血会降低手术视野的清晰度，并且局部血管收缩剂对黏膜剥离导致的出血无效。如果在无黏膜剥离的情况下出现持续出血，血管收缩剂可在内镜下鼻窦、眼眶和颅底手术中起重要作用。

由于肾上腺素具有价格低和止血性能好的优点，多年来，不论是局部外用制剂还是注射制剂都已在各类外科手术中被普遍使用。[3] 但其主要缺点是存在潜在心脏副作用，包括心动过速、心律失常、低血压或高血压。[4] 其中高血压和心动过速最常见。近年来，局部制剂不仅提供了极好的止血效果，而且大大降低了心脏副作用的发生，因此，在鼻内镜下鼻窦和颅底手术中已逐渐局部使用肾上腺素。

笔者一般使用经肾上腺素和耐乐品浸泡的棉拭子以帮助止血。其中肾上腺素的首选浓度为 1∶2000，该浓度下药物止血效果好且副作用少。一项评估局部使用不同浓度肾上腺素（包括 1∶2000、1∶10000 和 1∶50000）的前瞻性研究表明，1∶2000 浓度组的出血量显著减少，手术时间明显缩短。[18]

在功能性内镜鼻窦手术（functional endoscopic sinus surgery，FESS）过程中，出血将降低手术视野的能见度，并与血管、眼眶和颅内并发症以及手术失败的风险密切相关。[18-19] 因此，减少手术出血对于外科医生和麻醉师来说很重要。[8] 既往研究认为，用含有肾上腺素的局部麻醉药局部浸润可以以可预测的方式诱发明显的低血压，持续时间不超过 4 分钟。鉴于潜在的副作用，我们研究了局部应用浓度为 1∶100000 的肾上腺素的临床效果，结果证实其与在 FESS 中进行鼻内注射具有相似的止血效果。[6] 在最近的一项研究中，Cohen Kerem 等人比较了在 FESS中局部注射 1∶1000 肾上腺素和 1∶100000 肾上腺素的效果[20]，研究证实黏膜下注射肾上腺素有助于改善手术效果；但是，浸润后血流动力学波动变大。

由于窦区血供丰富并且患者自身发生病理生理变化，出血可能无法通过手术来控制。除误伤动脉和静脉外，毛细血管出血是该手术中最常见的问题。[21] 幸运的是，降低患者平均动脉压和收缩局部血管可以显著降低毛细血管循环出血的可能性。

15° 头高足低位可以通过增加下肢血液的静脉蓄积来减少上肢静脉血液充血。每高出心脏 2.5 cm，动脉血压就会下降 2 mmHg，[22-23] 这样做可提高内镜视野清晰度。[24]

局部注射麻醉药和血管收缩剂有助于减轻术后疼痛、减少出血和黏膜充血。常用的血管收缩剂包括可卡因、肾上腺素和苯肾上腺素。[25]

可卡因具有局部麻醉药和血管收缩剂的特性，吸收该类药物可能会引起高血压和心律失常。因此，在冠心病、充血性心力衰竭、恶性心律失常、控制不佳的高血压患者和服用单胺氧化酶抑制剂的患者中应谨慎使用。[26]

肾上腺素在全身麻醉时诱发低血压的情况较罕见，但能够在短时间内迅速减小气管内插管（Endotracheal tube，ETT）和手术刺激导致的交感神经反应。异丙酚也可以减少脑代谢，因此通过自动调节可以减少脑血流量。这减少了通过筛动脉和眶上动脉的血流，这些动脉供应筛窦、蝶窦和额窦，从而改善手术视野。[27]

多篇综述比较了 FESS 的手术视野和出血情况。Amorocho 和 Sordillo 发现用异丙酚进行全身麻醉可改善手术视野并减少出血[28]，而 Baker AR 和 Baker AB 认为用异丙酚进行全身麻醉可改善手术视野，但并不能减少出血。[29] 最近的 Cochrane 系统综述发现，异丙酚 TIVA 降压并没有减少总出血量，只是在 0（无出血）～5（大出血）的范围内使手术视野的质量提高了不到 1 个类别，手术时间无明显改变。值得注意的是，本综述仅纳入了 4 项包括 278 名参与者的研究，并且需要采用高质量方法学和大样本随机对照试验来研究丙泊酚用于 FESS 降压的有效性。[16]

阿片类药物会导致麻醉期间血压下降，并将手术疼痛引起的血压波动降至最低。瑞芬太尼具有短效但有效的阿片类药物的优点，可以很容易滴定患者的血流动力学状态。[30] 这样做可以更好地控制血压，从而实现低血压麻醉的目标，即使有手术刺激和疼痛的突发性波动，也不会产生长期影响。

控制性低血压是指有目的地将全身血压降至低于患者基线血压 20% 的水平。这可以降低毛细血管内的静水压，从而减少毛细血管渗出导致的出血。然而，控制低血压也有局限性，包括减少大脑、心脏和肾脏等重要器官的血流灌注。

控制性降压的绝对禁忌证包括脑血管功能不全、冠状动脉疾病和失代偿性心力衰竭；[31] 相对禁忌证包括其他器官（如肾、肝和肺）功能障碍、严重贫血和血容量不足。

当无禁忌证且使用恰当时，控制性降压能提供更好的手术视野，且不会出现术中低血压导致术后并发症的情况。[32] Boezaart 等人的一项研究表明，即使在平均动脉压大于 65 mmHg 的轻度低血压的情况下，用艾司洛尔诱发低血压也能获得良好的手术条件，这可能归因于艾司洛尔不对黏膜血管系统的 α 肾上腺素受体产生影响。[33]

维持控制性降压的药物包括硝酸甘油、β 受体阻滞剂 [34] 和 α 受体激动剂等，如可乐定、[35] 硫酸镁 [36] 和瑞芬太尼。[37] 理想情况下，所用药物应短效且易于滴定，其效果不应持续到术后。

鉴于手术团队在术前和术中通过填塞和注射大量的麻醉药，因此必须注意局部麻醉药有附加毒性的可能，因此外科医生和麻醉师之间应保持有效的沟通。

瑞芬太尼可通过降低心率、心输出量和血压来有效控制手术中的血流动力学反应。此外，瑞芬太尼主要通过血浆中非特异性酯酶代谢，不依赖于器官消除，因此，它还具有可快速滴定和恢复快的优点。[37-38] 瑞芬太尼属于超短效类药物，一旦停止输注后，药效很快终止。因此，为了防止手术结束时出现反弹现象，需要用长效类阿片、非甾体抗炎药和对乙酰氨基酚来衔接镇痛作用。最近的研究发现瑞芬太尼在靶向控制输注的情况下，可用于预防出现咳嗽的有效作用部位浓度，男性在鼻科手术后达到 2.94 ng/ml，[39] 女性在甲状腺手术后达到 2.14 ng/ml。[40]

ETT 在声带下方有一个密封的套囊，有助于防止误吸并保护气道，因此被认为是一种可靠的通气装置。与标准的 ETT 相比，经口型 RAE（Ring-Adair-Elwyn）ETT 和铠装 ETT 不易发生扭折，通常位于中线并固定于下颌，或在平行口部的方向贴上胶带，具体取决于医生的偏好以及是否使用了诸如 BrainLab 之类的手术导航系统。

相反，喉罩（larngeal mask airnay, LMA）是声门上的装置，因此传统观点是其不能提供气道保护。然而，随着新证据的出现，这种说法可能并不正确。血液和分泌物可以沿着 ETT 的外表面流到声带和声门下。鼻腔手术结束后，使用纤维支气管镜检查下呼吸道的污染情况，结果表明，采用柔性 LMA 进行自主通气的患者发生气道内出血的风险与采用 ETT 治疗的患者相同甚至更低。[41-45]

由于喉部没有受到直接刺激，麻醉诱导后插入 LMA 比气管插管引起的交感神经反应更少，可以使血流动力学更加稳定。[46] 与 ETT 相比，由于患者对 LMA 的耐受性更好，LMA 对气道的刺激更小，LMA 有助于减少术后即刻出血，因此在紧急情况下具有更大的优势。在恢复期间撤除 LMA，可加快完整操作的时间。然而，将 LMA 术后气道管理的责任移交给康复护士也意味着，如果在康复区遇到患者气道阻塞，麻醉师必须立即提供帮助。

灵活 LMA 比其他可用的 LMA 更受欢迎，因为其灵活性更大，不易扭折，可以避免物理阻塞。然而，必须注意确保 LMA 位置正确且安全，因为在 FESS 手术中外科医生也在使用气道。此外，LMA 可存在脱位的风险。确定 LMA 的密封压力很重要。只有当患者完全清醒并且恢复自主呼吸时，才能移除 LMA。在取出之前，不应将 LMA 放气，以免分泌物流入气管。

顺利取出 LMA 可以避免紧张和交感神经兴奋引起的术后出血量增加，并减少咽喉疼痛和不适感。

19.3 笔者实践

患者的气道通过 ETT 或贴在右下联合处的喉罩

维持，使右利手医生能够顺利进行手部活动。将 1% 罗哌卡因和 1：2000 肾上腺素浸泡后的棉球置于患者中鼻道、筛窦（如果既往已经切除）、下鼻甲和中鼻甲。内镜下，在中鼻甲下界、上腋和中鼻甲前端的黏膜下缘注射 1% 罗哌卡因和 1：100 000 肾上腺素。将患者头部置于正中位，手术床置于 15°～20° 的头高足低位后，进行全静脉麻醉。[5]

鼻腔纱条填塞在鼻腔的术后护理中被普遍应用，但存在明显缺陷。填充物可导致疼痛、鼻漏、感染、鼻塞、压迫感、鼻翼坏死和鼻出血。据报道，围手术期患者舒适度最差的时候是鼻腔填塞和移除填充物时。

恶心和呕吐是所有手术的重要术后并发症。胃内残余血液、悬雍垂和咽喉炎症，以及用阿片类药物控制疼痛都是导致恶心和呕吐的因素。拔管前应先进行胃管减压。可使用昂丹司琼和地塞米松进行预防。如果患者术后出现严重的恶心呕吐，可抢救性静脉注射抗呕吐药并进行补液，极端情况下，可入院进行进一步监测。[28,41] 与传统的挥发性麻醉药相比，TIVA 与异丙酚的联合使用也被证明可以减少与术后恶心呕吐相关的临床症状。[47-48]

由于手术创伤和鼻腔填塞，患者在 FESS 后仍会感觉到轻度至中度的疼痛。术前可使用局部麻醉药，但不足以缓解术后疼痛。长效局部麻醉药（丁哌卡因）和短效局部麻醉药（利多卡因）的麻醉深度无差异，[49-50] 常规镇痛治疗通常以非阿片类镇痛剂为基础。口服对乙酰氨基酚及非甾体抗炎药或 COX-2 抑制剂通常可提供安全有效的镇痛作用。

19.4　结论

功能性内镜下鼻窦、眼眶和颅底手术已成为治疗慢性鼻炎、鼻窦炎以及鼻窦、眼眶和前颅底肿瘤的有效方法。对于麻醉师来说，使用最新的药物和技术可在降低手术风险的同时又为他们提供最佳的手术视野，提高患者的安全性和满意度，是一个有趣的挑战。多项试验证实瑞芬太尼等新药在改善出血和手术视野方面独具优势，且副作用小。随着先进的光学技术、照明技术、先进的仪器设备和影像导航技术的引

入，技术进步在推进内镜手术过程中起到了关键作用。止血材料和设备对于保持良好的手术视野和协助术腔的管理同样重要。

19.5　要点

- 精细的黏膜保护技巧。
- 患者体位：15°～20° 头高足低位（头部朝向上方，脚部朝向下方）。
- 局部浸润和局部血管收缩。
- 麻醉技巧：降低血压的同时减慢心律。
- 平均动脉血压（Mean arterial blood pressure，MABP）±60 mmHg；收缩压 ±90 mmHg；脉搏 ±60 次 / 分钟。
- 使用灵活喉罩。
- 术后镇痛。

参考文献

[1] Cumberworth VL, Sudderick RM, Mackay IS. Major complications of functional endoscopic sinus surgery. Clin Otolaryngol Allied Sci. 1994; 19(3): 248–253

[2] Sharp HR, Crutchfield L, Rowe-Jones JM, Mitchell DB. Major complications and consent prior to endoscopic sinus surgery. Clin Otolaryngol Allied Sci. 2001; 26(1):33–38

[3] Lee WC, Kapur TR, Ramsden WN. Local and regional anesthesia for functional endoscopic sinus surgery. Ann Otol Rhinol Laryngol. 1997; 106(9):767–769

[4] Fedok FG, Ferraro RE, Kingsley CP, Fornadley JA. Operative times, postanesthesia recovery times, and complications during sinonasal surgery using general anesthesia and local anesthesia with sedation. Otolaryngol Head Neck Surg. 2000; 122(4):560–566

[5] Gittelman PD, Jacobs JB, Skorina J. Comparison of functional endoscopic sinus surgery under local and general anesthesia. Ann Otol Rhinol Laryngol. 1993; 102(4, Pt 1):289–293

[6] Schmied H, Kurz A, Sessler DI, Kozek S, Reiter A. Mild hypothermia increases blood loss and transfusion requirements during total hip arthroplasty. Lancet. 1996; 347(8997):289–292

[7] Romlin B, Petruson K, Nilsson K. Moderate superficial hypothermia prolongs bleeding time in humans. Acta Anaesthesiol Scand. 2007; 51(2):198–201

[8] Simpson P. Perioperative blood loss and its reduction: the role of the anaesthetist. Br J Anaesth. 1992; 69(5):498–507

[9] Petrozza PH. Induced hypotension. Int Anesthesiol Clin. 1990; 28(4):223–229

[10] Pavlin JD, Colley PS, Weymuller EA, Jr, Van Norman G, Gunn HC, Koerschgen ME. Propofol versus isoflurane for endoscopic sinus surgery. Am J Otolaryngol. 1999; 20(2):96–101

[11] Eberhart LH, Folz BJ, Wulf H, Geldner G. Intravenous anesthesia provides optimal surgical conditions during microscopic and endoscopic sinus surgery. Laryngoscope. 2003; 113(8):1369–1373

[12] Tirelli G, Bigarini S, Russolo M, Lucangelo U, Gullo A. Total intravenous anaesthesia in endoscopic sinus-nasal surgery. Acta Otorhinolaryngol Ital. 2004; 24(3):137–144

[13] Wormald PJ, van Renen G, Perks J, Jones JA, Langton-Hewer CD. The effect of the total intravenous anesthesia compared with inhalational anesthesia on the surgical field during endoscopic sinus surgery. Am J Rhinol. 2005; 19(5): 514–520

[14] Sivaci R, Yilmaz MD, Balci C, Erincler T, Unlu H. Comparison of propofol and sevoflurane anesthesia by means of blood loss during endoscopic sinus surgery. Saudi Med J. 2004; 25(12):1995–1998

[15] Ankichetty SP, Ponniah M, Cherian V, et al. Comparison of total intravenous anesthesia using propofol and inhalational anesthesia using isoflurane for controlled hypotension in functional endoscopic sinus surgery. J Anaesthesiol Clin Pharmacol. 2011; 27(3):328–332

[16] Boonmak S, Boonmak P, Laopaiboon M. Deliberate hypotension with propofol under anaesthesia for functional endoscopic sinus surgery (FESS). Cochrane Database Syst Rev. 2013; 6(6):CD006623

[17] Senior BA, Kennedy DW, Tanabodee J, Kroger H, Hassab M, Lanza D. Long-term results of functional endoscopic sinus surgery. Laryngoscope. 1998; 108(2):151–157

[18] Stammberger H, Posawetz W. Functional endoscopic sinus surgery. Concept, indications and results of the Messerklinger technique. Eur Arch Otorhinolaryngol. 1990; 247(2):63–76

[19] Stankiewicz JA. Complications in endoscopic intranasal ethmoidectomy: an update. Laryngoscope. 1989; 99(7, Pt 1):686–690

[20] Cohen-Kerem R, Brown S, Villaseñor LV, Witterick I. Epinephrine/lidocaine injection vs. saline during endoscopic sinus surgery. Laryngoscope. 2008; 118(7):1275–1281

[21] Jacobi KE, Böhm BE, Rickauer AJ, Jacobi C, Hemmerling TM. Moderate controlled hypotension with sodium nitroprusside does not improve surgical conditions or decrease blood loss in endoscopic sinus surgery. J Clin Anesth. 2000; 12(3):202–207

[22] Enderby GE. Pharmacological blockade. Postgrad Med J. 1974; 50(587):572–575

[23] Larsen R, Kleinschmidt S. Die kontrollierte Hypotension. Anaesthesist. 1995; 44(4):291–308

[24] Hathorn IF, Habib AR, Manji J, Javer AR. Comparing the reverse Trendelenburg and horizontal position for endoscopic sinus surgery: a randomized controlled trial. Otolaryngol Head Neck Surg. 2013; 148(2):308–313

[25] John G, Low JM, Tan PE, van Hasselt CA. Plasma catecholamine levels during functional endoscopic sinus surgery. Clin Otolaryngol Allied Sci. 1995; 20(3): 213–215

[26] Anderhuber W, Walch C, Nemeth E, et al. Plasma adrenaline concentrations during functional endoscopic sinus surgery. Laryngoscope. 1999; 109(2, Pt 1):204–207

[27] Ahn HJ, Chung SK, Dhong HJ, et al. Comparison of surgical conditions during propofol or sevoflurane anaesthesia for endoscopic sinus surgery. Br J Anaesth. 2008; 100(1):50–54

[28] Amorocho MR, Sordillo A. Anesthesia for functional endoscopic sinus surgery: a review. Anesthesiol Clin. 2010; 28(3):497–504

[29] Baker AR, Baker AB. Anaesthesia for endoscopic sinus surgery. Acta Anaesthesiol Scand. 2010; 54(7):795–803

[30] Manola M, De Luca E, Moscillo L, Mastella A. Using remifentanil and sufentanil in functional endoscopic sinus surgery to improve surgical conditions. ORL J Otorhinolaryngol Relat Spec. 2005; 67(2):83–86

[31] Kleinschmidt S. Hat die kontrollierte Hypotension einen Stellenwert im Rahmen fremdblutsparender Verfahren? Anaesthesist. 2001; 50:39–42

[32] Mandal P. Isoflurane anesthesia for functional endoscopic sinus surgery. Indian J Anaesth. 2003; 47(1):37–40

[33] Boezaart AP, van der Merwe J, Coetzee A. Comparison of sodium nitroprusside- and esmolol-induced controlled hypotension for functional endoscopic sinus surgery. Can J Anaesth. 1995; 42(5, Pt 1):373–376

[34] Nair S, Collins M, Hung P, Rees G, Close D, Wormald PJ. The effect of beta-blocker premedication on the surgical field during endoscopic sinus surgery. Laryngoscope. 2004; 114(6):1042–1046

[35] Cardesín A, Pontes C, Rosell R, et al. Hypotensive anaesthesia and bleeding during endoscopic sinus surgery: an observational study. Eur Arch Otorhinolaryngol. 2014; 271(6):1505–1511

[36] Elsharnouby NM, Elsharnouby MM. Magnesium sulphate as a technique of hypotensive anaesthesia. Br J Anaesth. 2006; 96(6):727–731

[37] Nho JS, Lee SY, Kang JM, et al. Effects of maintaining a remifentanil infusion on the recovery profiles during emergence from anaesthesia and tracheal extubation. Br J Anaesth. 2009; 103(6):817–821

[38] Hogue CW, Jr, Bowdle TA, O'Leary C, et al. A multicenter evaluation of total intravenous anesthesia with remifentanil and propofol for elective inpatient surgery. Anesth Analg. 1996; 83(2):279–285

[39] Choi EM, Park WK, Choi SH, Soh S, Lee JR. Smooth emergence in men undergoing nasal surgery: the effect site concentration of remifentanil for preventing cough after sevoflurane-balanced anaesthesia. Acta Anaesthesiol Scand. 2012; 56(4):498–503

[40] Lee B, Lee JR, Na S. Targeting smooth emergence: the effect site concentration of remifentanil for preventing cough during emergence during propofol-remifentanil anaesthesia for thyroid surgery. Br J Anaesth. 2009; 102(6):775–778

[41] Ahmed MZ, Vohra A. The reinforced laryngeal mask airway (RLMA) protects the airway in patients undergoing nasal surgery–an observational study of 200 patients. Can J Anaesth. 2002; 49(8):863–866

[42] Webster AC, Morley-Forster PK, Janzen V, et al. Anesthesia

for intranasal surgery: a comparison between tracheal intubation and the flexible reinforced laryngeal mask airway. Anesth Analg. 1999; 88(2):421–425

[43] Kaplan A, Crosby GJ, Bhattacharyya N. Airway protection and the laryngeal mask airway in sinus and nasal surgery. Laryngoscope. 2004; 114(4):652–655

[44] Williams PJ, Thompsett C, Bailey PM. Comparison of the reinforced laryngeal mask airway and tracheal intubation for nasal surgery. Anaesthesia. 1995; 50 (11):987–989

[45] Danielsen A, Gravningsbråten R, Olofsson J. Anaesthesia in endoscopic sinus surgery. Eur Arch Otorhinolaryngol. 2003; 260(9):481–486

[46] Wilson IG, Fell D, Robinson SL, Smith G. Cardiovascular responses to insertion of the laryngeal mask. Anaesthesia. 1992; 47(4):300–302

[47] Visser K, Hassink EA, Bonsel GJ, Moen J, Kalkman CJ. Randomized controlled trial of total intravenous anesthesia with propofol versus inhalation anesthesia with isoflurane-nitrous oxide: postoperative nausea with vomiting and economic analysis. Anesthesiology. 2001; 95(3):616–626

[48] Apfel CC, Korttila K, Abdalla M, et al. IMPACT Investigators. A factorial trial of six interventions for the prevention of postoperative nausea and vomiting. N Engl J Med. 2004; 350(24):2441–2451

[49] Friedman M, Venkatesan TK, Lang D, Caldarelli DD. Bupivacaine for postoperative analgesia following endoscopic sinus surgery. Laryngoscope. 1996; 106(11):1382–1385

[50] Buchanan MA, Dunn GR, Macdougall GM. A prospective double-blind randomized controlled trial of the effect of topical bupivacaine on post-operative pain in bilateral nasal surgery with bilateral nasal packs inserted. J Laryngol Otol. 2005; 119(4):284–288

20 开放式和内镜下眼眶手术的术后护理和并发症

Saul N. Rajak, Richard G. Douglas, Alkis J. Psaltis

摘要

适当的术后护理是眼眶手术康复和避免并发症的基础。本章将介绍可用于预防及处理并发症的措施。

关键词：术后护理，球后出血，眼眶间隙综合征，眼眶密闭/牵拉眼眶，眶气肿，眼眶感染，脑脊液漏

20.1 引言

眼眶手术的操作空间狭小，且眼眶内包含重要的神经和血管。术后并发症可能会影响视力，偶尔还会危及生命，带来毁灭性的后果。尽管有一部分术后护理方法适用于所有的眼眶手术，但在大部分情况下，应该根据患者的情况和手术过程给予患者个体化的护理。眼科医生应充分认识到并发症的潜在风险，对患者采取适当的术后监护和管理，并且当并发症发生时，知道如何有效处理。

20.2 生命体征的观察

术后 12 小时内，至少每 1~2 小时测量一次患者的生命体征，此后每 4~6 小时测量一次，直至出院。有些生命体征的变化可能提示存在活动性出血（表现为血压降低、脉搏加快）、高危出血（患者出现高血压）、感染（表现为脉搏、体温升高或呼吸频率加快）、肺栓塞（表现为呼吸频率和脉搏加快）或术后疼痛（表现为血压、脉搏或呼吸频率加快）。

20.3 术后出血的预防

球后出血是眼眶手术最棘手的并发症。血液在眼眶这个狭小的空间内积聚后压迫视神经，引发视神经病变，最终可能导致不可逆的视力丧失。这种情况有时被称为眼眶间隙综合征（Orbital compartment syndrome，OCS）。鼻内镜眼眶手术（如眼眶减压术）会在眼眶和鼻腔之间建立通道，有助于血液从眼眶流出，因此发生局限性球后出血或 OCS 的风险很低。然而，在未建立通道的眶间隔中发生 OCS 的报告也很少。[1] 经眶入路保留完整眶骨的手术，术后出血的风险虽小，但影响重大，尤其是对于有血管病变、正在服用抗凝药物或已有出血倾向的患者。细致的术中止血可将球后出血的风险降至最低。术后应考虑以下措施。

20.3.1 控制血压

术后 24 小时内定期监测血压至关重要。血压升高会增加术后出血的风险。患者应在围手术期持续服用降压药。疼痛可能导致血压升高，因此应定期镇痛。在术后 2 周内，应避免剧烈运动、举重、弯腰和擤鼻涕等可导致颅内压、眼压和血压急剧升高的活动。

20.3.2 合理使用衬垫和敷料

术后眼垫和加压敷料的效用在眼眶手术文献中一直存在争议。尽管加压敷料可能有助于止血，但它们也可能导致视神经管内形成出血进而导致鞘内压力升高（加剧眼眶密闭），并可能掩盖视力下降和突眼。如果使用衬垫和（或）加压敷料，必须在麻醉后前 24 小时内每隔 2~4 小时检查一次视力。还应告知患者在疼痛加剧或视力下降时立即报告。笔者倾向于在经眶手术后的 12~24 小时内使用双层衬垫轻轻地包扎从而对眼眶施加较小的压力，而在内镜眼眶手术后不使用衬垫。

20.3.3 使用外科引流管

眶内容物增加 7 ml 即可引起视盘形态的显著急性变化。[2] 既往有引流液体量超过 70 ml 的报道。[3] 尽管如此，大多数眼科医生很少使用引流管，仅将其用于病程长的病例以及涉及血管病变切除或清除的病例。如果使用，通常首选精细的吸入引流管，并且在12～24小时后几乎无液体收集的情况下将其移除。

20.3.4 避免热饮和热水浴

通常建议患者在术后第一周避免热饮和热水浴。热饮和热水浴可能会使周围血管扩张。然而，没有证据支持这种做法，除非患者有很高的出血风险，否则可能不需要采取这些措施。

20.3.5 重启抗凝

是否停止和重启抗凝药和抗血小板药因人而异，并与患者的主管医生讨论。行内镜下 DCR 的患者发生大出血（需要输血或手术干预）的风险为 0.6%。[4]眼眶手术的风险未被报道，但这可能取决于手术和病变的性质。一般情况下，心脑血管阻塞的高危患者术后应立即重启抗凝治疗，或术前不停止抗凝治疗，而低危患者术后 5 天且原发性血栓较稳定时可重启抗凝治疗。

20.3.6 眼眶出血的检查与处理

术后 OCS 是一种外科急症。它可以发生在术后早期，特别是在术中没有止血或患者血压明显升高的情况下。极少数情况下，患者术后数日会发生血栓溶解（通常在服用阿司匹林的患者中）。在出血开始后的 2 小时内，视力会不可逆性丧失。[5] 表 20.1 总结了 OCS 的症状和体征。一旦发生 OCS，需要立即将患者送回手术室，并在手术开始前通过抬高头部控制

表 20.1 OCS 的症状和体征
• 视力下降
• 眼眶疼痛
• 眶周瘀伤
• 突眼加重
• 眶压增加（眼球压缩引起）——"紧密眼眶 / 牵拉眼眶"
• 眼球运动减弱
• 相对性瞳孔传入障碍
• 眼内压升高
• 视盘自发性静脉搏动消失

血压。

一旦发现问题，应立即进行眼眶减压，尽管有报道称在出血后 48 小时内进行眼眶减压均是有益的。[6]减压术可以通过外眦切开术以及肌腱松解术、眶底骨折或眶内侧壁减压术来实现。[7-9] 如果没有手术室，可以在床旁局部麻醉的情况下进行外眦切开术和眶底减压术。表 20.2 示治疗眼眶出血的外眦切开术。

20.3.7 鼻出血的检查与处理

术后会有少量的鼻腔前部和后部的出血。建议使用鼻枕进行鼻腔前部止血。对于轻度至中度鼻出血，通常采取保守的治疗措施，包括控制血压、镇痛、抬高头部（无颈部过度伸展）、冰敷颈部和鼻梁和使用局部血管收缩喷雾剂。如果继续出血，可能需要进行

表 20.2 治疗眼眶出血的外眦切开术	
1. 对该区域进行消毒。在外眦皮下滴注局部麻醉滴眼液并注射局部麻醉药（2% 利多卡因和肾上腺素）	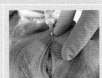
2. 切开外眦：用眼科剪或手术刀在外眦处将上、下睑切开	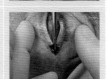
3. 松解外眦：用有齿钳夹取下睑外侧边缘，用眼科剪将外眦肌腱与中隔的限制带分开。这根限制带像一根粗大的吉他弦一样，可以用钝头剪刀在外侧下睑后部和下外侧眶缘之间操作	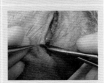
4. 限制带被充分分离后，下睑边缘就很容易被钳取并与眼球分离	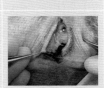
5. 分离较深的将眼眶与隔前组织分离的间隔纤维。清理眼眶出血	
6. 应检查视神经，观察直径正常的血管是否存在自发性静脉搏动，以及是否在有压力的情况下出现静脉系统的"瞬目"或"闪光"	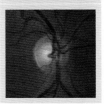

填塞。如有必要，最好在内镜引导下进行，以避免对近期手术部位造成创伤。如果采取这些措施后仍然存在出血，则可能需要返回手术室进行蝶腭动脉或筛前动脉的结扎。

20.4 眶周瘀伤和肿胀的控制

20.4.1 抬高头部和早期活动

术后抬高头部可通过重力辅助静脉引流而减少眼周水肿。坐位角度越高，效果越好。一项研究报告称，头部抬高 90° 的患者面部浮肿要比抬高 30° 的患者轻微。[10-11] 但患者术后在坐直时常感到不舒服，所以我们通常建议以患者最舒适的角度进行护理，一般在 45° 左右。应鼓励患者早期活动，以减少深静脉血栓和肺栓塞的发生风险，并减少眼周肿胀。

20.4.2 合理使用冰袋

合理使用冰袋可通过局部血管收缩迅速减轻肿胀，尽管没有证据表明这可以改变术后恢复进程。

20.4.3 术后合理使用类固醇激素

经鼻内镜手术后，口服和局部使用类固醇激素可减轻肿胀，促进伤口愈合。尽管如此，仅有有限的证据表明术中或术后给予类固醇激素可减轻眼眶术后肿胀，且没有证据表明其对预后有益。[12] 尽管缺乏证据，但建议对伴 TED 和肉芽肿性多血管炎等潜在炎性疾病的眼眶手术患者给予全身性类固醇激素。

20.5 抗生素及预防感染

眼眶手术可分为局限于眼眶的手术和眼眶与鼻腔相连的手术，如眶内壁减压、骨折修复、鼻内镜入路等。从理论上讲，前者被认为是清洁手术，而后者由于微生物在鼻腔内广泛定植而被归为污染手术。有趣的是，后者的感染风险似乎并不高。眼眶手术后可将抗生素广泛应用于患者，尽管目前尚无证据支持这一做法。对眶底骨折修复术后应用抗生素的研究发现，术后 24 小时未接受抗生素治疗与接受抗生素治疗的患者发生感染的风险无显著差异。然而，应该注意的

是，这些研究中的所有患者术前都接受了抗生素预防治疗。[13-14]

尽管对潜在感染进行抗生素预防治疗，术后眼眶炎症偶尔也不会消退。这时必须考虑到眼眶受损后可能有残留的异物或损伤（如纱布、有机物或神经病变）。异物可通过精细的 MRI 或 CT 图像进行识别。可能需要手术探查和异物清除。骨蜡也可导致持续性巨细胞肉芽肿，这种情况可能需要手术切除。[15]

20.5.1 眼眶感染的检测与处理

表 20.3 总结了与眼眶感染相关的临床和实验室结果。除了静脉注射抗生素，还可能需要切开局部和清除积脓来治疗眼眶感染。

表 20.3 眼眶感染的症状、体征和实验室检查结果

- 疼痛、红斑、发热、肿胀和功能丧失
- 有脓性分泌物
- 视神经受损导致的视力丧失
- 全身性症状，如发热和心动过速
- 白细胞增多和炎症标志物含量升高

20.6 眶气肿的预防

眶气肿会使连接眼眶和鼻腔的手术复杂化（图 20.1）。眶气肿通常发生在患者擤鼻涕的时候，但在正常的呼吸压力下也能出现"球阀"现象。因此，应告知所有已知或可能发生鼻腔 – 眼眶连接的患者术后 2 周内不要擤鼻涕。眶气肿通常表现为快速或突然发作的突眼、眼睑肿胀、复视、捻发音和眼压升高，具有自限性，可以选择保守治疗，应告知患者避免擤鼻涕。但是，眶气肿偶尔也会导致视神经受压和视力下降。因此，应在其发生后 24 小时内进行 15 ~ 30 分钟的视力观察。对于影响视力的眶气肿，可通过手术引流或抽吸出滞留空气和对眼球进行掌压来治疗。[16-20]

20.7 术后鼻腔冲洗和鼻喷剂

慢性鼻窦炎术后大量冲洗的益处现已得到充分证实。因此，对于经鼻窦眼眶手术，也应考虑术后鼻

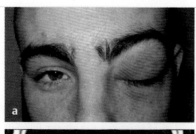
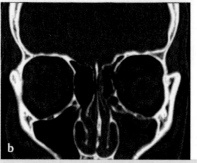

图 20.1 眶气肿。a. 临床表现；b. CT 图像

腔冲洗（从术后第 2 天开始，每天 2~3 次，每次冲洗 100~200 ml，持续 2 周），因为冲洗有助于去除结痂、凝块和碎片，这些可能是感染和粘连的形成原因。[21] 内镜下 DCR 不涉及重要的鼻窦手术，因此，用少量的生理盐水冲洗鼻腔可能更适合湿润手术部位并防止血凝块形成。

20.8　鼻内清创

行鼻内镜下鼻窦手术后，应经常进行鼻腔清创，以清除结痂、血凝块和无法被吸收的可溶性填充物。有研究报道鼻腔清创可消除瘢痕形成的框架，避免窦口狭窄和中鼻甲外移，最终改善窦口处的通畅性。[21] 内镜下眼眶手术的适应证与鼻窦手术不同，因此我们不主张进行常规清创，除非内镜检查显示存在可能影响鼻窦口通畅性的过度结痂。

20.9　伤口的管理

经眼眶手术可以用皮肤和（或）可吸收结膜缝线修复。结膜缝线可在原位被溶解，但皮肤缝线应在术后 7~10 天去除。伤口裂开十分罕见，出血、脓肿、眶气肿或伤口感染导致眼眶压力升高所引起的并发症较常见。如果怀疑眼眶压力异常，应进行眼眶成像，

如果怀疑有感染，应使用抗生素。如果没有持续排脓，可以再次缝合切口。

20.10　复视的管理

眼眶手术后短期复视较常见。长期复视较少见，可由减压手术或术中眼外肌受损引起。[22] 复视期间可能需要进行修补，可将患者转诊给擅长斜视手术的眼科医生，以解决不能缓解的症状。

20.11　持续气道正压通气的恢复使用

用可治疗阻塞性睡眠呼吸暂停（Obstructive sleep apnea，OSA）的持续气道正压通气（Continuous Positive Airway Pressure，CPAP）对鼻窦腔施加正压。眶壁未被切除或破坏的经眶手术患者无须停止 CPAP 治疗。然而，对于眼眶与鼻窦之间的屏障被破坏的患者，鼻内正压可能会导致眶气肿，因此应在术后停止 CPAP。目前关于恢复时间尚无广泛认可的指南，现实中也相差很大。[23] 在无明显危及生命的夜间呼吸暂停发作的情况下，我们建议暂停 CPAP 2 周。内镜下 DCR 后进行 CPAP 的特异性症状很常见，70% 的患者自诉有空气反流。[24] 这可能导致 CPAP 治疗的依从性差。结膜泪囊鼻腔吻合术（泪道旁路术 /Lester Jones 管术）后，患者不可避免地会出现不可忍受的空气反流症状，因此该手术是 CPAP 的禁忌证。[25] 对于将要接受 DCR 的 OSA 患者，必须在术前对其进行有关 CPAP 的使用及其作用的详细介绍。

20.12　罕见并发症的观察

20.12.1　脑脊液鼻漏

据报道，多达 5% 的眼眶手术患者会出现脑脊液漏，并且在术中被发现。[26] 然而，它们可能会被忽略，尤其是在发生螺旋骨折的情况下。对于可疑性渗漏，应通过实验室检查来评估鼻腔内的液体中是否存在 β-2 转铁蛋白，用高分辨率 CT（考虑鞘内注射甲氨蝶呤）来确定渗漏部位并排除颅内出血。颅底破裂

通常在手术时被发现。疑似有脑脊液漏的患者必须接受严格的神经系统观察，并可能需要耳鼻喉科的加入以进行修补和治疗。无法识别的持续性脑脊液漏可导致颅内低压综合征。其特征是体位性头痛、恶心、呕吐、畏光、视物模糊和展神经麻痹。可发现持续的清亮或浆液性鼻腔分泌物。

20.12.2　颅内并发症

眼眶手术中偶有脑并发症发生。在眼眶外科手术（包括骨减压和切除术）中，由骨外伤或血管出血引起的颅内出血极为罕见。[27-28]

有研究发现鼻窦手术后可能出现脑膜炎，DCR和眼睑成形术后可能出现坏死性筋膜炎，因此这2种并发症在眼眶手术后都可能发生。[29-31]

20.12.3　泪溢

在眼眶手术中，鼻泪管引流系统易受损伤。虽然无须特殊的术后护理，但意识到可能存在并发症很重要，如果术后观察到持久性上睑下垂，应转诊给眼科医生。

参考文献

[1] See A, Gan EC. Orbital compartment syndrome during endoscopic drainage of subperiosteal orbital abscess. Am J Otolaryngol. 2015; 36(6):828–831

[2] Akar Y, Apaydin KC, Ozel A. Acute orbital effects of retrobulbar injection on optic nerve head topography. Br J Ophthalmol. 2004; 88(12):1573–1576

[3] Fenzl CR, Golio D. The impact of suction drainage on orbital compartment syndrome after craniofacial surgery. J Craniofac Surg. 2014; 25(4):1358–1361

[4] Andrew N, Selva D. Postoperative haemorrhage in powered endoscopic dacryocystorhinostomy. Clin Experiment Ophthalmol. 2014; 42(3):262–265

[5] Hayreh SS, Kolder HE, Weingeist TA. Central retinal artery occlusion and retinal tolerance time. Ophthalmology. 1980; 87(1):75–78

[6] Soare S, Foletti JM, Gallucci A, Collet C, Guyot L, Chossegros C. Update on orbital decompression as emergency treatment of traumatic blindness. J Craniomaxillofac Surg. 2015; 43(7):1000–1003

[7] Liu D. A simplified technique of orbital decompression for severe retrobulbar hemorrhage. Am J Ophthalmol. 1993; 116(1):34–37

[8] Voss JO, Hartwig S, Doll C, Hoffmeister B, Raguse JD, Adolphs N. The "tight orbit": incidence and management of the orbital compartment syndrome. J Craniomaxillofac Surg. 2016; 44(8):1008–1014

[9] Colletti G, Fogagnolo P, Allevi F, et al. Retrobulbar hemorrhage during or after endonasal or periorbital surgery: what to do, when and how to do it. J Craniofac Surg. 2015; 26(3):897–901

[10] Ong AA, Farhood Z, Kyle AR, Patel KG. Interventions to decrease postoperative edema and ecchymosis after rhinoplasty: a systematic review of the literature. Plast Reconstr Surg. 2016; 137(5):1448–1462

[11] Stucker FJ. Prevention of post-rhinoplasty edema. Laryngoscope. 1974; 84(4): 536–541

[12] Flood TR, McManners J, el-Attar A, Moos KF. Randomized prospective study of the influence of steroids on postoperative eye-opening after exploration of the orbital floor. Br J Oral Maxillofac Surg. 1999; 37(4):312–315

[13] Wladis EJ. Are post-operative oral antibiotics required after orbital floor fracture repair? Orbit. 2013; 32(1):30–32

[14] Zix J, Schaller B, Iizuka T, Lieger O. The role of postoperative prophylactic antibiotics in the treatment of facial fractures: a randomised, double-blind, placebo-controlled pilot clinical study. Part 1: orbital fractures in 62 patients. Br J Oral Maxillofac Surg. 2013; 51(4):332–336

[15] Katz SE, Rootman J. Adverse effects of bone wax in surgery of the orbit. Ophthal Plast Reconstr Surg. 1996; 12(2):121–126

[16] Chaudhry IA, Al-Amri A, Shamsi FA, Al-Rashed W. Visual recovery after evacuation of orbital emphysema. Orbit. 2007; 26(4):283–285

[17] Hunts JH, Patrinely JR, Holds JB, Anderson RL. Orbital emphysema. Staging and acute management. Ophthalmology. 1994; 101(5):960–966

[18] Silbert JE, Rudich DS, Wasserman EL, Lesser RL. Recurrent vision loss after endoscopic sinus surgery managed with palmar pressure. Ophthal Plast Reconstr Surg. 2008; 24(2):150–152

[19] Singh M, Phua VM, Sundar G. Sight-threatening orbital emphysema treated with needle decompression. Clin Experiment Ophthalmol. 2007; 35(4):386–387

[20] Tomasetti P, Jacbosen C, Gander T, Zemann W. Emergency decompression of tension retrobulbar emphysema secondary to orbital floor fracture. J Surg Case Rep. 2013; 2013(3): rjt011

[21] Rudmik L, Smith TL. Evidence-based practice: postoperative care in endoscopic sinus surgery. Otolaryngol Clin North Am. 2012; 45(5):1019–1032

[22] Mainville NP, Jordan DR. Effect of orbital decompression on diplopia in thyroid-related orbitopathy. Ophthal Plast Reconstr Surg. 2014; 30(2):137–140

[23] Cohen JC, Larrabee YC, Weinstein AL, Stewart MG. Use of continuous positive airway pressure after rhinoplasty, septoplasty, and sinus surgery: A survey of current practice patterns. Laryngoscope. 2015; 125(11):2612–2616

[24] Ali MJ, Psaltis AJ, Murphy J, Wormald PJ. Endoscopic

dacryocystorhinostomy and obstructive sleep apnoea: the effects and outcomes of continuous positive airway pressure therapy. Clin Experiment Ophthalmol. 2015; 43(5): 405–408

[25] Cannon PS, Madge SN, Selva D. Air regurgitation in patients on continuous positive airway pressure (CPAP) therapy following dacrocystorhinostomy with or without Lester-Jones tube insertion. Br J Ophthalmol. 2010; 94(7): 891–893

[26] Limawararut V, Valenzuela AA, Sullivan TJ, et al. Cerebrospinal fluid leaks in orbital and lacrimal surgery. Surv Ophthalmol. 2008; 53(3):274–284

[27] Gonzalez LF, Bilyk JR. Intracranial arterial avulsion during orbital exenteration. Orbit. 2012; 31(3):190–193

[28] Badilla J, Dolman PJ. Intracranial hemorrhage complicating an orbital decompression. Orbit. 2008; 27(2):143–145

[29] Véber F, Gehanno P, Perrin A. Purulent meningitis after minor nasosinus surgery. Apropos of 10 cases. Ann Otolaryngol Chir Cervicofac. 1985; 102(3): 163–167

[30] Matar VW, Betz P. Periorbital necrotizing fasciitis: a complication of a dacryocystorhinostomy. J Fr Ophtalmol. 2011; 34(4): 258.e1–258.e5

[31] Suñer IJ, Meldrum ML, Johnson TE, Tse DT. Necrotizing fasciitis after cosmetic blepharoplasty. Am J Ophthalmol. 1999; 128(3):367–368

索 引

附录：视频

请在智能移动设备（如手机、平板电脑）中打开浏览器，扫描以下二维码获取视频内容。视频播放平台为全英文网站，由本书英文原版出版方提供并进行管理，北京科学技术出版社有限公司暂无法提供视频下载、翻译服务。

二维码右侧数字序号是与该视频相关的正文章节的序号，读者可结合该章节内容观看视频。

 7.1　保留眶下内侧支柱的内镜下左侧眼眶减压术

 11.1　内镜下左侧视神经减压术

 14.1　内镜下切除左侧 C 区肌锥内海绵状血管瘤

 14.2　内镜下切除左侧肌锥外延伸至翼腭窝和眶上裂的海绵状血管瘤

 14.3　经泪阜和内镜联合切除右侧区 A/B 区眼眶神经鞘瘤

 16.1　神经内镜经眶 (TONES) 入路用于一系列病变的示例